B. Sommer G. Sattler C. W. Hanke (Hrsg.)

Tumeszenz-Lokalanästhesie

Springer-Verlag Berlin Heidelberg GmbH

B. Sommer G. Sattler C. W. Hanke (Hrsg.)

Tumeszenz-Lokalanästhesie

Praktische Anwendung

Mit 133 Abbildungen, davon 121 farbig

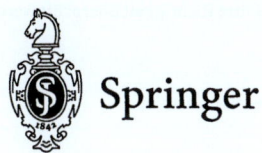

Dr. med Boris Sommer
Dr. med. Gerhard Sattler
Hautklinik
Klinikum Darmstadt
Lehrkrankenhaus der Johann-Wolfgang-Geothe-
Universität Frankfurt / Main
Heidelberger Landstraße 379
D-64297 Darmstadt

Dr. C. W. Hanke, MD, FACP
Carmel Medical Center
13450 N. Meridian
Suite 355
Carmel, IN 46032
USA

ISBN 978-3-662-10634-1

Die Deutsche Bibliothek - CIP-Einheitsaufnahme

Tumenszenz Lokalanästhesie: praktische Anwendung /Hrsg.: Boris Sommer.

ISBN 978-3-662-10634-1   ISBN 978-3-662-10633-4 (eBook)
DOI 10.1007/978-3-662-10633-4

Dieses Werk ist urheberrechtlich geschützt. Die dadurch begründeten Rechte, insbesondere die der Übersetzung, des Nachdrucks, des Vortrags, der Entnahme von Abbildungen und Tabellen, der Funksendung, der Mikroverfilmung oder der Vervielfältigung auf anderen Wegen und der Speicherung in Datenverarbeitungsanlagen bleiben, auch bei nur auszugsweise Verwertung, vorbehalten. Eine Vervielfältigung dieses Werkes oder von Teilen dieses Werkes ist auch im Einzelfall nur in den Grenzen der gesetzlichen Bestimmungen des Urheberrechtsgesetzes der Bundesrepublik Deutschland vom 9. September 1965 in der jeweils geltenden Fassung zulässig. Sie ist grundsätzlich vergütungspflichtig. Zuwiderhandlungen unterliegen den Strafbestimmungen des Urheberrechtsgesetzes.

© Springer-Verlag Berlin Heidelberg 1999
Ursprünglich erschienen bei Springer-Verlag Berlin Heidelberg New York 1999

Die Wiedergabe von Gebrauchsnamen, Handelsnamen, Warenbezeichnungen usw. in diesem Werk berechtigt auch ohne besondere Kennzeichnung nicht zu der Annahme, daß solche Namen im Sinne der Warenzeichen- und Markenschutz-Gesetzgebung als frei zu betrachten wären und daher von jedermann benutzt werden dürften.

Produkthaftung: Für Angaben über Dosierungsanweisungen und Applikationsformen kann vom Verlag keine Haftung übernommen werden. Derartige Angaben müssen vom jeweiligen Anwender im Einzelfall anhand anderer Literaturstellen auf ihre Richtigkeit überprüft werden.

Umschlaggestaltung: de`blik, Berlin
Satz: Lars Weber, Goldener Schnitt, Sinzheim
SPIN: 10682456   23/3134 - 5 4 3 2 1 0 - Gedruckt auf säurefreiem Papier

Inhaltsverzeichnis

Teil A. Theorie

1 Einleitung und Definition
B. Sommer, C.W. Hanke, G. Sattler 3

2 Geschichtliche Entwicklung der Tumeszenz-Lokalanästhesie
D. Bergfeld, C.W. Hanke 5
   2.1   Ursprung der Tumeszenz 5
   2.2   Die Tumeszenz-Lokalanästhesie und Liposuktion
         in Nordamerika 5
   2.3   Die Tumeszenz-Lokalanästhesie in Europa 7

3 Zusammensetzung der Lösung für die
Tumeszenz-Lokalanästhesie
B. Sommer, H. Breuninger 10
   3.1   Trägerlösung 10
         3.1.1   Physiologische Kochsalzlösung 10
         3.1.2   Ringerlösung 10
   3.2   Lokalanästhetikum 11
   3.3   Vasokonstriktor 11
   3.4   Puffersubstanz 11
   3.5   Antiinflammatorische Zusätze 11
   3.6   Rezepturen für die Tumeszenz-Lösung 12
         3.6.1   Rezepturen mit Kochsalzlösung 12
         3.6.2   Rezepturen mit Ringerlösung 13

4 Pharmakologie
D. Bergfeld, B. Sommer 15
   4.1   Grundlagen 15
   4.2   Konzentration der Tumeszenz-Lösung 16
   4.3   Wirkungseintritt 16
   4.4   Wirkdauer 17
   4.5   Infiltrationsgeschwindigkeit 18
   4.6   Temperatur der Tumeszenz-Lösung 18
   4.7   Haltbarkeit der Tumeszenz-Lösung 18
   4.8   Resorption und Elimination 18
   4.9   Blut- und Plasmaspiegel 19
   4.10 Antibakterielle Wirkung 20
   4.11 Antithrombotische Wirkung 20

5 Toxikologie
S. Rapprich 23
5.1 Allergisches Risiko 24
5.2 ZNS-Reaktionen 24
5.3 Kardiovaskuläre Reaktionen 24
5.4 Hämatologische Reaktionen 24

6 Sedierung und Analgesie
D. Bergfeld, B. Sommer 27
6.1 Perioperative Sedierung 30
    6.1.1 Benzodiazepine 30
    6.1.2 Neuroleptika 32
6.2 Perioperative Analgesie 33
    6.2.1 Periphere Analgetika 33
    6.2.2 Zentrale Analgetika 34

7 Infektionsprophylaxe und Thromboseprophylaxe
D. Bergfeld, B. Sommer 37
7.1 Perioperative Infektionsprophylaxe 37
7.2 Perioperative Thromboseprophylaxe 37

8. Vorteile und Nachteile der Tumeszenz-Lokalanästhesie
B. Sommer 40
8.1 Spezifische Vorteile der TLA 40
    8.1.1 Größe des anästhesierten Areals 40
    8.1.2 Sicherheit 40
    8.1.3 Hydrodissektion 41
    8.1.4 Hämostase 41
    8.1.5 Analgetische Wirkung 42
    8.1.6 Postoperative Komplikationen 42
    8.1.7 Intraoperative Flüssigkeitsverluste 42
    8.1.8 Vergleich Tumeszenz-Lokalanästhesie und Allgemeinnarkose 42

8.2 Spezifische Nachteile der TLA 43
    8.2.1 TLA-Flüssigkeit im Operationsgebiet 43
    8.2.2 Zeitaufwand für Infiltration 43
    8.2.3 Durch ungenügende Sedierung entstehende Nachteile 43
    8.2.4 Patientenführung während der Operation 44
    8.2.5 Verstreichen des Hautreliefs 44
    8.2.6 Erkennen von Blutungsquellen 44

Teil B. Praxis der Tumeszenz-Lokalanästhesie und Anwendungsbereiche

9 Technik der Infiltration
D. Bergfeld, B. Sommer, G. Sattler 47
9.1 Manuelle Infiltration 47
9.2 Mechanische Infiltration 49
9.3 Zeitliche Dynamik der Infiltration 52

10 Technik der subkutanen Infusionsanästhesie
H. Breuninger 53

11 Patientenauswahl und Vorbereitung
D. Bergfeld, B. Sommer 60

12 Indikationen

12.1 Liposuktion
B. Sommer, G. Sattler 63
12.1.1 Technik 72
12.1.2 Spezifische Vorteile 75
12.1.3 Spezifische Nachteile der TLA
bei Liposuktionen 75

12.2 Lipome
M. Simon 83
12.2.1 Technik 84
12.2.2 Spezifische Vorteile 87
12.2.3 Spezifische Nachteile 87

12.3 Große Exzisionen
B. Blugerman, D. Schavelzon 90
12.3.1 Technik 90
12.3.2 Spezifische Vorteile 91
12.3.3 Spezifische Nachteile 92

12.4 Abdominoplastik
B. Blugermann, G. Sattler 94
10.4.1 Technik 95
10.4.2 Spezifische Vorteile 96
12.4.3 Spezifische Nachteile 97

12.5 Mediales Beinlift
G. Sattler, B. Sommer 100
12.5.1 Technik 100
12.5.2 Spezifische Vorteile 101
12.5.3 Spezifische Nachteile 101

12.6 Facelift (Gesichtsstraffung)
D. M. Spencer 102
12.6.1 Technik 102
12.6.2 Spezifische Vorteile 105

12.7 Verschiebelappenplastik
S. Sattler 106
12.7.1 Technik 106
12.7.2 Spezifische Vorteile 107

12.8 Spalthauttransplantation
B. Sommer 110
12.8.1 Technik 110
12.8.2 Spezifische Vorteile 111

12.9 Dermabrasion
A. Picoto 113
12.9.1 Technik 113
12.9.2 Spezifische Vorteile 115

12.10 Laser Skin Resurfacing
A. Fratila, B. Sommer 120
12.10.1 Technik 121
12.10.2 Spezifische Vorteile 122

12.11 Hyperhidrosis axillaris
E. Hasche 127
12.11.1 Technik 127
12.11.2 Spezifische Vorteile 128

12.12 Acne inversa
M. Hagedorn 131
12.12.1 Technik 132
12.12.2 Spezifische Vorteile 133
12.12.3 Spezifische Nachteile 133

12.13 Haartransplantation
M. Sandhofer 136
12.13.1 Technik 136
12.13.2 Spezifische Vorteile 138

12.14 Mammachirurgie
R. Kuner 143
12.14.1 Technik 144
12.14.2 Spezifische Vorteile 145
12.14.3 Spezifische Nachteile 146

12.15 Arthroskopie
R. Ernst 149
12.15.1 Technik 149
12.15.2 Spezifische Vorteile 151

12.16 Sentinel-Lymphknoten-Biopsie
H. Breuninger 152
12.16.1 Technik 152
12.16.2 Spezifische Vorteile 154

12.17 Phlebochirurgie
12.17.1 Krossektomie und Stripping der V. saphena magna
B. Sommer, G. Sattler 156
12.17.1.1 Technik 156
12.17.1.2 Spezifische Vorteile 159
12.17.1.3 Spezifische Nachteile 162

12.17.2 Krossektomie und Stripping der V. saphena parva
R. Jokisch 168
12.17.2.1 Technik 168
12.17.2.2 Spezifische Vorteile 169
12.17.2.3 Spezifische Nachteile 170

12.17.3 Seitenastexhairese
A. Fratila 171
12.17.3.1 Technik 173
12.17.3.2 Spezifische Vorteile 175
12.17.3.3 Spezifische Nachteile 178

12.17.4 Endoskopische Diszision von Perforansvenen
G. Sattler, B. Sommer 180
12.17.4.1 Technik 180
12.17.4.2 Spezifische Vorteile 182
12.17.4.3 Spezifische Nachteile 183

12.17.5 Fasziotomie nach Hach
G. Sattler 185
12.17.5.1 Technik 185
12.17.5.2 Spezifische Vorteile 186
12.17.5.3 Spezifische Nachteile 186

12.17.6 Ulcus-Débridement
M. Augustin, W. Vanscheidt 187
12.17.6.1 Technik 187
12.17.6.2 Spezifische Vorteile 188
12.17.6.3 Spezifische Nachteile 188
12.17.6.4 Klinische Studie 188

12.17.7 Shave-Therapie bei Ulcus cruris
W. Schmeller 192
12.17.7.1 Technik 196
12.17.7.3 Spezifische Vorteile 197
12.17.7.4 Spezifische Nachteile 197

12.18 Kinderlokalanästhesie
H. Breuninger 203

Anhang

A: Toxizität von LA in Abhängigkeit vom Plasmaspiegel 211
B: Mögliche toxische Nebenwirkung der TLA
und ihre Therapie 211
C: Bezugsquellen 212

Autorenverzeichnis

Dr. med. Matthias Augustin
Arzt für Dermatologie
Leiter der operativen Abteilung
an der Universitäts-
Hautklinik Freiburg
Hauptstr. 7
79104 Freiburg

Dr. med. Guillermo Blugerman
Arzt für Chirurgie,
Plastische Chirurgie
Plastic Surgery Center
Billinghurst 2192
Buenos Aires 1425
Argentina

Priv.-Doz. Dr. med.
Helmut Breuninger
Arzt für Dermatologie und
Chirurgie, Phlebologe
Oberarzt und Leiter der operati-
ven Abteilung, Hautklinik
der Universität Tübingen
Liebermeisterstr. 25
72076 Tübingen

Dr. med. Robert Ernst
Arzt für Chirurgie. Praxis und
Belegklinik für ambulante
gefäßchirurgische Operationen
Weizerstr. 9
A-8200 Gleisdorf
Österrreich

Dr. med. A. Fratila
Ärztin für Dermatologie
und Phlebologie
Leiterin des Institut für
Ästhetische Dermatologie
und Lasermedizin
Friedrichstr. 57
53111 Bonn

Prof. Dr. med.
Manfred Hagedorn
Ärztlicher Direktor der Haut-
klinik am Klinikum Darmstadt
Heidelberger Landstr. 379
64297 Darmstadt

Dr. med. Ernst Hasche
Hautklinik Darmstadt

Dr. med. Rainer Jokisch
Hautklinik Darmstadt

Dr. med. Ralph P. Kuner
Arzt für Gynäkologie
Oberarzt der Frauenklinik,
Leiter des Fachbereiches
Senologie/
Plastische Mammachirurgie am
St. Josephs Hospital Wiesbaden
Solmsstr. 15
65189 Wiesbaden

Dr. med. Antonio Picoto
Prof. für Dermatologie
Centro de Dermatologia
Medico-Cirurgica
Rua José Estevao 135
1100 Lisboa

Dr. med. S. Rapprich
Arzt für Dermatologie
Oberarzt der Hautklinik
Darmstadt

Dr. med. M. Sandhofer
Arzt für Dermatologie
Tagesklinik für dermatologische
Chirurgie, Linz
Österreich

Dr. med. Sonja Sattler
Hautklinik am Klinikum
Darmstadt

Diego Schavelzon, M.D.
Arzt für Chirurgie,
Plastische Chirurgie
Plastic Surgery Center
Billinghurst 2192
Buenos Aires 1425
Argentina

Prof. Dr. med. H. Schmeller
Leitender Oberarzt am
Universitäts-Hautklinikum
der Universität Lübeck
Ratzeburger Allee 160
23538 Lübeck

Dr. med. Martin Simon
Hautklinik Darmstadt

David M. Spencer, M.D.
Arzt für Dermatologie
Director, Piedmont Cosmetic
Surgery and Dermatology
Center
3333 Brookview Hills Blvd.,
Suite 201
Winston-Salem, North Carolina
27103 USA

Prof. Dr. med. W. Vanscheidt
Leitender Oberarzt an der
Universitäts-Hautklinik Freiburg
Hauptstr. 7
79104 Freiburg

Vorwort

Es ist sicherlich Jeffrey Klein, dem Erstbeschreiber der Tumeszenz-Lokalanästhesie, zu verdanken, daß dieses Buch entstanden ist. Diese ursprünglich zu ambulanten Durchführung von Liposuktionen in den USA konzipierte Art der Lokalanästhesie wurde in Darmstadt 1990 aufgegriffen und zunehmend in unterschiedlichen Bereichen der operativen Dermatologie angewendet.

Aufgrund der mittlerweile achtjährigen Erfahrung kann die Tumeszenz-Lokalanästhesie als besonders elegantes und sicheres Verfahren der lokalen Betäubung insbesondere zur Behandlung von größeren Hautarealen bezeichnet werden.

Zahlreiche wissenschaftliche Untersuchungen haben zum besseren Verständnis der Methode beigetragen. Die Applikation von größeren Mengen an verdünntem Lokalanästhetikum in lipophiles Gewebe gilt heute nicht mehr als Risiko für den Patienten, wobei über die kommenden Jahre ein weiterer internationaler Erfahrungsaustausch zur Standardisierung der Tumeszenzlösung fortgesetzt werden muß. Bis dahin sollten die derzeit weltweit unterschiedlich angegebenen Dosierungen mit entsprechender Zurückhaltung übernommen werden.

Es ist aufgrund der Entwicklung der vergangenen Jahre und den gesammelten Erfahrungen zu erwarten, daß die Tumezenz-Lokalanästhesie zum festen Bestandteil der operativen Tätigkeit in den verschiedensten Fachgebieten wird.

Ein entscheidender Aspekt ist dabei die Wirtschaftlichkeit der Tumeszenz-Lokalanästhesie, da das Verfahren nur mit geringen Sachkosten verbunden ist.

Erhebliche Einsparungen im Vergleich zur Allgemeinnarkose ergeben sich im Bereich der begleitenden postoperativen Folgekosten durch Personaleinsparungen und einem komplikationsärmeren Wundheilungsverlauf bei den Patienten.

Dieses Buch soll als Arbeitsanleitung denjenigen zur Seite stehen, die diese Betäubungsmethode erneut aber auch erstmalig durchführen möchten. Es wurde deshalb auf eine eher kurze aber prägnante Darstellung geachtet, die einen Überblick über die jeweilige Thematik gibt und die damit verbundenen Vor- und Nachteile im Anschluß gegenübergestellt.

Wir wollen uns an dieser Stelle nochmals herzlich bei allen bedanken, die durch ihr Mitwirken bei der Entstehung dieses Buches geholfen haben, insbesondere bei den Mitarbeitern der Hautklinik Darmstadt und der Rosenpark Klinik Darmstadt.

Wir sind der festen Überzeugung, daß die zunehmende Verbreitung der Tumeszenz-Lokalanästhesie nicht nur eine große Zahl von Anhängern finden wird, sondern auch zu einer Vielzahl von zusätzlichen neuen Indikationen führen wird.

Wir freuen uns mit unseren Lesern auf die spannenden Erfahrungen der Zukunft.

Die Herausgeber, im Oktober 1998
Darmstadt und Indianapolis

Teil A

Theorie

1 Einleitung und Definition

B. SOMMER, C.W. HANKE, G. SATTLER

Definition

Die Tumeszenz-Lokalanästhesie (TLA) ist eine Regionalanästhesie der Haut und des subkutanen Fettgewebes durch direkte Infiltration großer Volumina eines verdünnten Lokalanästhetikums. *Tumescere* kommt aus dem Lateinischen und bedeutet „anschwellen". Dieser Vergleich bezieht sich auf den typischen prall angeschwollenen Aspekt des anästhesierten Hautbereichs nach der subkutanen Infiltration der TLA-Lösung.

Neben der Besonderheit, daß im Zuge dieser Lokalanästhesie-Methode sehr große Körperareale behandelt werden können, die bisher nur in Allgemeinnarkose zu operieren waren, stellten sich mit wachsender Erfahrung noch eine Reihe weiterer spezifischer Vorteile heraus (s. Kap. Vorteile und Nachteile der Tumeszenz-Lokalanästhesie-Lösung). Hier sind insbesondere die große intraoperative Sicherheit und die Möglichkeit der direkten postoperativen Mobilisation hervorzuheben.

Zielgruppe

Ursprünglich von operativ tätigen Dermatologen initiiert und wesentlich verfeinert, verbreitete sich die Methode zuerst durch die Kollegen, die Liposuktionen durchführten, also Ärzte für Allgemein- und plastische Chirurgie, Dermatologen, später auch HNO-Ärzte, Gynäkologen, Phlebologen und chirurgisch tätige Allgemeinmediziner.

Inzwischen werden die vielen Vorteile der TLA interdisziplinär genutzt, und jede Disziplin führt zu einer Weiterentwicklung des Verfahrens wegen der unterschiedlichen Schwerpunkte, die von ihr eingebracht werden können. Der Prozeß der Erschließung von neuen, geeigneten Indikationen dauert unvermindert an und wird gefördert, je mehr Fachdisziplinen mit der Methode der TLA Erfahrung sammeln können.

Diesen regen Austausch soll die vorliegende Zusammenfassung der Erkenntnisse über die TLA noch beschleunigen. Deshalb haben wir Kollegen aus unterschiedlichen Fachdisziplinen gebeten, ihre Erfahrungen mit der Methode mitzuteilen.

Praxisrelevanz

Dem bestehenden Informationsbedürnis soll mit praktischen Tips ohne Verherrlichung der Methode, sondern auch unter Nennung der Nachteile und „Fallstricke" Rechnung getragen werden, um so die Indikationsstellung zu vereinfachen. Alle zur Zeit relevanten Indikationen für die TLA werden aufgezählt und im Sinne einer Bedienungsanleitung dargestellt und die einzelnen Schritte des Vorgehens in vielen Abbildungen dokumentiert.

Ausblick

Die besonderen Merkmale der TLA wie einfache Durchführbarkeit, Vorteile für den Patienten und nicht zuletzt das enorme Kostenersparnis-Potential werden weiterhin zu einer stetigen Verbreitung dieser Anästhesie-Methode führen.

2 Geschichtliche Entwicklung der Tumeszenz-Lokalanästhesie

D. BERGFELD, C.W. HANKE

2.1 Ursprung der Tumeszenz

Die Tumeszenz-Lokalanästhesie (TLA) wurde von dem Dermatologen und Pharmakologen Jeffrey A. Klein, assoziierter Professor an der Universitätshautklinik in Irvine, Kalifornien, entwickelt. 1987 beschrieb er erstmals in der Januarausgabe des *Journal of Cosmetic Surgery* diese Methode der lokalen Betäubung, die ursprünglich zur Erleichterung der Absaugung von subkutanem Fettgewebe aus kosmetischer Indikation gedacht war [17].

Anstoß für diese Entwicklung war ein zunehmender Druck auf operativ tätige Dermatologen in den USA, sich auf ambulant und in Lokalanäthesie durchführbare Eingriffe zu beschränken [2].

Vorausgegangen war weiterhin die Einführung der sog. „wet technique" zur Durchführung der Liposuktion (Fettabsaugung) (s. Kap. Liposuktion), die bereits durch das Einbringen größerer Flüssigkeitsmengen (Kochsalzlösung) in das abzusaugende Fettgewebe zur Verbesserung der Resultate führte.

Der Gedanke, das Einbringen von Flüssigkeit mit der Betäubung zu verbinden, bedeutete, daß die zuvor bei Fettabsaugungen notwendige und immer risikobehaftete Allgemeinnarkose für diesen Eingriff verzichtbar wurde. Gleichzeitig bestehende Vorteile für den intra- und postoperativen Verlauf (s. Kap. Vorteile und Nachteile der Tumeszenz-Lokalanästhesie) führten zu einer raschen Verbreitung und Weiterentwicklung der Methode.

2.2 Die Tumeszenz-Lokalanästhesie in Nordamerika

Liposuktionen wurden in den Vereinigten Staaten erstmals 1982 durchgeführt. Vorausgegangen waren die Pioniertaten europäischer Ärzte aus den Fachgebieten HNO [6], Gynäkologie [11] und Allgemeinchirurgie. Zu diesem Zeitpunkt wurden alle Eingriffe in Europa und in den USA in Vollnarkose durchgeführt. Dabei führten sowohl die initiale „dry technique" (keine vorausgehende Infiltration von Flüssigkeit in das abzusaugende Gewebe) als auch die im Anschluß entwickelte „wet technique" (Infiltration geringer Mengen z.B. physiologischer Kochsalzlösung) zu ausgedehnten Blutverlusten und bedeutenden Störungen des Flüssigkeitshaushaltes. Infusionen zum Flüssigkeitsausgleich sowie autologe Bluttransfusionen waren daher fast routinemäßig Bestandteil des Eingriffs.

Der entscheidende Durchbruch auf der Suche nach weniger riskanten Techniken zur Fettabsaugung mit geringeren Blutverlusten gelang 1985 dem kalifornischen Dermatologen Jeffrey Klein mit Entwicklung der TLA zur Fettabsaugung [13]. Bei der TLA werden mit kleinen Kanülen große Mengen von Tumeszenzlösung in die zu behandelnden Areale eingespritzt. Die Lösung enthält 0,05-0,125 Lidocain und Epinephrin (Adrenalin) 1: 1 000-2 000, um neben einer lokalen Betäubung auch eine Vasokonstriktion zu erreichen. Weiterhin wird Natriumbikarbonat zugesetzt, um brennende Schmerzen während der Infiltration zu vermeiden. Die meisten Patienten können anschließend mit minimaler oder ganz ohne weitere Sedierung behandelt werden [9]. Der Blutverlust bei einer Tumeszenz-Liposuktion ist weniger als 1% des gesamten Aspirates im Vergleich mit Anteilen von 15-45%, wie sie bei den ursprünglichen Techniken beobachtet wurden [8]. Klein konnte in frühen Studien bereits zeigen, daß Lidocaindosen bis 35 mg/kg KG sicher anzuwenden sind [15]. In neueren Studien konnte sogar die Sicherheit von Lidocaindosen bis 55 mg/kg gezeigt werden [18].

Die Tumeszenztechnik wurde von vielen amerikanischen Dermatologen aufgrund der erhöhten Sicherheit und Effektivität im Vergleich zu den bestehenden Methoden sofort eingesetzt. Die American Academy of Dermatology war 1991 die erste Fachgesellschaft in den Vereinigten Staaten, die Richtlinien zur Durchführung der Liposuktion herausbrachte [4]. Klein setzte seine Forschungstätigkeit fort, um die Tumeszenztechnik noch weiter zu verbessern [14].

1993 veröffentlichte die American Society for Dermatologic Surgery (ASDS) eine Übersicht/retrospektive Studie über Daten und Ergebnisse zur Tumeszenzliposuktion, die eindeutig die Sicherheit der Technik an einem großen Patientenkollektiv belegte [8]. Bei keinem der behandelten 15 336 Patienten waren Bluttransfusionen notwendig gewesen. Schwerwiegende Komplikationen, die stationäre Einweisungen erforderlich gemacht hätten oder gar Todesfälle traten nicht auf.

1997 wurden von der ASDS Leitlinien zur Liposuktion aufgestellt [7]. Die Empfehlungen zum Erreichen einer maximalen Sicherheit für den Eingriff tendieren 1998 in Richtung einer Beschränkung der abzusaugenden Menge Fett pro Eingriff auf 5 000 ml (exklusive der mitabgesaugten TLA-Flüssigkeit). Wenn die Entfernung von mehr Fett notwendig ist, sollte dies auf mehrere Sitzungen verteilt werden.

Bis heute wurden in den USA keine Todesfälle bei Durchführung der Tumeszenzliposuktion in der von Klein beschriebenen klassischen Vorgehensweise beschrieben. Abweichungen von diesem Vorgehen wie z. B. das Durchführen von Fettabsaugungen unter Vollnarkose oder die zusätzliche Gabe einer starken Sedierung, die Durchführung verschiedener Operationsverfahren in der gleichen Sitzung oder der Gebrauch von Lokalanästhetika mit hohen Nebenwirkungsraten (Bupivacain) haben sich hingegen als gefährlich erwiesen und können zum Auftreten schwerer Komplikationen führen.

Die neue Methode der innerlichen ultraschallunterstützten Liposuktion (internal ultrasound assisted liposuction = UAL) erfordert die vorausgehende Infiltration des zu behandelnden Gebiets, um Verbrennungen zu vermeiden. Die Vorinjektion von Betäubungsmittel und einem Vasokonstringens verringert den Blutverlust auf ein Minimum vergleichbar den Verhältnissen bei der klassischen Tumeszenzliposuktion. Im Moment gibt es jedoch keinen eindeutigen Beweis dafür, daß die UAL tatsächlich Vorteile im Vergleich zur klassischen Tumeszenzliposuktion bringt. Im Gegenteil scheint die Komplikationsrate unakzeptabel hoch verglichen mit dem bisherigen Verfahren.

2.3 Die Tumeszenz-Lokalanästhesie in Europa

Die Entwicklung der TLA ist initial eng mit der Entwicklung der Liposuktion verbunden. Die Technik der Liposuktion wurde durch die Einführung der TLA und die daraus resultierende Vermeidung der Vollnarkose und Verminderung des Blutungsrisikos revolutioniert [16]. Die Geschichte der Liposuktion wird ausführlich in Kapitel 12 Liposuktion beschrieben.

Ein entscheidender Beitrag zur Entwicklung der TLA von europäischer Seite war daher die Einführung der sog. „wet technique" bei der Fettabsaugung durch Illouz in Paris [11]. Hierbei wurde zur Erleichterung der Absaugung eine Mischung aus Kochsalzlösung und Hyaluronidase in das zu behandelnde Gebiet eingespritzt.

Die Bedeutung der von Jeffrey Klein entwickelten TLA-Lösung, die in Ergänzung der „wet technique" noch lokales Betäubungsmittel, Adrenalin und Natriumbikarbonat enthielt, wurde sehr rasch in Europa erkannt und führte zur Verbreitung dieser Betäubungstechnik v. a. bei operativ tätigen Dermatologen für Liposuktionen. Dies hat seinen Grund darin, daß Dermatologen ohnehin lokalanästhetische Maßnahmen im Gegensatz zur Vollnarkose bevorzugen und in ihrer Ausbildung viel Erfahrung mit nur örtlich betäubten, also wachen Patienten sammeln können.

Anfangs wurde die Klein Lösung in Standardkonzentrationen verwendet mit einer Lidocain-Konzentration von 0,1-0,2%. Aufgrund dieser relativ hohen Konzentration konnten pro Eingriff nur ca. 0,5-2 l Tumeszenzlösung infiltriert werden. Weiterhin wurde die Infiltration manuell mit Pumpspritzen durchgeführt, so daß insgesamt nur relativ kleine Areale in einer Sitzung behandelt werden konnten.

Zunehmende Erfahrungen mit dem Verfahren zeigten, daß eine Reduktion der Lokalanästhetikumdosis bei gleichzeitigem Erhalt des Effekts möglich war. So wurden die verwendeten LA-Dosen allmählich von 0,1 auf 0,08 und schließlich auf 0,05% reduziert. Die gleichzeitige Entwicklung automatischer Infiltrations-Pumpsysteme erleichterte die Behandlung ausgedehnter Gebiete.

Es war für die operativ tätigen Dermatologen naheliegend, die Vorteile der Liposuktion in Tumeszenztechnik auch für nicht-kosmetische Indikationen zu nutzen [1, 3]. Dabei wurden zunächst Lipome und Hyperhidrosis axillaris durch die Absaugung therapiert und die Saugkanülen zur Mobilisation bzw. Präparation von Hautlappen benutzt [5].

Im Jahr 1994 wurde an der Hautklinik Darmstadt Lidocain durch Prilocain ersetzt, welches einige Vorteile zeigt (s. Kap. Pharmakologie). Da u. a. die Serumspiegel deutlich unter denen bei Lidocainverwendung liegen, führte diese Neuerung dazu, daß noch größere Tumeszenzmengen von 3-5 l verwendet werden können [19]. Aufgrund eines anderen pH-Wertes des Prilocains benötigt man bei diesem Ansatz auch weniger Natriumbikarbonat (6 statt 12,5 ml).

Parallel entwickelten andere europäische Arbeitsgruppen ebenfalls modifizierte Zusammensetzungen der TLA-Lösung (s. Kap. Zusammensetzung der Lösung für die Tumeszenz-Lokalanästhesie). Besonders zu erwähnen ist hier die Rezeptur mit Ringer-Lösung als Grundlage (nach Breuninger), die bei nicht so großen Eingriffen eine Vereinfachung darstellt, da der Zusatz von Natriumbikarbonat entfällt.

Neben Veränderungen und Verbesserungen bezüglich der Zusammensetzung der TLA wurde auch die Infiltrationstechnik aufgrund eines wachsenden Verständnisses über die Verteilung der Lösung im Gewebe verbessert (s. Kap. Technik der Infiltration).

Es stellte sich heraus, daß eine langsamere Infiltrationsgeschwindigkeit eine Reihe von Vorteilen bringt, gleichzeitig jedoch sehr zeitaufwendig ist. Daher wurde ein System entwickelt, bei dem mit multiplen Nadeln gleichzeitig infiltriert werden kann, die einzelne Nadel jedoch eine geringe Flüssigkeitsmenge fördert. Die Vorteile dieser Entwicklung werden im Kap. Technik der Infiltration ausführlich dargestellt. Zur subkutanen Infiltrationsanästhesie (SIA) s. Kap. Technik der subkutanen Infusionsanästhesie.

Parallel zu den Verbesserungen in Zusammensetzung und Infiltrationstechnik der TLA sowie aufgrund zunehmender Studien und Erfahrungen über die Sicherheit und Effektivität des Verfahrens zur lokalen Betäubung großer Areale erweiterte sich auch das Anwendungsspektrum kontinuierlich [10, 12, 20].

In der Hautklinik Darmstadt wurde die TLA zunehmend für zahlreiche andere dermatologische Operationen eingesetzt. Dabei wurden ab 1993 zunehmend auch ausgedehnte Eingriffe am Venensystem in TLA durchgeführt. Das Einsatzgebiet umfaßt in der Zwischenzeit Krossektomie und Stripping der V. saphena magna und parva, Seitenastexhairesen und ausgewählte Beispiele von endoskopischer Perforansvenendissektion. Weiterhin konnte die TLA bei einer großen Zahl von Eingriffen, die für eine normale LA zu ausgedehnt waren, mit gutem Erfolg eingesetzt werden: ausgedehnte Verschiebelappenplastiken, Tumorexzisionen, multiple Lipome, Exzisionen bei ausgedehnten erkrankten Arealen wie z.B. Acne inversa.

Der Tumeszenzeffekt der Gewebespannung erwies sich bei Eingriffen wie Dermabrasionen oder Spalthautentnahmen als günstig.

Die Darstellung des Verfahrens in vielen neueren Publikationen, die Vorstellung auf verschiedenen Kongressen und Weiterbildungen und nicht zuletzt die direkte Hospitation zahlreicher interessierter Kollegen bei Vorreitern der Methode haben inzwischen zur verbreiteten Anwendung an zahlreichen dermatologischen Abteilungen sowie auch in anderen Fachrichtungen im deutschsprachigen Raum und in Gesamteuropa geführt.

Auf die zahlreichen Anwendungsmöglichkeiten insbesondere auf dem Gebiet der operativen Dermatologie aber auch in anderen Fachrichtungen wie Chirurgie, Gynäkologie oder Orthopädie wird im Kapitel Indikationen im einzelnen eingegangen.

Literatur

1. Coleman WP III (1988) Non-cosmetic applications of liposuction. J Dermatol Surg Oncol 14:1085-1089
2. Coleman WP III (1990) The history of dermatologic liposuction. Dermatol Clin 8:381
3. Coleman WP III, Letessier S, Hanke CW (1997) Liposuction. In: Coleman WP III, Hanke CW, Alt TH, Asken S (eds) Cosmetic surgery of the skin, principles and techniques. Mosby, St. Louis, 2nd edn, pp 178-205
4. Drake L, Alt T, Coleman WP III et al. Guidelines of care for liposuction. J Am Acad Dermatol 24:489-494
5. Field L, Skouge J, Anhalt T et al. (1988) Blunt liposuction cannula dissection with and without suction assisted lipectomy in reconstructive surgery. J Dermatol Surg Oncol 14:1116-1118
6. Fischer A, Fischer G (1976) First surgical treatment for molding body's cellulite with three 5 mm incisions. Bull Int Acad Cosmetic Surg 3:35
7. Guiding Principles for Liposuction (1997) Dermatol Surg 23:1127-1129
8. Hanke CW, Bernstein G, Bullock, BS (1995) Safety of tumescent liposuction in 15336 patients- national survey results. Dermatol Surg 21:459-462
9. Hanke CW, Coleman WP, Lillis PJ et al (1997) Infusion rates and levels of premedication in tumescent liposuction. Dermatol.Surg 23:1131-1134
10. Hasche E, Hagedorn M, Sattler G (1997) Die subkutane Schweißdrüsenkurettage in Tumeszenzlokalanästhesie bei Hyperhidrosis axillaris. Hautarzt 48:817-819
11. Illouz Y (1983) Body contouring by lipolysis: a 5 year experience with over 3000 cases. Plast Reconstr Surg 72:511-518
12. Jokisch R, Sattler G, Hagedorn M (1997) Vena saphena parva-Resektion in Tumeszenzlokalanästhesie. Z Hautkr 7:im Druck
13. Klein JA (1987) The tumescent technique for liposuction surgery. Am J Cosm Surg 4:263-267
14. Klein JA (1990) The tumescent technique: anesthesia and modified liposuction technique. Dermatol Clinics 8:425-437
15. Klein JA (1990) Tumescent technique for regional anesthesia permits lidocaine doses of 35 mg/ kg for liposuction. J Dermatol Surg Oncol 16:248-263
16. Klein JA (1995) Tumescent technique chronicles. Local anesthesia, liposuction, and beyond. Dermatol Surg 21:449-457
17. Klein, JA (1988) Anesthesia for liposuction in dermatologic surgery. J Dermatol Surg Oncol 14: 1124-11332
18. Ostad A, Kageyama N, Moy RL (1993) Tumescent anesthesia with a lidocaine dose of 55 mg/ kg is safe in large volume liposuction. Plast Reconstr Surg 92:1085-1098
19. Sattler G, Rapprich S, Hagedorn M (1997) Tumeszenz-Lokalanästhesie. Untersuchungen zur Pharmakokinetik von Prilocain. Z Hautkr 7:522-525
20. Sommer B, Sattler G (1998) Tumeszenzlokalanästhesie. Weiterentwicklung der Lokalanästhesieverfahren für die operative Dermatologie. Hautarzt 49:351-360

3 Zusammensetzung der Lösung für die Tumeszenz-Lokalanästhesie

B. Sommer, H. Breuninger

3.1 Trägerlösung

3.1.1 Physiologische Kochsalzlösung

Bei der ursprünglich von J.A. Klein beschriebenen Tumeszenzlösung wird das Lokalanästhetikum in 0,9%iger isotoner Natriumchloridlösung verdünnt [2].

Bitte beachten: Bei der intravenösen Applikation wird vom Hersteller eine maximale Tagesdosis von 1000 ml empfohlen, zur subkutanen Applikation liegen keine Daten vor. Aus wissenschaftlich belegten und aus empirisch geleiteten Überlegungen heraus wurden der Trägerlösung weitere Medikamente außer dem Lokalanästhetikum zugefügt.

Die einzelnen Wirkkomponenten der TLA-Lösung werden jeweils vor Gebrauch in die isotone Kochsalzlösung zugegeben. Die Größe des zu operierenden Gebietes bestimmt die Menge der TLA-Lösung, die erfahrungsgemäß bereitgestellt werden muß. Danach wird das Volumen der Trägerlösung gewählt: Bei kleineren Eingriffen wird die 1%ige LA einer 500-ml-Flasche zugegeben, bei ausgedehnten Liposuctiones dienen 3-l-Beutel als Träger.

3.1.2 Ringer-Lösung

Modifikationen der LA-Lösung sind für die unter B. Praxis der TLA und Kapitel 10 beschriebene Technik der subkutanen Infusionsanästhesie (SIA) günstig.

Das durch die physiologische Kochsalzlösung empfundene Brennen kann vermieden werden, wenn als Trägerlösung Ringer-Lösung verwendet wird. Dadurch braucht keine Puffersubstanz zugefügt zu werden, was für die tägliche Routine den Ansatz für die Anästhesielösung vereinfacht und weniger zeitaufwendig gestaltet; aus letztgenannten Gründen wird auch auf einen antiinflammatorischen Zusatz verzichtet. Es ist also lediglich die Zugabe des Vasokonstriktors notwendig. Die Konzentration des Adrenalins beträgt 1:1.000.000 (0,5 ml Suprarenin 1:1000 in 500 ml Lösung).

Bitte beachten: Bei der intravenösen Applikation wird vom Hersteller eine maximale Tagsdosis von 2000 ml empfohlen, zur subkutanen Applikation liegen keine Daten vor.

3.2 Lokalanästhetikum

In den bisherigen Beschreibungen der TLA wird ausschließlich Lidocain (z.B. Lidocain Braun, Xylocain) als Lokalanästhetikum eingesetzt.

Wir verwenden seit 1994 Prilocain (Xylonest) anstelle von Lidocain. Prilocain gilt als das am wenigsten toxische Lokalanästhetikum, allerdings mit der Gefahr einer Methämoglobinbildung durch die Art der Verstoffwechselung (s. Kap. Pharmakologie und Toxikologie). Bei gleicher Dosierung liegen die maximalen Plasmaspiegel etwa 30–50% niedriger als bei Lidocain (s. Kap. Pharmakologie).

3.3 Vasokonstriktor

Der Zusatz von Vasokonstriktoren reduziert die Durchblutung des Gewebes und vermindert so die Resorption des Lokalanästhetikums. Intra- und postoperative Hämatome treten wesentlich seltener oder in geringerer Ausprägung auf.

3.4 Puffersubstanz

Der Zusatz von Bikarbonat führt zu einer Erhöhung des pH der LA-Lösung und damit zu einem höheren Anteil an undissoziierten Lokalanästhetikum-Molekülen. Daraus resultiert eine bessere Diffusion des Lokalanästhetikums, da nur der nicht dissoziierte Lokalanästhetikum-Anteil das Gewebe penetriert. Zudem werden die für brennenden Schmerzsensationen verantwortlichen H^+- Ionen abgepuffert und so eine bessere Gewebeverträglichkeit der LA-Lösung erreicht. Bei Verwendung von Ringer-Lösung als Trägersubstanz kann dieser Zusatz entfallen.

3.5 Antiinflammatorische Zusätze

Bei der Durchführung von Liposuctiones hat sich der Zusatz von Steroiden in Kristallsuspension nicht nur wegen des antiinflammatorischen Effekts sehr bewährt, sondern führt auch bei den zeitintensiven Eingriffen zu einer leichten psychischen Euphorisierung und Kreislaufstabilisierung. Über den Einsatz des Steroides in der TLA-Lösung gibt es widersprüchliche Expertenmeinungen, teilweise wird bei Bedarf die systemische intravenöse Gabe anstelle der Beimischung zur TLA-Lösung favorisiert. An der Darmstädter Klinik geben wir im Sinne von J. Klein Kristallsuspension in die Lösung, um die Wirkdauer zu verlängern, die Medikamentenwirkung lokal zu konzentrieren, die systemische Aufnahme und damit auch die systemische Toxizität zu reduzieren [3].

Die Beimischung von Steroiden im Rahmen von anderen dermatochirurgischen Verfahren ist dagegen nicht erforderlich.

3.6 Rezepturen für die Tumeszenzlösung

3.6.1 Rezepturen mit Kochsalzlösung

TLA bedeutet, daß verdünnte Lokalanästhetikum-Lösungen zur Erzielung einer Anästhesie benutzt werden, die zu einem durch die Lösung angeschwollenen anästhesierten Gebiet führen. Eigentlich gibt es die Standardtumeszenzlösung nicht. Auch der Erfinder der TLA, J.A. Klein, schreibt in einem der ersten Berichte, daß die Konzentration der Lösung der klinischen Situation angepaßt sein soll und beschreibt 3 verschiedene Konzentrationen, nämlich 0,05%, 0,75% und 0,1%. Je mehr Bindegewebe in dem zu anästhesierenden Gebiet vorhanden ist, desto höher muß die Konzentration gewählt werden. Je höher die Konzentration, desto geringer soll die Menge an infiltrierter Lösung sein. Für die 0,05%ige Lösung liegen Studien zur Pharmakologie vor, die eine ausreichende intraoperative Sicherheit bis mindestens 35 mg/kg KG dokumentieren (s. Kap. Pharmakologie) (Anmerkung: Die bisher vom Hersteller empfohlene Höchstdosis zur Durchführung einer herkömmlichen LA beträgt für Prilocain 5,7 mg /kg KG und für Lidocain 3 mg/kg KG). Nachfolgend werden verschiedene gebräuchliche Rezepturen aufgeführt:

0,05%ige Lösung nach Klein [3] und Hanke [1]. Höchstmenge ca. 6000 ml/ Erwachsene

Wirkstoff	Menge
Lidocain	1000 mg
Epinephrin	0,65 mg (ca. 1:2000000)
Natrium Bicarbonat	10 meq
Triamcinolonacetonid	10 mg
Natriumchlorid	1000 ml

0,1%ig Lösung nach Klein [3]

Wirkstoff	Menge
Lidocain	500 mg
Epinephrin	0,5 mg (ca. 1:2000000)
Natrium Bicarbonat	10 meq
Triamcinolonacetonid	10 mg
Natriumchlorid	1000 ml

0,05%ige Lösung nach Sattler [5]

Wirkstoff	Wirkstoffmenge	Handelspräparat	Menge
Prilocain	500 mg	Xylonest	50 ml
Epinephrin	1 mg	Suprarenin 1:1000	1 Ampulle = 1 ml
NaHCO3	500 mg	Natriumhydrogencarbonat Fresenius 8,4%	6 ml
Natriumchlorid	9000 mg	Isotone Kochsalz-Lösung 0,9% Braun	1000 ml

Anmerkung: Für den Einsatz bei der Liposuktion kann noch 10 mg Triamcinolonacetat (Volon A 10 Kristallsuspension) zugesetzt werden.

Zusammensetzung der Lösung für die Tumeszenz-Lokalanästhesie

0,07%ige Lösung nach Sattler [4]

Wirkstoff	Wirkstoffmenge	Handelspräparat	Menge
Prilocain	700 mg	Xylonest	70 ml
Epinephrin	1 mg	Suprarenin 1:1000	1 Ampulle = 1 ml
NaHCO3	840 mg	Natriumhydrogencarbonat Fresenius 8,4%	10 ml
Triamcinolonacetonid	10 mg	Volon A 10	1 Ampulle = 1 ml
Natriumchlorid	9000 mg	Isotone Kochsalz-Lösung 0,9% Braun	1000 ml

3.6.2 Rezepturen mit Ringerlösung

Da die SIA nicht nur bei größeren Eingriffen eingesetzt werden kann, sondern als Ersatz für die Spritze auch bei kleinen Eingriffen dient, muß wegen des notwendigerweise erwünschten raschen Wirkungseintritts die Konzentration der Lösung höher sein, angepaßt an die Größe des Eingriffs und das Gewicht des Patienten (s. Kap. 12.18: Kinderlokalanästhesie). Das Prilocain (Xylonest) gilt als das am wenigsten toxische Lokalanästhetikum, allerdings mit der Gefahr einer Methämoglobinbildung durch die Art der Verstoffwechselung. Erwachsene tolerieren im Rahmen der Tumeszenzanästhesie 8-12 mg/kg KG, Säuglinge und Kleinkinder 6 mg/kg KG

Anmerkung: Die bisher vom Hersteller empfohlene Höchstdosis zur Durchführung einer herkömmlichen LA beträgt für Prilocain 5,7 mg/kg KG. In der täglichen Routine bei vielen tausend Eingriffen haben sich 3 einfach herstellbare Konzentrationsstufen einer Anästhesielösung mit Prilocain bewährt: 0,1-, 0,2- und 0,4%ige Lösung.

0,1%ige Lösung

Verwendung z. B. für Venenstrippingoperationen oder regionäre Lymphknotenadenektomien mit einer Höchstmenge von 600-1000 ml (Erwachsene).

> 450 ml Ringerlösung (500 ml Flasche -50ml)
> + 50 ml Prilocain (Xylonest) 1% o. Adrenalin
> + 0,5 ml Suprarenin

0,2%ige Lösung

Verwendung bei Kindern oder größeren Eingriffen z.B. Narbenkorrekturen oder Sentinel-Lymphknotenbiopsien mit einer Höchstmenge von 300-400 ml (Erwachsene).

> 450 ml Ringerlösung
> + 50 ml Prilocain (Xylonest) 2% o. Adrenalin
> + 0,5 ml Suprarenin

0,4%ige Lösung

Verwendung für kleinere Eingriffe mit Höchstmengen von 150-200 ml (Erwachsene), die einen raschen Wirkungseintritt erfordern.

> 400 ml Ringerlösung
> + 100 ml Prilocain (Xylonest) 2% o. Adrenalin
> + 0,5 ml Suprarenin

Die Lösungen können nach Wechsel des Infusionsendstückes (z.B. Heidelberger Verlängerung) oder der Butterfly-Nadel für mehrere Patienten verwendet werden, da eine Aspiration durch den Infusomaten technisch völlig ausgeschlossen ist. Die Haltbarkeit beträgt 2 Tage, bei einer Lagerung im Kühlschrank über Nacht.

Literatur

1. Hanke CW, Bullock S, Bernstein G (1996) Current status of tumescent liposuction in the United States. National Survey Results. Dermatol Surg 22:595-598
2. Klein JA (1987) The tumescent technique for liposuction surgery. Am J Cosmetic Surg 4:263-267
3. Klein JA (1995) Tumescent technique chronicles. Local anesthesia, liposuction, and beyond. Dermatol Surg 21:449-457
4. Sattler G, Rapprich S, Hagedorn M (1997) Tumeszenz-Lokalanästhesie - Untersuchung zur Pharmakokinetik von Prilocain. Z Hautkr 72:522-525
5. Sommer B, Sattler G (1998) Tumeszenzlokalanästhesie. Weiterentwicklung der Lokalanästhesieverfahren für die operative Dermatologie. Hautarzt 49:351-360

4 Pharmakologie

D. BERGFELD, B. SOMMER

Neben einer Besprechung bekannter pharmakologischer Eigenschaften von LA wird auf Besonderheiten der TLA eingegangen, da die Entwicklung und Anwendung der TLA viele bis dato geltenden Aussagen zur LA in Frage gestellt hat (s. Tabelle 4.1).

Tabelle 4.1. Wirkung von in subkutanes Fettgewebe eingebrachten Lokalanästhetika in Abhängigkeit von der Konzentration [36]

Bisherige Theorien (1-2% LA)	Neue Fakten (0,1-0,05% LA)
Minimale effektive Konzentration für Anästhesie ist 0,4% Lidocain	Vollständige Anästhesie von Haut und Subkutis möglich mit bis zu 0,05% Lidocain oder Prilocain
Lidocain ist kurzwirksam	Wirkung 18 - 36 h
Höhere Konzentration bedeutet längere Wirkungsdauer	Stärkere Verdünnung bedeutet langsamere Absorption und damit längere Wirkungsdauer
Maximale Plasmaspiegel 60-90 min nach s.c. - Infiltration	Maximale Plasmaspiegel:Lidocain 12 - 14 h und Prilocain 6 - 7 h
Höchstdosis laut Hersteller: 7 mg/ kg KG mit Adrenalin	Sichere TLA bis ca. 35 mg/ kg/ KG möglich
Absorptionsrate der LA ist von der Konzentration unabhängig	Absorptionsrate der LA ist von der verwendeten Konzentration abhängig

4.1 Grundlagen

Lokalanästhetika sind Pharmaka, die die Erregungsleitung eines Nervs reversibel unterbrechen.

Die Nervenmembran ist nach gegenwärtiger Vorstellung aus einer Doppelschicht von Phospholipiden aufgebaut, die mit ihren hydrophoben Anteilen nach innen ausgerichtet sind, während die hydrophilen Enden die Verbindung zu den wäßrigen Phasen von Extrazellulärraum und Zytoplasma herstellen. Durch aktiven Transport wird laufend Na^+ aus der Zelle und K^+ in die Zelle gepumpt, es resultiert das sog. Ruhemembranpotential. Wird die Nervenzelle gereizt, kommt es zu einer erhöhten Natriumpermeabilität und nachfolgend, durch plötzliche Depolarisierung zum Aktionspotential. Bei myelinisierten Nervenfasern spielt sich dieser Vorgang nur an den sog. Ranvier-Schnürringen ab, so daß die Erregungsleitung über die isolierenden Schwann-Scheiden springt. Der Faserdurchmesser spielt bei dieser saltatorischen Erregung insofern eine Rolle, als bei dicken Fasern der internodale Abstand, also der Abstand zwischen den Ranvier-Schnürringen, größer ist als bei dünnen.

Lokalanästhetika unterbrechen die Erregungsleitung, indem sie die Depolarisation durch Blockade von Ionenkanälen verhindern [7, 23].

4.2 Konzentration der Tumeszenzlösung

Vor Einführung der Tumeszenztechnik galt bei Lidocain oder Prilocain eine Konzentration von 1-2% als Konzentration der Wahl zur Erzielung einer befriedigenden Infiltrationsanästhesie [4, 24, 27]. Bei der Durchführung einer TLA erfolgt demgegenüber eine ca. 15- bis 20fache Verdünnung, so daß die Konzentration ca. 0,05% beträgt. Nach einer auf ca. 10-20 min. verlängerten Anschlagzeit (Zeit von der Injektion bis zum Eintritt der Analgesie) wird genau wie bei einer üblichen LA eine vollständige Anästhesie erreicht.

Je höher die Konzentration eines Lokalanästhetikums ist, desto schneller ist die Anschlagzeit; je niedriger die Konzentration ist, desto langsamer ist der Wirkungseintritt. Die Beschleunigung des Wirkungseintritts findet allerdings rasch obere Grenzen, so daß die weitere Erhöhung der Konzentration gar keinen klinischen Vorteil bringt [33, 17, zitiert bei 16].

4.3 Wirkungseintritt

Über die Abhängigkeit des Wirkungseintritts von der Konzentration der LA wurde oben schon berichtet. Weitere Faktoren, die über die Anschlagzeit entscheiden, sind die Diffusionsstrecke, die Lipidlöslichkeit, der Zusatz von Vasokonstriktoren und Bicarbonat sowie die Temperatur des Lokalanästhetikums.

Nach der Injektion verteilt sich die Lokalanästhetikumlösung im wesentlichen mittels Diffusion im Gewebe. Diese hängt wiederum von den Faktoren Durchblutung, Bindung an nichtnervales Gewebe und transmembranöse pH-Wertdifferenzen ab.

Diffusion: Bei der Tumeszenztechnik wird die Diffusion schon durch die enorme Menge der Infiltrationslösung und den damit zusammenhängenden hohen Gewebedruck wesentlich erleichtert [13].

Durchblutung: Je besser das Gewebe durchblutet ist, desto mehr Lokalanästhetikum wird in den Blutstrom aufgenommen und der lokalen Wirkung entzogen. Der Zusatz von Adrenalin wirkt dem entgegen [5, 12, 19, 21] (s. Kap. Lokalanästhetikum).

Bindung an nichtnervales Gewebe: Für die Blockade der Erregungsleitung steht nur der jeweils freie Anteil des Lokalanästhetikums zur Verfügung; die an Binde- und Fettgewebe gebundenen Moleküle können keine Wirkung entfalten.

pH-Wert: Je niedriger der pH-Wert, desto geringer ist der Anteil der leicht diffusiblen freien Base und desto langsamer ist auch der Wirkungseintritt [16]. Die pH-Werte der Ampullen liegen zwischen 4,4 und 6,4 für Lokalanästhetika vom Amid-Typ wie Lidocain und Prilocain, bei Adrenalin-Zusatz wird der pH bis auf 3,5 gesenkt, da das Adrenalin bei höheren pH-Werten unstabil ist [22].

Lipophilie: Hohe Lipophilie des Lokalanästhetikums, also Affinität zu fetthaltigen Membranen, gewährleistet eine rasche Diffusion durch das oben erwähnte nichtnervale Gewebe [2,3]. Je höher die Lipophilie, desto schneller der Wirkungseintritt des Lokalanästhetikums. Lidocain und Prilocain sind beide sehr lipophil und zählen zu den Lokalanästhetika mit den kürzesten Anschlagzeiten.

Wirkort Hautorgan: Da es in der Dermis weit mehr freie Nervenendigungen gibt als im subkutanen Fettgewebe, kann anfangs die oberflächliche Anästhesie bei bereits kompletter Anästhesie des subkutanen Fettgewebes noch unvollständig sein. In der Praxis heißt das, daß z.B. eine Liposuktion schon begonnen werden kann, auch wenn der Patient bei der Stichinzision noch geringe Schmerzen angibt. Für Exzisionen muß entweder die komplette Anästhesie der Epidermis abgewartet werden oder man unterspritzt die geplante Exzisionslinie zusätzlich mit einer kleinen Menge 1%iger Lokalanästhetika.

4.4 Wirkungsdauer

Vor der empirischen Entwicklung der TLA ging man davon aus, daß Lokalanästhetika höchstens 2-3 h wirksam sein können. Lidocain und Prilocain werden zu den Lokalanästhetika mit mittlerer Wirkungsdauer (60-120 min.) gerechnet [26]. Generell weisen lipophile Lokalanästhetika auch eine hohe Proteinbindung auf. Die Wirkungsdauer der LA nimmt mit steigender Eiweißbindung zu, da die Substanzen an perineuralen Eiweiß- und auch Fettstrukturen haften und so länger am Wirkort verbleiben. Lidocain und Prilocain weisen im Vergleich zu anderen Lokalanästhetika eine mittelhohe Proteinbindung auf.

Die praktischen Erfahrungen mit der TLA-Lösung haben gezeigt, daß mit einer bis zu 18 h anhaltenden Analgesie gerechnet werden kann [11]. Für dieses Phänomen gibt es einige Erklärungsversuche:

Raymond et al. konnten nachweisen, daß bei Einzelnervenfasern und gleichbleibender Konzentration des Lokalanästhetikums die Inzidenz der Blockade mit der Länge des exponierten Nervensegments zunimmt [25]. Dies kann zu einer selektiven Blockade führen, also einer Differentialblockade bei bereits ausgeprägter Lokalanästhesie (LA/„differential steady state block"). Bei der TLA werden im Zuge der großen Menge an eingebrachtem Lokalanästhetikum wesentlich größere Areale von Lokalanästhetikum umflossen als bei anderen LA-Verfahren, so daß der oben genannte Effekt voll zum Tragen kommt.

4.5 Infiltrationsgeschwindigkeit

Die Ausbreitung des Lokalanästhetikums im Gewebe bestimmt die Zahl blockierbarer Nervenfasern. Das Lokalanästhetikum verteilt sich im Gewebe in Abhängigkeit von der Volumenausbreitung, die wiederum von der Volumenmenge und der Injektionsgeschwindigkeit bestimmt wird [36]. Je geringer die Infiltrationsgeschwindigkeitt, desto geringer ist auch die systemische Anflutung und die systemische Toxizität [24, 31]. Bedingt durch die großen Mengen an benötigter TLA-Lösung erfolgt die Infiltration des Lokalanästhetikums bei der Tumeszenztechnik in jedem Fall sehr langsam, so daß das Lokalanästhetikum in dem betreffenden Kompartiment eine optimale Verteilung erfährt. Durch den hohen Gewebedruck wird die Diffusion zudem noch verbessert.

4.6 Temperatur der Tumeszenzlösung

Die meisten Autoren wenden die Tumeszenzlösung bei Raumtemperatur an, einige kühlen sie vor Benutzung auf 4-8°C oder erwärmen auf ca. 40°C [10, 32]. Bei Plexusblockaden und Periduralanästhesie konnte ein beschleunigter Wirkungseintritt des Lokalanästhetikums beobachtet werden. Dies wird auf eine Senkung des pKa-Wertes (Dissoziationskonstante) bewirkt, weil dann mehr Moleküle als pharmakologisch wirksame Base vorliegen [6, 8, 20]. Aus praktischen Erwägungen belassen wir die Lösung für kleinere Eingriffe auf Raumtemperatur. Bei größeren Infiltrationsmengen ist eine Erwärmung der TLA-Lösung auf Körpertemperatur anzustreben, um einer Auskühlung des Patienten entgegenzuwirken.

4.7 Haltbarkeit der Tumeszenzlösung

Die kommerzielle LA-Lösung mit Adrenalinzusatz wird auf saurem pH um 3,5 gehalten, weil Epinephrin bei physiologischem pH unstabil ist. Um Schmerzen durch das saure Milieu zu vermeiden, erfolgt eine Pufferung mit Natriumbicarbonat. Durch diesen Zusatz ist die TLA-Lösung allerdings nur begrenzt haltbar und sollte immer direkt vor Gebrauch neu angesetzt werden. Gekühlte Lösungen halten sich ca. einen Tag [15, 22].

4.8 Resorption und Elimination

Eine Metabolisierung der LA im Gewebe ist nicht möglich. Die lokale Wirkung kann demnach nur durch Verringerung der Substanzkonzentration am Wirkort, also durch Resorption und Abtransport beendet werden. Der Zusatz von Vasokonstringentien verzögert den Übertritt des Lokalanästhetikums in die Gefäße und somit die Resorption. Amid-Lokalanästhetika werden im wesentlichen in der Leber metabolisiert, die hohe Eliminationsrate von Prilocain ist durch eine auch in der Lunge und wahrscheinlich in der Niere stattfindende Elimination zu erklären.

4.9 Blut- und Plasmaspiegel

Die Höhe der Konzentration eines infiltrierten Lokalanästhetika im Blut ist zunächst vom Resorptionsort abhängig: In absteigender Reihenfolge Interkostalnervenblockade, Kaudal-, Peridural-, Plexus-brachialis-, N.-femoralis- und N.-ischiadicus-Blockade. Die niedrigsten Serumspiegel wurden nach subkutaner Applikation beobachtet [3].

Der Nachweis des Lokalanästhetikums im Blutstrom setzt die Diffusion in die Blutgefäße voraus. Diese Diffusion durch die Gefäßwand ist wegen der hohen Lipophilie der LA sehr langsam [41]. Bei der Bewertung der Blutspiegel muß beachtet werden, daß Blut- und Plasmakonzentration nicht identisch sind. So beträgt das Verhältnis der Lokalanästhetikum-Konzentration Blut/ Plasma bei Lidocain 0,8, das für Prilocain 1,1 [16]. Systemische Nebenwirkungen korrelieren eher mit der Menge von freiem, ungebundenem Lokalanästhetikum als mit der Gesamtkonzentration in Blut oder Plasma. Zusätzlich spielen andere Faktoren wie pH-Wert und pCO_2 in den Geweben noch eine Rolle.

Im Plasma werden die Lokalanästhetika an Albumin und α_1-saures Glykoprotein gebunden, wobei die Bindung an das Glykoprotein von großer Bedeutung ist [39, 28]. Bei hoher Konzentration nehmen die Bindungsstellen am Eiweiß schneller ab und der freie, wirksame Anteil nimmt entsprechend rasch zu [38, 40]. Bei versehentlicher intravasaler Injektion werden allerdings systemische Nebenwirkungen durch die Plasmabindung nur unwesentlich verhindert, da die gebundenen Anteile relativ rasch aus der Bindung auch wieder frei gesetzt werden [39].

Nach der Aufnahme des Lokalanästhetikums im systemischen Kreislauf stellt sich ein Verteilungsgleichgewicht zwischen dem Blut und den Organen ein. Zuerst steigen die Konzentrationen in den gut durchbluteten Organen Herz, Gehirn, Leber und Nieren, was zu einem Abfall der Konzentration des Lokalanästhetikums im Blut führt. Intravenös injiziertes Lidocain reichert sich schon nach 4 min in den gut durchbluteten Organen, nach 16-64 min auch in den weniger gut durchbluteten in höherer Konzentration an, als es im Blut noch nachweisbar ist.

Die *Clearance* eines Pharmakons entspricht der Menge Blut in Litern, aus der es in 1 min eliminiert werden kann. Diese Menge wird von dem Blutfluß, der im Blut gebundenen Menge des Pharmakons und der Funktion des eliminierenden Systems bestimmt [39]. Prilocain hat mit 2,37 l/min eine wesentlich höhere Clearance als Lidocain mit 0,95 l/ min [41]. Über die Niere werden nur 1-6% der LA in unveränderter Form ausgeschieden [30]. Lidocain weist eine relativ hohe Leberextraktionsrate auf, d.h. es wird hauptsächlich über die Leber metabolisiert. Beim Metabolismus von Prilocain spielt die Leber dagegen eine untergeordnete Rolle, es wird auch außerhalb der Leber eliminiert [36].

In der Lunge werden große Mengen an Lokalanästhetikum gespeichert. Neben dem hohen Verteilungskoeffizienten spielt auch der im Vergleich zum Blut niedrigere pH-Wert der Lunge eine Rolle, wodurch die Lokalanästhetika als Kationen im Gewebe festgehalten werden [9, 18]. Offensichtlich wirkt die Lunge als Pufferorgan; dieses Verhalten ist allerdings von der Dosis und der Geschwindigkeit des Konzentrationsanstieges abhängig [1]. In der langsamen Resorption der Lokalanästhetika liegt aber gerade der Vorteil der TLA.

Neben großen interindividuellen Schwankungen in der Empfindlichkeit auf Lokalanästhetikum ist die Rate an Nebenwirkungen auch weniger von der applizierten Gesamtdosis als von der Schnelligkeit des Konzentrationsanstieges abhängig [36]. Maximale Plasmaspiegel sind bei Lidocain ohne Vasokonstriktorenzusatz nach wenigen Minuten bis zu höchstens 2 h zu erwarten. Bei der Verwendung von Lidocain zur Liposuktion in 0,05%iger Konzentration (TLA nach Klein 1992) werden maximale Plasmaspiegel erst nach 12-14 h erreicht [17]. Eigene Untersuchungen haben gezeigt, daß die höchsten Plasmakonzentrationen für Prilocain bei 5-6 h liegen und bei einer Dosierung von 35 mg/ kg Körpergewicht im Mittel nur 0,91 µg/ ml betragen [29]. Die im Verhältnis zur großen Menge an applizierten Lokalanästhetika sehr niedrigen Plasmaspiegel erklären sich wahrscheinlich aus der reduzierten Absorption durch die starke Verdünnung, die verminderte Gewebsdurchblutung und die Technik der langsamen Infiltration.

4.10 Antibakterielle Wirkung

Lokalanästhetika besitzen eine vom Zusatz von Konservierungsstoffen unabhängige bakterizide Wirkung [35, 37], welche sich durch den Zusatz von Natriumbicarbonat noch erweitert [35]. Dieser Vorteil kommt bei der TLA durch den Einsatz größerer Mengen zum Tragen. Diese antibakterielle Wirkung wird noch durch den Auswascheffekt der in den ersten postoperativen Stunden aus den Inzisionen austretenden Tumeszenzlösung unterstützt.

4.11 Antithrombotische Wirkung

Das Lokalanästhetikum Prilocain besitzt wie alle Lokalanästhetika vom Amid-Typ auch antithrombotische Eigenschaften [4]. Ob dieser Effekt allein auf die frühere Mobilisierung nach Eingriffen in LA im Vergleich zur Allgemeinnarkose beruht oder eine zusätzliche pharmakologische Eigenschaft der LA ist, muß derzeit noch ungeklärt bleiben.

Literatur

1. Arthur GR (1987) Pharmacokinetics of local anesthetics. In: Strrichartz GR (ed) Local anesthetics. Springer, Berlin Heidelberg New York, pp 165-186
2. Covino BG (1986) Pharmacology of local anaesthetic agents. Br J Anaesth 58:701-716
3. Covino BG, Vassallo HG (1976) Local anaesthetics, mechanism of action and clinical use. Grune and Stratton, New York
4. De Jong RH (1994) Local anesthetics, pp 45. Mosby, St. Louis
5. Eisenach JC, Grice SC, Dewan DM (1987) Epinephrine enhances analgesia produced by epidural bupivacaine during labor. Anesth Analg 66:447-451
6. Heath PJ, Brownlie GS, Herrick MJ (1990) Latency of brachial plexus block - The effect on onset time of warming local anaesthetic solutions. Anaesthesia 45:297-301
7. Hille B (1966) Common mode of action of three agents that decrease the transient change in sodium permeability in nerves. Nature 210:1220-1222

Pharmakologie

8. Janik R, Erdmann K, Dick W (1987) Bupivacain-CO_2 und Bupivacain-HCl mit unterschiedlicher Injektionstemperatur zur Periduralanästhesie bei extrakorporaler Stoßwellenlithotrypsie. Reg Anaesth 10:82-87
9. Jorfeldt L, Lewis DH, Löfström B, Post C (1979) Lung uptake of Lidocaine in healthy volonteers. Acta Anaesthesiol Scand 23:567-571
10. Kaplan B, Moy RL (1996) Comparison of room temperature andwWarmed local anesthesia solution for tumescent liposuction. Dermatol Surg 22:707-709
11. Klein JA (1990) Tumescent technique for regional anesthesia permits lidocaine doses of 35 mg/kg for liposuction surgery. J Dermatol Surg Oncol 16:248-263
12. Klein JA (1992) Tumescent technique for local anesthesia improves safety in large volume liposuction. Paper presented at the 8th annual scientific meeting of the American Academy of Cosmetic Surgery, Los Angeles, CA, February 14
13. Klein JA (1997) Anesthesia for dermatologic cosmetic surgery. In: Coleman WP, Hanke CW, Alt TH, Asken S (eds) Cosmetic surgery of the skin, 2nd edn. Mosby, St. Louis Baltimore, pp 62-70
14. Koch T, Mathieu K, Lanz E, Theiss D (1984) Periduralanästhesie mit Etidocain - Klinische Untersuchungen zum Einfluß von Vasokonstriktoren auf die sensible und motorische Blockade. Reg Anaesth 7:39-43
15. Larson PO, Ragi G, Swandby M, Darcey B, Polzin G, Carey P (1991) Stability of buffered lidocaine and epinephrine used for local anesthesia. J Dermatol Surg Oncol 17:411-414
16. Lipfert P (1995) Pharmakologie von Lokalanästhetika. In: Doenicke A, Kettler D, List WF, Radke J, Tarnow J (Hrsg): Anästhesiologie, 7. Aufl. Springer, Berlin Heidelberg New York Tokyo, S 232-272
17. Littlewood DG, Buckeley P, Covino BG, Scott DB, Wilson J (1979) Comparative study of various local anaesthetic solutions in extradural block in labour. Br J Anaesth 51:47S-51S
18. Löfström JB (1978) Tissue distribution of local anesthetics with special reference to the lung. Int Anesthesiol Cli 16:53-71
19. Martin R, Lamarche Y, Tetreault L (1981) Comparison of the clinical effectiveness of lidocaine hydrocarbonate and lidocine hydrochloride with and without epinephrine in epidural anaesthesia. Can Anaesth Soc J 28:217-223
20. Meyer J, Heinemann H (1985) Temperaturabhängige Wirkungen von Lidocain-CO_2 in der Periduralanaesthesie. Reg Anaesth 8:5-7
21. Moir DD, Slater PJ, Thorburn J, McLaren R, Moodie J (1976) Extradural analgesia in obstetrics: a controlled trial of carbonated lignocaine and bupivacaine hydrochloride with or without adrenaline. Br J Anaesth 48:129-135
22. Murakami CS, Odland PB, Ross BK (1994) Buffered Local Anesthetics and Epinephrine Degradation. J Dermatol Surg Oncol 20:192-195
23. Mutschler E (1996) Lokalanästhetika. In: Mutschler E (Hrsg): Arzneimittelwirkungen, 7. Auflage, Wissenschaftliche Verlagsgesellschaft mbH Stuttgart, S. 226-230
24. Niesel HC (1994) Regionalanästhesie, Lokalanästhesie, regionale Schmerztherapie, S 148. Thieme, Stuttgart
25. Raymond SA, Steffensen SC, Gugino LD, Strichartz GR (1989) The role of length of nerve exposed to local anesthetics in impulse blocking action. Anesth Analg 68:563-570
26. Reinhard M (1993) Regionalanästhesieverfahren. In: Reinhard M, Schäfer R (Hrsg.) Klinikleitfaden Anästhesie. 1. Auflage. Jungjohann, Neckarsulm, S 292-299
27. Ritchie JM, Greene NM (1985) General pharmacology of local anesthetics. In: Gilman AG, Goodman LS (eds) The pharmacological basis of therapeutics, 7th ed. Macmillan, New York, pp 302-321,
28. Routledge PA, Barchowsky A, Bjornsson TD, Kitchell BB, Shand DG (1980) Lidocaine plasma protein binding. Clin Pharmacol Ther 27:347-351
29. Sattler G, Rapprich S, Hagedorn M (1997) Tumeszenz-Lokalanästhesie. Untersuchungen zur Pharmakokinetik von Prilocain. Z Hautkr 7:522-525
30. Savarese JJ, Covino BG (1986) Basic and clinical pharmacology of local anesthetic drugs. In: Miller RD (ed) Anesthesia. Churchill Livingstone, New York, pp 986-1013
31. Schaer H (1982) Lokalanästhetika. In: Schaer H (Hrsg) Pharmakologie für Anästhesisten und Intensivmediziner, Verlag Huber, Bern, S 177-186.
32. Shiffman M (1997) Evaluation of Solution Temperature for Local Tumescent Anesthesia, Letter to the Editor. Dermatol Surg 23:309

33. Scott DB, McClure JH, Giasi RM, Seo J, Covino BG (1980) Effects of concentration of local anaesthetic drugs in extradural block. Br J Anaesth 52:1033-1037
34. Sommer B, Sattler G (1998) Tumeszenzlokalanästhesie. Weiterentwicklung der Lokalanästhesieverfahren für die operative Dermatologie. Hautarzt 49: Im Druck
35. Thompson KD, Welykyj S, Massa MC (1993) Antibacterial activity of lidocaine in combination with a bicarbonate buffer. J Dermatol Surg Oncol 19:216-220
36. Tryba M (1989) Pharmakologie und Toxikologie der Lokalanästhetika- klinische Bedeutung. Sonderdruck aus: Tryba M, Zenz M (Hrsg) Regionalanästhesie, 3. Aufl., Gustav Fischer, Stuttgart New York
37. Tryba M (1993) Lokalanästhetika. In: Zenz M, Jurna I (Hrsg) Lehrbuch der Schmerztherapie. Wissenschaftliche Verlagsgesellschaft mbH Stuttgart, S 167-178.
38. Tucker GT, Mather LE (1975) Pharmacology of local anaesthetic agents - Pharmacokinetics of local anaesthetic agents. Br J Anaesth 47:213-224
39. Tucker GT (1986) Pharmacokinetics of local anesthetics. Br J Anaesth 58:717-731
40. Tucker GT, Mather LE (1988) Properties, absorption, and disposition of local anesthetic agents. In: Cousins MJ, Bridenbaugh PO (eds) Neural blockade in clinical anesthesia and management of pain. Lippincott, Philadelphia, pp 47-110
41. Tucker GT (1990) Local anaesthetic drugs - mode of action and pharmacokinetics. In: Nimmo WS, Smith G (eds) Anaesthesia. Blackwell, Oxford, pp 983-1010

5 Toxikologie

S. RAPPRICH

Gegenüber anderen LA-Verfahren treten toxische Reaktionen bei der TLA erst bei einer relativ hohen Gesamtdosis auf. Dies liegt im wesentlichen an den günstigen pharmakokinetischen Eigenschaften dieser Applikationsform (s. Kap. Pharmakologie). Die toxischen Reaktionen sind abgesehen von allergischen Reaktionen wie bei allen LA-Verfahren abhängig von der Plasmakonzentration, dem verwendenten Lokalanästhetikum und individuellen Faktoren des Patienten. Ferner sind die toxischen Effekte, mit denen bei der TLA zu rechnen ist, bei Herz- und Kreislauf-gesunden Patienten gut beherrschbar. Dies gilt insbesondere für die Methämoglobinbildung, die bereits ab einer Dosis von 10 mg/kg KG auftritt.

Es soll in diesem Kapitel auf die Toxikologie der im Rahmen der TLA fast ausschließlich verwendeten Lokalanästhetika Lidocain und/oder Prilocain eingegangen werden (Tabelle 1).

Tabelle 5.1. Toxizität des Lidocains in Abhängigkeit von der Plasmakonzentration [1].

Lidocain-Plasmakonzentration [µg/ml]	Symptome
3-6	Subjektive Toxizität: Verwirrungszustände, Euphorie, digitale und periorale Parästhesien, Unruhe, Schläfrigkeit
5-9	Objektive Toxizität: Übelkeit, Erbrechen, Tremor, Sehstörungen, Tinnitus, Verwirrung, Erregungszustände, psychotische Symptome, Muskelzuckungen, Schwindel
8-12	Krämpfe, kardiale Symptome: negativ inotrope Wirkung, Bradykardie, RR-Abfall, Arrhythmien, Blockbildungen
12	Koma
20	Atemstillstand
26	Herzstillstand

Im einzelnen sind folgende toxikologischen Aspekte zu berücksichtigen:

- allergisches Risiko,
- ZNS-Reaktionen,
- kardiovaskuläre Reaktionen,
- Methämoglobinbildung.

5.1 Allergisches Risiko

Bei Lidocain und Prilocain handelt es sich um Lokalanästhetika vom Amid-Typ. Gegenüber solchen vom Ester-Typ sind allergische Reaktionen hier sehr selten und beschränken sich auf sehr wenige Einzelberichte. Zu beachten ist, daß sich in den Ampullen zur Mehrfachentnahme Methylparaben als Konservierungsmittel befindet, das ebenfalls allergische Reaktionen auslösen kann. Prinzipiell ist der Schweregrad einer allergischen Reaktion unabhängig von der applizierten Dosis.

5.2 ZNS-Reaktionen

Lokalanästhetika passieren die Bluthirnschranke und es werden im ZNS sehr schnell hohe Konzentrationen erreicht. Dabei ist die Wirkung auf das ZNS konzentrationsabhängig. In niedrigerer Konzentration haben Lokalanästhetika eine inhibitorische Wirkung auf das ZNS. Lidocain z.B. wirkt in Dosierungen von 2-3 mg/kg KG antikonvulsiv. Bei höheren Plasmakonzentrationen werden exzitatorische Wirkungen beobachtet: Unruhe, Schwindel, akustische und visuelle Störungen, Tinnitus, Kribbeln, v. a. in der Zunge und im Lippenbereich. Verwaschene Sprache, Shivering und Muskelzuckungen sind Vorzeichen eines generalisierten Krampfanfalls. Letztlich kommt es bei weiterer Erhöhung des Plasmaspiegels zum zerebralen Krampfanfall und zum Atemstillstand.

5.3 Kardiovaskuläre Reaktionen

Lokalanästhetika haben bei entsprechender Plasmakonzentration einen direkt negativ inotropen Effekt, wobei mit einer Verminderung der Konzentrationskraft um bis zu 25% gerechnet werden muß. Im Extremfall kommt es zu einem massiven Blutdruckabfall bis hin zum kardiovaskulären Kollaps.

Am häufigsten führen LA jedoch zu Störungen der Reizleitung. Es kommt dabei zu einer Verlangsamung der Reizleitung, die an einer Verbreiterung des QRS-Komplexes bis zur vollständigen Blockbildung beobachtet werden kann. Klinisch zu beobachten ist dies an einer Bradykardie, gefolgt von einem Blutdruckabfall.

Bezüglich der kardiovaskulären Toxizität bestehen erhebliche Unterschiede zwischen den einzelnen LA. Die günstigsten Eigenschaften besitzt hier das Prilocain, es weist bezüglich kardiovaskulärer Wirkungen die geringste relative toxische Potenz (RTP = Dosis/Plasmaspiegel von Lidocain/analget.Potenz x Dosis/Plasmaspiegel der Vergleichssubstanz) auf.

5.4 Hämatologische Reaktionen

Bei der Verwendung von Prilocain kann es im Gegensatz zu anderen LA bei disponierten Patienten zu einer Methämoglobinämie kommen. Verantwortlich dafür ist nicht das Prilocain selbst, sondern dessen Metabolit o-Toluidin, das in höherer Dosierung ab 10 mg/kg KG durch Hydroxylierung gebildet wird (Abb. 5.1).

Toxikologie

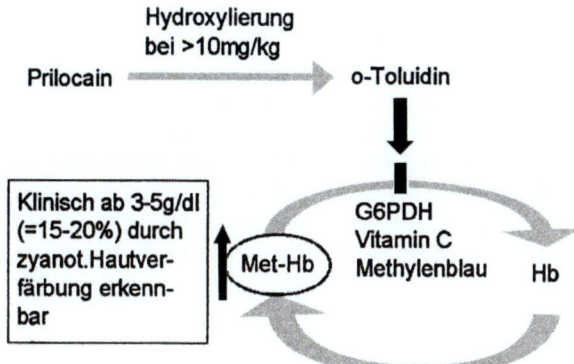

Abb. 5.1. Methämoglobinbildung durch Prilocain

Dieser Metabolit hemmt die Reduktion des ständig im Stoffwechsel entstehenden Methämoglobins zum Hämoglobin, so daß größere Mengen Methämoglobin entstehen können. Die Reduktion zu Hämoglobin erfolgt im Erythrozyten durch die Glukose-6-phosphat-dehydrogenase (G6PDH) und kann durch Gabe von Vitamin C oder Methylenblau unterstützt werden. Vorsicht ist daher geboten bei Patienten mit einem Mangel an G6PDH, besonders Südeuropäer sind in 5-20% der Fälle davon betroffen.

Der Methämoglobinanteil kann bei einer Dosierung von über 600 mg auf bis zu 25% ansteigen. Daß sehr selten bedrohliche Situationen auftreten liegt daran, daß bei einem Met-Hb-Anteil von 10% ein Ausgangs-Hb von 12 g/dl nur auf 10,8 g/dl reduziert wird. Ein Herz- und Kreislauf-gesunder Patient toleriert dies problemlos. Gleichwohl macht sich die Methämoglobinämie klinisch ab einem Blut-

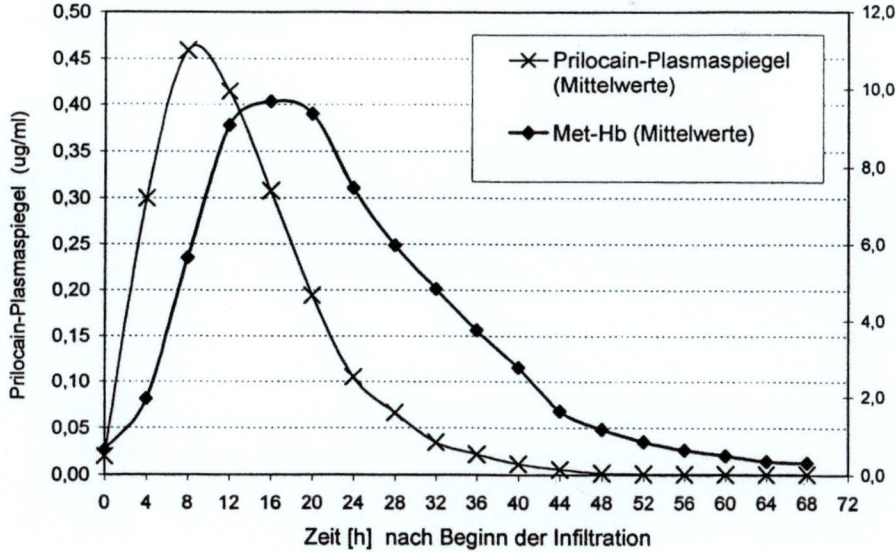

Abb. 5.2. Prilocain-Plasmaspiegel und Methämoglobinbildung bei der TLA

anteil von 3-5 g/dl (etwa 15-20%) durch eine teilweise bedrohlich aussehende Zyanose bemerkbar, die jedoch keine weitere klinische Relevanz hat. Zur Therapie kann Methylenblau intravenös in einer Dosierung von 1-3 mg/kg KG oder Vitamin C (2 mg/kg KG) gegeben werden.

Nach eigenen Messungen wurden bei der TLA mit Prilocain in Dosierungen von 23-40 mg/kg KG bei 8 Patienten Methämoglobin-Spitzenwerte von 4,4%–21,2% gemessen (Abb. 5.2). Die Spitzenwerte traten dabei 16–20 h nach Beginn der Infiltration auf. Da hierfür nicht das Prilocain selbst sondern dessen Metabolit verantwortlich ist, hatten die Prilocain-Plasmaspiegel ein Maximum bereits nach 6–8 h.

Schlußfolgerungen

Nach den vorliegenden Daten kann für die TLA eine sichere Höchstdosis von 40 mg/kg KG angenommen werden. Die hierbei auftretenden toxischen Reaktionen sind beherrschbar und von Herz- und Kreislauf-gesunden Patienten problemlos tolerierbar.

Literatur

1. Klein JA (1990) Tumescent technique for regional anesthesia permits lidocaine doses of 35 mg/kg for Liposuction. J Dermatol Surg Oncol 16: 248-263.

6 Sedierung und Analgesie

D. BERGFELD, B. SOMMER

Ziel jedes Narkoseverfahrens muß es sein, dem Patienten größtmögliche Schmerzfreiheit und Wohlbefinden bei gleichzeitig geringem Risiko zu bieten.

Die TLA stellt ein sehr sicheres Narkoseverfahren dar [4, 10]. Die erzielte Schmerzfreiheit durch alleinige TLA ist für eine große Zahl von Patienten ausreichend. Einige Patienten benötigen jedoch eine Zusatzmedikation. Gründe hierfür können Angst vor dem Eingriff und damit verbundene Nervosität und gesteigertes Schmerzempfinden sein.

Andere Patienten empfinden die Infiltration der TLA als unangenehm oder schmerzhaft, wobei hier auch eine deutliche Beziehung zu dem zu betäubenden Areal besteht. Als besonders empfindliche Regionen gelten generell die mediale Seite von Oberschenkel und Knie, die periumbilikal- und epigastrische Region [1, 5].

Weiterhin kann die Infiltrationsgeschwindigkeit durch zusätzliche Gabe einer sedierenden Prämedikation meist deutlich beschleunigt werden, ohne vom Patienten als unangenehm empfunden zu werden. Dies bedeutet eine erhebliche Zeitersparnis [5].

Je weniger Medikamente gegeben werden, desto weniger groß ist die Gefahr von Nebenwirkungen und um so mehr zeigen sich die Vorteile der Tumeszenztechnik, die es erst ermöglicht hat, größere Eingriffe an wachen und kooperativen Patienten durchzuführen.

Die starke positive Wirkung eines angenehmen Ambientes mit einer angstfreien Atmosphäre und einer ablenkenden Unterhaltung mit dem Operateur oder dem Operationspersonal wird in der Literatur meist nicht genug gewürdigt. Die Erfahrung zeigt, daß eine geeignete Musik, möglichst mit einem angepaßten Metronomtempo von 60/min, nebenwirkungsfrei zur Senkung von Anspannung und Schmerzschwelle der Patienten beiträgt.

Der Operateur sollte möglichst über den gesamten Zeitraum der Unterspritzung den verbalen Kontakt zum Patienten halten. Neben einer möglichst kontinuierlichen Kontrolle über die Gesamtverfassung des Patienten und der raschen Erfassung eventuell auftretender geistiger oder körperlicher Befindlichkeitsstörungen, stellt dies ein wirkungsvolles Verfahren zur Ablenkung des Patienten von der doch ungewohnten und häufig als belastend empfundenen Operationssaalumgebung dar. Erfahrungen im eigenen Patientengut zeigen, daß diese Maßnahmen oft eine zusätzliche Medikation unnötig machen.

Im folgenden werden die einzelnen Wirkstoffe besprochen, die Tabelle 6.1 gibt eine Überblick über wichtige Wirkungen und Nebenwirkungen.

Als Regel bezüglich der perioperativen Medikation sollte, wie immer eine Beschränkung auf wenige Präparate, die man in ihrer Wirkung und Wechselwir-

Tabelle 6.1. Sedativa und Analgetika

Wirkstoff	Diazepam	Diazepam	Midazolam	Midazolam	Midazolam	Triazolam	Paracetamol	Metamizol	Tramadol	Tilidin
Handelsname z.B.	Valium	Valium	Dormicum	Dormicum	Dormicum	Halcion	Ben-u-ron	Novalgin	Tramal	Valoron N
Applikation	oral	i.v. (1 Amp. von 2 ml = 10 mg)	oral (Dormicum 7,5 Lacktabletten mit Bruchrille)	i.v. (Dormicum V 5/5 ml: 1 ml enthält 1 mg Midazolam)	i.m. (Dormicum V 5/5 ml: 1 ml enthält 1 mg Midazolam)	oral (Halcion mite = Triazolam 0,125 mg)	oral Tablette 500–1000 mg	oral Tropfen (1 ml Novalgin Tr. enth. 500 mg Metamizol)	oral (0,5 ml = 20 Tr. oder 4 Hübe Tramal Tr. enth. 50 mg Tramadol)	oral (0,72 ml = 20 Tr. Valoron N Lösung zum Einnehmen enth. 50 mg Tilidin und 4 mg Naloxon)
Dosierung	5–10 mg	5–10 mg	7,5 mg	langsame und individuelle i.v.-Dosierung: Beginn mit 1 mg, dann auftitrieren	0,05–0,1 mg/kg KG	0,25 mg	500–1000 mg	20–40 Tr. (0,5–1 g)	20–40 Tr.	20–40 Tr.
Wirkungs- eintritt	10–30 min	1–2 min	10–30 min	3 min	20–30 min	30 min	20 min	10–20 min	10–20 min	15 min
Wirkungsdauer	ca. 15 h	Dosisab- hängig bis zu mehreren h	Dosisab- hängig 1–3 h	45–90 min	45–90 min	Dosisab- hängig 1–3 h	ca. 4 h	ca. 4 h	4–6 h	3–5 h
Eliminations- halbwertzeit	ca. 30 h	24–57 h	ca. 30 h	1,5–2,5 h	1,5–2,5 h	1,5–3 h	ca. 2 h	4–7 h	6 h	3 h
Wechsel- wirkungen	Blutdruckabfall besonders in Kombination mit Opiaten	Blutdruckabfall besonders in Kombination mit Opiaten	Blutdruckabfall besonders in Kombination mit Opiaten. Wirkungsver- stärkung durch: Ranitidin, Erythromycin, Diltiazem, Verapamil, Ketoconazol, Itraconazol	Blutdruckabfall besonders in Kombination mit Opiaten. Wirkungsver- stärkung durch: Ranitidin, Erythromycin, Diltiazem, Verapamil, Ketoconazol, Itraconazol	Blutdruckabfall besonders in Kombi- nation mit Opiaten. Wirkungsver- stärkung durch: Ranitidin, Erythromycin, Diltiazem, Verapamil, Ketoconazol, Itraconazol	Ketoconazol, Itraconazol, Cimetidin, Verapamil, Diltiazem, Isoniazid, Erythromycin, Makrolid- antibiotika	Verzögerung des Wirkungs- eintritts durch: Arzneimittel, die Magenent- leerung be- schleunigen (Metoclo- pramid)	Änderung der Wirksamkeit von Anti- hypertensiva und Diuretika möglich	Wirkungsver- stärkung von zentral dämpfenden Pharmaka und Alkohol	Wirkungsver- stärkung von zentral dämpfenden Pharmaka und Alkohol

Sedierung und Analgesie

Wirkstoff	Diazepam	Midazolam	Midazolam	Midazolam	Midazolam	Triazolam	Paracetamol	Metamizol	Tramadol	Tilidin
Nebenwirkungen	Atemdepression, besonders bei rascher Injektion. Blutdruckabfall. Kumulationsgefahr. Schmerzen im Venenverlauf, evtl. Thrombophlebitiden	Atemdepression, Anterograde Amnesie. Blutdruckabfall. Gelegentlich paradoxe Reaktion bei alten Patienten	Atemdepression, Anterograde Amnesie. Blutdruckabfall. Gelegentlich paradoxe Reaktion bei alten Patienten	Atemdepression, Anterograde Amnesie. Blutdruckabfall. Gelegentlich paradoxe Reaktion bei alten Patienten	Atemdepression, Anterograde Amnesie. Blutdruckabfall. Gelegentlich paradoxe Reaktion bei alten Patienten	Tachykardie, Somnambulismus, Euphorie	Analgetika-Asthma bei Prädisponierten	Agranulozytose extrem selten. Nierenstörungen bei längerer Anwendung	Orthostatische Regulationsstörungen, Übelkeit	Orthostatische Regulationsstörungen, Übelkeit
Kontraindikationen	Myasthenia gravis. Benzodiazepin-Unverträglichkeit	Akutes Engwinkelglaukom, bekannte Überempfindlichkeit gegen Benodiazepine	Akutes Engwinkelglaukom, bekannte Überempfindlichkeit gegen Benodiazepine	Akutes Engwinkelglaukom, bekannte Überempfindlichkeit gegen Benodiazepine	Akutes Engwinkelglaukom, bekannte Überempfindlichkeit gegen Benodiazepine	Schwerwiegende psychiatrische Erkrankungen	Leberfunktionsstörungen	Störung der Knochenmarkfunktion. Genetisch bedingter Glucose-6-Phosphat-Dehydrogenase-Mangel	Akute Pharmaka-Intoxikationen und Drogensubstitution	Akute Pharmaka-Intoxikationen und Drogensubstitution
Sonstiges	Antagonisierung: Flumazenil (Anexate) initial 0,2 mg, dann in 0,1 mg-Schritten erhöhen	Antagonisierung: Flumazenil (Anexate) initial 0,2 mg, dann in 0,1 mg-Schritten erhöhen	Antagonisierung: Flumazenil (Anexate) initial 0,2 mg, dann in 0,1 mg-Schritten erhöhen	Antagonisierung: Flumazenil (Anexate) initial 0,2 mg, dann in 0,1 mg-Schritten erhöhen	Antagonisierung: Flumazenil (Anexate) initial 0,2 mg, dann in 0,1 mg-Schritten erhöhen	in Deutschland noch nicht zur Prämedikation, sondern nur zur Behandlung von Schlafstörungen üblich			Verstärkung der NW durch Bewegung	Verstärkung der NW durch Bewegung

kung gut kennt, gelten [7]. Bei Einsatz von Präparaten mit Beeinflussung des Herz-Kreislauf-Systems müssen entsprechende Überwachungs- und Behandlungsmöglichkeiten gegeben sein.

6.1 Perioperative Sedierung

Zum Einsatz kommen v. a. Tranquillanzien, d.h. Substanzen, die beruhigend wirken und übermäßige Angst und Spannung beseitigen. In üblicher Dosierung greifen sie v. a. am limbischen System an. Sie reduzieren psychisch induzierte Erregungen vegetativer Neurone und bewirken damit eine psychovegetative Entkopplung. In höheren Dosen wirken sie durch allgemeine Unterdrückung der Erregungsausbreitung antikonvulsiv. Interaktionen mit den in der TLA-Lösung enthaltenen Substanzen sind nicht zu erwarten, so daß für alle genannten Substanzen die auch sonst üblichen Dosierungsempfehlungen, Anwendungsbeschränkungen und Wechselwirkungen gelten.

6.1.1 Benzodiazepine

Die zahlreichen auf dem Markt befindlichen Benzodiazepine weisen ein sehr ähnliches Wirkungsspektrum auf: anxiolytisch, sedativ-hypnotisierend, muskelrelaxierend und antikonvulsiv [13]. Zur Prämedikation bei regionalen Anästhesieverfahren sind sie besonders geeignet, da sie einen Schutzeffekt gegenüber durch LA begünstigten zerebralen Krampfanfällen zeigen.

Für alle Benzodiazepine gelten als Kontraindikationen ein akutes Engwinkelglaukom, schwere Leberschäden und Lungenfunktionsstörungen wie z.B. chronische Bronchitis oder Bronchialasthma.

Häufigste Nebenwirkungen sind Benommenheit und reduziertes Reaktionsvermögen, was bei ambulanten Eingriffen dem Patienten vorher unbedingt mitgeteilt werden muß, damit rechtzeitig die Frage des Abholens und der Begleitung geklärt wird. Weitere gefährliche Nebenwirkungen wie Blutdruckabfall oder Atemdepression sind bei den genannten Dosen selten, sollten durch entsprechende Überwachung jedoch immer ausgeschlossen werden.

Die Wirkung zentralwirkender Pharmaka und Analgetika kann verstärkt werden. Insbesondere bei Kombination mit Opioiden ist mit einer Vestärkung der bei alleiniger Gabe geringen kardiodepressiven Wirkung zu rechnen [6].

Diazepam (z.B. Valium)

Diazepam gehört zu den lange wirksamen Benzodiazepinen. Es kann bereits am Abend vor dem Eingriff oral in einer Dosierung von 5-10 mg verordnet werden, um dem Patienten einen ruhigen Schlaf zu ermöglichen.

Perioperativ kann es in der gleichen Dosierung ebenfalls peroral verabreicht werden [8]. Die perorale Gabe ist sicherer und die Wirkungsdauer länger als bei parenteraler Gabe [7]. Die Wirkung setzt nach ca 10-30 min ein.

Bei intravenöser Gabe wird in der Regel zunächst 5mg verabreicht und diese Dosis bei noch nicht ausreichender Wirkung evtl. nochmals nachgespritzt. Nebenwirkungen bei i.v.-Gabe sind Schmerzen imVenenverlauf und evtl. Thrombophlebitiden, die durch das Lösungsmittel Propylenglykol ausgelöst werden.

Midazolam (Dormicum)

Midazolam kann vor größeren Eingriffen in einer Dosierung von 0,05-0,1 mg pro kg Körpergewicht i.m. als Prämedikation 20-30 min vor dem Eingriff gegeben werden. Einige amerikanische Autoren empfehlen eine Standarddosierung von 5 mg i.m. [5].

Bei i.v.-Gabe sollte eine Initialdosis von 1 mg langsam i.v. verabreicht werden. Bei noch nicht ausreichender Sedierung kann diese Dosis frühestens nach 2 min wiederholt werden.

Es empfiehlt sich die vorsichtige titrierende Gabe bis zum Erreichen des gewünschten Sedierungsgrads aufgrund erheblicher Unterschiede in der individuellen Pharmakodynamik [11, 2]. Höhere Dosen sollten nur bei entsprechender Möglichkeit der Überwachung von Atmung und Kreislauf verabreicht werden. Eine Gesamtdosis von 5,0 mg bei gesunden Erwachsenen unter 60 Jahren sollte nicht überschritten werden. Bei Patienten über 60 Jahren, Patienten mit kardiorespiratorischen Störungen, insbesondere chronisch-obstruktiven Lungenerkrankungen, mit schweren ZNS-Erkrankungen oder Leberfunktionsstörungen sollte eine Gesamtdosis von 3,5 mg nicht überschritten werden.

Nach Gabe von Midazolam ist mit einer deutlichen Beeinträchtigung des Reaktionsvermögens zu rechnen. Die Patienten sollten frühestens 3 h nach Midazolamgabe und nur in Begleitung entlassen werden.

Midazolam-Injektionslösung sollte wegen der Gefahr einer akuten Exazerbation nicht bei Patienten mit Schizophrenie oder endogener Depression verabreicht werden.

Midazolam gehört zu den kurzwirksamen Benzodiazepnien, weshalb es als sehr sicher betrachtet werden kann. Bei lange andauernden Eingriffen kann jedoch eine Nachinjektion erforderlich sein [7, 11].

Triazolam (Halcion)

Triazolam kommt in Deutschland nicht routinemäßig zur perioperativen Sedierung zum Einsatz, wird aber von amerikanischen Operateuren eingesetzt. Die Dosisempfehlung lautet 0,25 mg postoperativ am Abend vor dem Eingriff und eine Stunde präoperativ oral [8].

Es kann eine durchaus wünschenswerte leichte perioperative Amnesie bewirken [8].

6.1.2 Neuroleptika

Durch Neuroleptika werden psychomotorische Erregungszustände gedämpft, sie besitzen eine sedierende und vegetativ dämpfende Wirkung. Erst bei Dosierungen oberhalb der neuroleptischen Schwelle kommt bei schizophrenen oder psychotischen Patienten ihre antipsychotische Wirkung zum Tragen.

Man unterscheidet starke und schwache Neuroleptika. Schwache Neuroleptika werden auch aufgrund ihrer Begleitwirkungen bei ambulanten Eingriffen bevorzugt, da sie antihistaminisch, antiemetisch und analgetisch wirken.

Als Anwendunsbeschränkungen sind vor allem schwere Leber- und Nierenfunktionsstörungen sowie kardiale Vorschädigung und chronische Lungenerkrankungen zu beachten.

Nebenwirkungen können durch den anticholinergen Effekt der Substanzen bedingt sein (z.B. Miktionsstörungen, Obstipation, Akkomodationsstörungen, Tachykardie). Weiterhin sind in seltenen Fällen Dyskinesien und orthostatische Dysregulationen beschrieben.

Zentraldämpfende Pharmaka verstärken die Wirkung, Koffein schwächt sie ab.

Promethazin (Atosil)

Promethazin gehört zu den Neuroleptika vom Phenothiazintyp. Es ist in einer Dosierung von 12,5-25 mg i.m. zur Narkoseprämedikation geeignet. Neben einem sedierenden Effekt hat es antiemetische Eigenschaften und wirkt als Antihistaminikum [3].

Dosierungsempfehlung: 25 mg i.m. ca 30 min vor Beginn der Unterspritzung [8].

Triflupromazin (Psyquil)

Triflupromazin kann zur Tranquillierung perioperativ in einer Dosierung von 20 mg i.m. oder 5-10 mg i.v. verabreicht werden.

Bei entsprechender Vorgeschichte ist selten die Reaktivierung psychotischer Prozesse möglich.

Clonidin

Hauptindikation des α_2-Adrenozeptor-Agonisten Clonidin ist die arterielle Hypertonie. Aufgrund seiner ausgeprägten sedierenden Wirkung ohne Beeinflussung der Atmung wird es u.a. vom „Erfinder" der Tumeszenztechnik Jeff Klein als potente Zusatzmedikation bei Eingriffen in lokaler Betäubung empfohlen [7].

Es hat einen ausgeprägten analgetischen Effekt und kann die Wirkung von Benzodiazepinen verstärken. Weiterhin wirkt es negativ chronotrop. Dies kann bei z.T. auftretenden Tachykardien z.B. bei Liposuktionen in TLA wünschenswert sein. Bei Patienten mit vorbestehenden bradykarden Rhythmusstörungen kann es jedoch nur unter kontinuierlicher Überwachung der Herzfrequenz verabreicht werden.

Die durch Clonidin ausgelöste Blutdrucksenkung ist bei vorsichtiger Gabe kleiner Dosen meist ohne klinische Bedeutung und kann sich sogar postoperativ durch Verhinderung von Nachblutungen günstig auswirken [9].

Die von Klein empfohlene Dosierung beträgt 0,1 mg postoperativ direkt vor dem Eingriff. Im deutschen Sprachraum hat diese Begleitmedikation bisher noch keinen Einzug gehalten.

6.2 Perioperative Analgesie

Erfahrungen mit zusätzlicher Gabe von peripheren oder zentralen Schmerzmitteln prä- oder perioperativ liegen im großen Maßstab für die TLA derzeit noch nicht vor.

Die zusätzliche Gabe von Analgetika kann bei besonders schmerzempfindlichen Arealen (s.o.) während der Infiltration sinnvoll sein. Es soll jedoch nochmals betont werden, daß eine routinemäßige Gabe nicht nötig ist, da die meisten Patienten die Injektion problemlos tolerieren.

Wird die zusätzliche Gabe eines Analgetikums erwogen, ist die alleinige Gabe eines peripheren, nichtopiodhaltigen Präparats oder einer Kombination aus peripherem und zentralem Analgetikum sinnvoll, um die unterschiedlichen Angriffsstellen dieser Medikamente zu nutzen und die jeweiligen Nebenwirkungen durch Dosisreduktion gering zu halten. Solche Kombinationen kommen in der Anästhesie zur Narkoseeinleitung routinemäßig zur Anwendung und werden im folgenden dargestellt.

Falls mit erhöhter Schmerzhaftigkeit bzw. -empfindlichkeit präoperativ bereits gerechnet werden kann, sollte die Medikamentengabe rechtzeitig vor dem Eingriff (ca. 1/2–1h) erfolgen.

Soll der Patient zusätzlich auch eine Sedierung erhalten, muß man bei Einsatz zentraler Analgetika an mögliche additive zentrale Effekte denken.

6.2.1 Periphere Analgetika

Vorzugsweise kommen nichtsaure antipyretische Analgetika (Pyrazolderivate), wie Paracetamol und Metamizol zum Einsatz. Bei normaler therapeutischer Dosierung sind die unerwünschten Arzneimittelnebenwirkungen dieser Präparategruppe als gering einzuschätzen [12]. Auch Arzneimittelinteraktionen sind selten. Ihre Wirkung entfalten die Pyrazolone wahrscheinlich auf spinaler Ebene durch Beeinflussung nozizeptiver Afferenzen am Hinterhorn. Inwieweit eine Beeinflussung des Prostaglandinstoffwechsels wie bei anderen peripheren Analgetika stattfindet, ist nicht bekannt, der antiphlogistische Effekt ist aber sehr gering.

Als Anwendungsbeschränkung für hohe Dosen müssen schwere Leber- und Nierenfunktionstörungen beachtet werden.

Paracetamol

In einer Einzeldosierung von 500-1000mg ist Paracetamol postoperativ i. allg. sehr gut verträglich und nebenwirkungsarm. Im Bedarfsfall eignet sich Paracetamol auch zur Behandlung evtl. postoperativer Schmerzen.
Die Tagesgesamtdosis sollte 3000 mg nicht überschreiten.

Metamizol

Metamizol eignet sich vor allem in Tropfenform gut zur Kombination mit einem zentralen Analgetikum.
Die Dosierungsempfehlung lautet 15-20 (-40) Tropfen postoperativ.
Die parenterale Gabe kann zu akutem Blutdruckabfall führen und darf nur eingesetzt werden, wenn Voraussetzungen zur Schockbehandlung bestehen. Als Nebenwirkungen können Überempfindlichkeitsreaktionen, z.B. an Haut- und Schleimhaut auftreten. Die schwerwiegendste Nebenwirkung, die Agranulozytose, tritt v. a. bei hohen Dosen und längeren Behandlungszeiträumen auf, ist aber insgesamt sehr selten.

6.2.2 Zentrale Analgetika

Perioperativ kommen schwache Opioidanalgetika mit teils antagonistischer Wirkung zum Einsatz. Nur in Ausnahmefällen ist der Einsatz stärkerer Präparate, die dem BtMV (Betäubungsmittelverordnung) unterliegen und zu ausgeprägteren Nebenwirkungen führen, notwendig.

Opiodanalgetika weisen gleichzeitig einen durchaus erwünschten psychosedierenden Effekt auf.

Gefährliche Nebenwirkungen sind bei diesen schwachen Präparaten nicht zu erwarten. Zu achten ist auf eine mögliche Atemdepression, die bei akuten Schmerzen jedoch weniger ausgeprägt auftritt. Trotzdem muß sie v. a. bei Kombination mit Sedativa und bei Patienten mit bekannten obstruktiven Atemwegserkrankungen beachtet werden. Perioperativ müssen weiterhin auch die hypostatische Wirkung und der emetogene Effekt mitbeachtet werden. Der atemdepressive Effekt kann deutlich über die Dauer der Analgesie anhalten, was eine entsprechende Nachbeobachtung notwendig macht [7].

Da diese Effekte durch Bewegung verstärkt werden, empfiehlt es sich, die Patienten sich bereits umziehen zu lassen etc., bevor man ein Opioidanalgetikum verabreicht.

Anwendungsbeschränkungen stellen Prostatahypertrophie, Gallenwegserkrankungen, Störungen der Atemfunktion und erhöhte zerebrale Krampfbereitschaft dar.

Schwache Opioide

Tramadol (z.B. Tramal)
Tramadol existiert in verschiedenen Darreichungsformen (Kapseln, Tabletten, Suppositorien, Tropfen, Injektionslösung). Die Wirkstärke beträgt ca. 1/4 der Wirkstärke von Morphin. Die Einzeldosis für einen gesunden Erwachsenen liegt bei 50-100 mg postoperativ.

Bei Verabreichung von Tropfen gibt man 15-20 (-40) postoperativ.

Tilidin und Naloxon (Valoron)
Tilidin und Naloxon als fixe Kombination in Valoron wird meist in Tropfenform verabreicht. Die Einzeldosis liegt bei 50-100 mg postoperativ, das entspricht 20-40 Tropfen.

Starke Opioide

Ihr Einsatz ist wie oben erwähnt nur in Ausnahmefällen nötig und erfordert aufgrund der möglichen Nebenwirkungen eine entsprechende Überwachung und Nachbeobachtung des Patienten. Atemdepression ist die schwerwiegendste Nebenwirkung. Der atemdepressorische Effekt hält länger als die analgetische Wirkung an (protrahiert verlaufende Atemdepression). Bei gleichzeitiger Gabe von Tranquilizern können sich die zentralen Nebenwirkungen verstärken. Gerade für ambulante Patienten empfiehlt sich daher ein entsprechend zurückhaltender Einsatz.

Piritramid (Dipidolor)
Es wirkt wenig schwächer, jedoch deutlich länger als Morphin (ca. 6h).

Bei sehr starken Schmerzen kann Piritramid i.m., sc. oder auch i.v. verabreicht werden. Bei s.c.- und i.m.- Gabe liegt die Einzeldosis bei 15-30 mg, bei i.v.- Gabe muß langsam injiziert werden (10 mg/min). Ältere Patienten, Patienten im reduzierten Allgemeinzustand oder mit Leberfunktionsstörungen sollten niedrigere Dosierungen erhalten.

Pethidin (Meperidin)
Pethidin wird von amerikanischen Operateuren bei Eingriffen in TLA eingesetzt. Die empfohlene Dosierung liegt bei 25-100 mg i.v. oder i.m. In der Regel werden 50 mg i.m. verabreicht [7, 5].

Zu bedenken ist, daß Pethidin häufiger als andere Opioide zu hypotensiven Kreislaufreaktionen und Tachykardien führen kann [3].

Fentanyl
Fentanyl gehört seit Einführung der Neuroleptanalgesie zu den wichtigsten Analgetika in der Anästhesie. Es wirkt ca. 100 mal stärker als Morphin. Die Wirkungsdauer beträgt 30 min.

Für kosmetische Eingriffe liegt die empfohlene Dosierung bei 0,5-2,0 µg/kg parenteral [7].

Nach Erfahrungen in unserem Patientengut ist der Einsatz eines so starken Präparates bei Eingriffen in TLA nicht nötig.

Postoperativ ist aufgrund der langanhaltenden analgesierenden Wirkung der TLA (s. Kap. Pharmakologie) meist keine weitere Schmerzmedikation notwendig. Bei Bedarf wird in der Regel ein nebenwirkungsarmes peripheres Analgetikum, z.B. Paracetamol gegeben.

Bei stärkeren Schmerzen empfiehlt sich Tramadol, welches im Gegensatz zu Morphin nicht zu Obstipation oder Harnverhalt führt und gute analgetische Wirkung in der postoperativen Phase zeigt [6].

Literatur

1. Coleman WP, Letessier S, Hanke CW (1997) Liposuction. In: Coleman WP III, Hanke CW, Alt TH, Asken S (eds) Cosmetic surgery of the skin. 2nd Edition, Mosby, pp 178-206
2. Diem E (1989) Kontrollierte Analgosedierung zur Erleichterung ausgedehnter Eingriffe in Lokalanästhesie. In: Fortschritte der operativen Dermatologie, Band 5. Breuninger H (Hrsg) Operationsplanung und Erfolgskontrolle, Springer, Berlin Heidelberg New York Tokyo, S 43-46
3. Doenicke A (1995) Pharmaka für die Prämedikation. In: Doenicke A, Kettler D, List WF, Radke J, Tarnow J (Hrsg), Anästhesiologie, 7. Aufl Springer, Berlin Heidelberg New York Tokyo, S 35-55
4. Hanke CW, Bernstein G, Bullock, BS (1995) Sa fety of tumescent liposuction in 15336 patients-national survey results. Dermatol Surg 21:459-462
5. Hanke CW, Coleman WP et al (1997) Infusion rates and levels of premedication in tumescent liposuction. Dermatol.Surg 23:1131-1134
6. Hoeft A. Kettler D (1995) Interaktion von Anästhetika und anderen Pharmaka. In: Doenicke A, Kettler D, List WF, Radke J, Tarnow J (Hrsg), Anästhesiologie, 7. Aufl., Springer, Berlin Heidelberg New York, S 319-314
7. Klein J (1997) Anesthesia for dermatologic cosmetic surgery. In: Coleman WP III, Hanke CW, Alt TH, Asken S (eds) Cosmetic surgery of the skin. 2nd Edition, Mosby, pp 62-71
8. Narrins RS, Coleman WPIII (1997) Minimizing pain for liposuction anesthesia. Dermatol.Surg 23: 1137-1140
9. Singelyn FJ, Gouverneur JM, Robert A (1996) A minimum dose of clonidine added to mepivacaine prolongs the duration of anesthesia and analgesia after axillary brachial plexus block. Anesth Analg (1996) 83: 1046-50.
10. The American Academy of Cosmetic Surgery (1997) Guidelines for liposuction surgery. Am J Cosm Surg 14:389-393
11. Wresch KP (1995) Analgosedierung zur Supplemetierung der inkompletten Regionalanästhesie. Anästhesist 44:580-587
12. Zenz M, Jurna I (1993) Lehrbuch der Schmerztherapie. Wissenschaftliche Verlags-Gesellschaft Stuttgart
13. Zöbe A (1988) Präoperative Sedierung. In: Fortschritte der operativen Dermatologie, Band 4. Haneke E (Hrsg) Gegenwärtiger Stand der operativen Dermatologie. Springer Verlag, Berlin Heidelberg, 47-50

7 Infektionsprophylaxe und Thromboseprophylaxe

D. BERGFELD, B. SOMMER

7.1 Perioperative Infektionsprophylaxe

Die Notwendigkeit einer routinemäßig durchgeführten perioperativen Infektionsprophylaxe wird kontrovers diskutiert [8]. Im Regelfall und bei kleineren operativen Eingriffen am Hautorgan ist eine antibiotische Prophylaxe nicht indiziert [2]. Aufgrund des bakteriostatischen Effekts des Lokalanästhetikums und des beschriebenen Auswascheffekts der TLA-Lösung (s. Kap. Vorteile und Nachteile der Tumeszenz-Lokalanästhesie) besteht bei Eingriffen in TLA ohnehin ein sehr niedriges Risiko einer Infektion.

Trotzdem bevorzugen eine Reihe von Operateuren eine zusätzliche antibiotische Abschirmung des Patienten, insbesondere bei ausgedehnten Eingriffen wie z.B. Liposuktionen oder Varizenoperationen.

Empfohlen wird die Kurzzeittherapie bzw. die Einmalgabe vor dem operativen Eingriff. Das Spektrum der Antibiotika sollte v. a. Staphylokokken, oder möglichst auch andere Erreger umfassen.

Gute Erfahrungen in der perioperativen Prophylaxe bei Liposuktionen liegen in unserem Patientengut mit dem Gyrasehemmer Ciprofloxacin in einer Dosierung von 2 mal 250 mg postoperativ über 3 Tage beginnend am Operationstag vor. Ebenfalls geeignet ist Cephuroximaxetil (Elobact oder Zinnat) 2 mal 250 mg [2].

„Single shot": Die perioperative Einmalgabe von z.B. 200 mg Ciprofloxacin i.v. stellt bei Eingriffen am Venenorgan einen effektiven Schutz vor postoperativen Komplikationen dar [7]. Ebenfalls geeignet ist Cefotiam (Spizef) 1g [2].

Treten trotz laufender Antibiotikumprophylaxe Zeichen einer Infektion auf, sollte zur Erregerbestimmung ein Wundabstrich durchgeführt bzw Blutkulturen vor Umsetzen des Antibiotikums abgenommen werden [1].

7.2 Perioperative Thromboseprophylaxe

Da es sich bei der TLA um ein lokales Betäubungsverfahren handelt, das eine sofortige postoperative Mobilisation des Patienten ermöglicht, ist eine routinemäßige medikamentöse Thromboseprophylaxe durch Heparingabe nicht nötig. Zudem wurde ein antithrombotischer Effekt der Tumeszenzlösung postuliert (s. Kap. Pharmakologie). Bei Risikopatienten, größeren Eingriffen oder längerer Operationsdauer (> 45 min) kann eine medikamentöse Thromboseprophylaxe indiziert sein und wird dann in der üblichen Dosierung durchgeführt [5, 4]. (Tabellen 7.1 und 7.2)

Tabelle 7.1. Kategorien des Thromboserisikos Modifiziert nach Partsch (1996) [4] und Nicolaides 1995 [3]

Risikokategorie	Art der Operation	Prophylaxe
Hohes Risiko	Größere Operationen, Alter >60 Große Eingriffe, Alter 40–60, bei Malignom oder früherer Thromboembolie Thrombophilie	Physikalische Thromboseprophylaxe (Thromboseprophylaxestrümpfe)
Mittleres Risiko	Große Eingriffe, Alter 40–50 ohne weitere Risikofaktoren Kleinere Eingriffe, Alter über 60 Kleine Chirurgie[1], Alter 40–60 mit früherer Thromboembolie oder Östrogentherapie	Physikalische Thromboseprophylaxe (Thromboseprophylaxestrümpfe) Niedermolekulares Heparin (2–3000 Einheiten Anti-FXa-Einheiten oder Standardheparin 2mal täglich 5000 Einheiten
Niedriges Risiko	Große Chirurgie[2], Alter <40 ohne Risikofaktoren Kleine Chirurgie, Alter 40–60 ohne Risikofaktoren	Physikalische Thromboseprophylaxe (Thromboseprophylaxestrümpfe) Niedermolekulares Heparin in der für Hochrisikopatienten empfohlenen Dosierung (4–5000 Anti-FXa-Einheiten alle 24 h) Orale Antikoagulation Standardheparin 3mal täglich 5000 Einheiten

[1] Große Chirurgie: Operationsdauer länger als 45 min.
[2] Kleine Chirurgie: Operationsdauer unter 45 min. (Nicolaides 1995 [3]).

Tabelle 7.2. Für Thromboembolie prädisponierende Risikofaktoren. Nach Partsch et al. (1998) [5]

1. Angeborene Risikofaktoren	2. Erworbene Risikofaktoren
APC (Aktiviertes Protein C)-Resistenz Antithrombin-III-Mangel Protein-C-Mangel Dysfibrinogenämie Fibrinolysestörungen Homozysteinämie	Lupusantikoagulans und Antophospholipid-antikörper, nephrotisches Syndrom, paroxysmale nächtliche Hämoglobinurie, Malignome, kardiale Insuffizienz, fortgeschrittenes Alter, Östrogentherapie, Sepsis, Immobilisierung, Schlaganfall, Polyzythämie, entzündliche Darmerkrankungen, Adipositas, Varizen (?), frühere Thromboembolien

Physikalische Maßnahmen sind bei allen Thromboserisikokategorien zu empfehlen. Die thromboseprophylaktische Wirksamkeit von sog. Thromboseprophylaxestrümpfen ist seit langem nachgewiesen [6], allerdings sind hierbei einige Punkte zu berücksichtigen: Die üblichen weißen „Antithrombosestrümpfe" in Oberschenkellänge haben den Nachteil, daß sie fast regelmäßig verrutschen und somit in der Kniekehle eine Falte bilden. Das durch diese Einschnürung manchmal zu beobachtende Unterschenkelödem hat bei vielen Klinikern sogar zu der scherzhaft-boshaften Bezeichnung „Thrombosestrümpfe" geführt.

Abhilfe kann die Verordnung eines nur unterschenkellangen Strumpfes schaffen, da im Unterschenkel das meiste venöse Pooling stattfindet.

In unserer Abteilung wurden sehr gute Erfahrungen mit einem speziellen Kompressionsstrumpfverband gemacht, der individuell einfach anmeßbar ist und im Normalfall keine Falten wirft (Struva 35 oder 23, Fa. medi Bayreuth, s. Anhang: Bezugsquellen). Dieser Strumpf hat je nach Modell 23 oder 35 mmHg im Fesselbereich, einen definierten, kontinuierlichen Druckverlauf zwischen Kompressionsklasse 2 und 3 sowie ein praktikables Haltesystem am Oberschenkel gegen das Verrutschen (s. auch Kap. Phlebochirurgie). Die klinische Effektivität konnte zwischenzeitlich auch nachgewiesen werden [9].

Bei einer *Heparin*gabe ist auf *Kontraindikationen* zu achten. Als absolute Kontraindikationen gelten bekannte Zerebralaneurysmata oder Aortenaneurysmata bzw. eine Aorta dissecans. Als relative Kontraindikationen gelten die gleichzeitige Gabe nichtsteroidaler Antiphlogistika, Plättchenfunktionshemmer oder Valproinsäure (Antiepileptika).

An das seltene Risiko einer *heparininduzierten Thrombopenie* sollte beim Abwägen vom Nutzen und Risiko einer Thrombembolieprophylaxe mit Heparin ebenfalls gedacht werden. Deshalb wird heute empfohlen, die Thrombozyten vor Einleitung einer Prophylaxe 1-2 mal wöchentlich zu kontrollieren. Bei einer heparininduzierten Thrombopenie vom Typ II, der immunologisch durch die Ausbildung von Heparinantikörpern bedingt ist, können Thrombosen und Gefäßverschlüsse auftreten („white clot syndrome").

Literatur

1. Coleman WP, Letessier S, Hanke, CW (1997) Liposuction. In: Coleman WP III, Hanke CW, Alt TH, Asken S (eds) Cosmetic surgery of the skin. 2nd Edition, Mosby
2. Gloor M, Ringelmann R (1996) Antibiotika in der Dermatologie. Z Hautkr 71:672-677
3. Nicolaides AN, Bergqvist D, Hull R (1995) Prevention of venous thromboembolism. International consensus ctatement under the auspices of the cardiovascular disease education and research trust and the International Union of Angiology. London, 7. April 1995
4. Partsch H, Blättler W (1996) Leitlinien zur Thromboembolie-Prophylaxe. Phlebol 25:261-266
5. Partsch H, Blättler W, Hertel T (1998) Leitlinien zur Thromboseprophylaxe. Gemeinsam verabschiedete Leitlinien der deutschen Gesellschaft für Phlebologie und der gemeinsamen Qualitätssicherungskommission der Deutschen Dermatologischen Gesellschaft und des Berufsverbandes der Deutschen Dermatologen e.V., Juli 1997. DT.derm: 46, Heft 1
6. Partsch H, Kahn P (1982) Venöse Strömungsbeschleunigung in Bein und Becken durch „Anti-Thrombose-Strümpfe". Klinikarzt 11:609-615
7. Salzmann G, Kirschner P, Hoffmann O, Vanderpuy R (1995) Perioperative Antibiotikaprophylaxe bei der paratibialen Fasziotomie. Phlebol 24: 44-47
8. The American Academy of Cosmetic Surgery (1997) Guidelines for liposuction surgery. Am J Cosm Surg 14:389-393
9. Wrobel R, Gussmann A, Dahse HP, Metz L (1996) Messung des Kompressionseffektes von Kompressionsbinden und Strumpfverbänden. Vortrag im Rahmen der 38. Tagung der Deutschen Gesellschaft für Phlebologie, Berlin, 25.-29. September 1996

8 Vorteile und Nachteile der Tumeszenz-Lokalanästhesie

B. Sommer

8.1 Spezifische Vorteile

Die spezifischen Vorteile der TLA sind in nachstehender Aufzählung zusammengefaßt und werden im folgenden ausführlich besprochen.
- Komplette Anästhesie großer Areale
- Hydrodissektion als chirurgisches Moment
- Weniger Blutung = weniger Hämatome
- Bessere Hämatomresorption = weniger postoperative Schmerzen
- Sicheres Verfahren im Vergleich zu anderen LA und zur ITN
- Protrahierte Wirkung der LA = weniger postoperative Schmerzen
- Antibakterielle Wirkung der TLA
- Antibakterielle Wirkung wegen Auswascheffekt der TLA
- Ausgleich intraoperativer Flüssigkeitsverluste

8.1.1 Größe des anästhesierten Areals

Die Tumeszenztechnik hat die herkömmlichen LA-Verfahren revolutioniert, da bedingt durch die starke Verdünnung und die Möglichkeit zur sicheren Applikation hoher Dosen von Lokalanästhetikum auch sehr große Körperareale anästhesiert werden können.

Die Liposuktion ist ein Eingriff, der im Vergleich zu den anderen Verfahren der operativen Dermatologie den höchsten Bedarf an Lokalanästhetikum wegen der Größe des zu anästhesierenden Areals hat. Der Grund liegt in der Notwendigkeit der ausreichenden Betäubung des gesamten, interindividuell unterschiedlich ausgebildeten subkutanen Fettgewebes. Bei Verfahren, bei denen es nur auf die Anästhesie der obersten Hautschichten ankommt, kann weniger TLA-Lösung verwendet werden.

8.1.2 Sicherheit

Die außergewöhnlich große Sicherheit der Methode konnte anhand einer eindrucksvollen Fragebogenaktion der US-amerikanischen Gesellschaft für operative Dermatologie (American Society for Dermatologic Surgery) gezeigt werden: Daten von 15336 Patienten, bei denen eine den Richtlinien entsprechende Liposuktion in TLA durchgeführt wurde, wurden dabei ausgewertet [1, 2]. Komplikationen traten dabei äußerst selten auf. Einen Überblick gibt Tabelle 8.1.

Tabelle 8.1. Komplikationen bei 15336 Patienten mit Liposuktion in Tumeszenz-Lokalanästhesie. (Mod. nach [1])

Komplikation	Anzahl der Patienten	Prozentsatz
Infektion	52	0,3391
Postoperative fokale subkutane Pannikulitis-ähnliche Reaktion	30	0,1956
Hämatom/ Serom	26	0,1695
Allergische Reaktion auf Begleitmedikation oder Klebeband	18	0,1174
Persistierendes postoperatives Ödem	15	0,0978
Übelkeit, nicht assoziiert mit anderen Analgetika	11	0,0717
Vasovagale Reaktion oder Synkope	11	0,0717
Exzessive oder persistierende postoperative Schmerzen	9	0,0587
Fieber postoperativ	8	0,0522
Abnorm ausgedehnte Ekchymose	5	0,0326
Außergewöhnliche postoperative Schläfrigkeit/ Müdigkeit	5	0,0326
Permanente Schädigung sensibler Nerven	5	0,0326
Therapiebedürftige Herzrhythmusstörungen	2	0,0130
Anämie	0	0
Komplikationen mit der Folge der Krankenhauseinweisung	0	0
Transfusionsbefürftige Blut- oder Flüssigkeitsverluste	0	0
Venöse oder Fettembolie	0	0
Hypovolämischer Schock	0	0
Perforation von Peritoneum oder Thorax	0	0
Krampfanfälle	0	0
Thrombophlebitis	0	0
Toxische Reaktionen auf intravenöses Sedativum oder Narkotikum	0	0
Tod	0	0

8.1.3 Hydrodissektion

Durch den hohen interstitiellen Gewebedruck, der durch die infiltrierten Flüssigkeitsmengen zustande kommt, ergibt sich eine Vorpräparation des subkutanen Gewebes entlang der vorhandenen Bindegewebsstrukturen. Diesen Vorteil kann man als „chirurgisches Moment" sehr gut nutzen bei:
- Lappenplastiken, um die Mobilisation zu erleichtern (s. Kap. Verschiebelappenplastik)
- Phlebochirurgischen Eingriffen, da die Mobilisation entlang des Venenbettes erfolgt (s. Kap. Phlebochirurgie)
- Liposuktionen, um die Bindegewebsfasern zu straffen und die Adhäsion von Fettgewebsläppchen an das Bindegewebe zu lösen (s. Kap. Liposuktionen)

8.1.4 Hämostase

Aus dem hohen Gewebedruck nach der Infiltration und dem Zusatz von Vasokonstringentien resultiert eine verminderte Durchblutung des zu operierenden Gebiets. Dies verhindert die Entstehung von größeren Hämatomen. Gleichzeitig entfällt bei der Liposuktion die Notwendigkeit zu Bluttransfusionen im Gegensatz zur sog. „trockenen" Absaugung.

8.1.5 Analgetische Wirkung

Die langsame Infiltration und die ausgeprägte Lipophilie der LA führen zusammen mit der Wirkung der zugesetzten Vasokonstringentien zu einer protrahierten Wirkung der TLA, die eine postoperative Schmerzmedikation oft überflüssig macht.

8.1.6 Postoperative Komplikationen

Sollten dennoch Hämatome entstehen, was bei ausgedehnten Liposuktionen und größeren Eingriffen am Venensystem nicht immer vermieden werden kann, werden sie durch den Verdünnungseffekt der immer noch im Gewebe befindlichen großen Flüssigkeitsmenge der Tumeszenzlösung wesentlich besser resorbiert. Zudem wirkt der antibakterielle Effekt der LA zusammen mit dem „Auswascheffekt" der aus den Hautinzisionen austretenden TLA-Lösung einer Infektion entgegen. Diese Tatsachen erklären die klinischen Beobachtungen, daß im Vergleich zu Venenoperationen bei der Allgemeinnarkose geringere Hämatom- und Komplikationsraten zu verzeichnen sind. Daten aus kontrollierten Studien liegen hierzu allerdings noch nicht vor. Ebenso trägt das verminderte Thromboserisiko dazu bei, die Rate an postoperativen Komplikationen zu minimieren.

8.1.7 Intraoperative Flüssigkeitsverluste

Die große Menge an subkutan infiltrierter isotoner Kochsalzlösung oder Ringerlösung wirkt im Sinne einer interstitiellen Infusion. So entfällt die Notwendigkeit, intraoperative Flüssigkeitsverluste intravenös ausgleichen zu müssen. Resorbierte Trägerlösung wird über die Niere komplikationslos ausgeschieden. Im Gegenteil könnte eine zusätzliche Infusion von Flüssigkeit bei einem Paienten mit kompensierter Herzinsuffizienz die Entstehung eines Lungenödems fördern.

8.1.8 Vergleich Tumeszenz-Lokalanästhesie und Allgemeinnarkose

Bei größeren dermatochirurgischen Operationen, die ohne die Möglichkeit zur TLA eine Allgemeinnarkose notwendig machen, sollte die Indikation für das jeweilige Verfahren hinsichtlich der Vor- und Nachteile geprüft werden. Eine Gegenüberstellung von TLA und Intubationsnarkose (ITN) gibt folgende Aufzählung:

Vorteile der TLA gegenüber der Allgemeinnarkose
- Weniger präoperative Diagnostik nötig
- Auch Patienten mit erhöhtem Risiko für ITN können operiert werden
- Anästhesist nur in Bereitschaft nötig
- Große intraoperative Sicherheit
- Weniger Hämatome
- Langanhaltende Schmerzfreiheit

- Problemlose selbständige Umlagerung des Patienten intraoperativ
- Perfekte postoperative Mobilisation
- Kürzerer stationärer Aufenthalt bzw. ambulanter Eingriff
- Kostensparend

8.2 Spezifische Nachteile der TLA

Eine Zusammenfassung der spezifischen Nachteile der TLA ist folgender Aufzählung zu entnehmen:

Spezifische Nachteile der TLA
- TLA-Flüssigkeit im Operationsgebiet
- Zeitaufwand für Infiltration
- Potentieller Streß für Arzt und Patient bei ungenügender Sedierung
- Patientenführung während der Operation
- Erschwerte Beurteilbarkeit des anästhesierten Operationsgebietes
- Erschwertes Erkennen von Blutungsquellen

8.2.1 TLA-Flüssigkeit im Operationsgebiet

Die große Flüssigkeitsmenge führt bei den Varizenoperationen zu einem gewöhnungsbedürftigen „tropfnassen" Operationsgebiet. Es wurde sogar der scherzhafte Ausspruch der „Operation wie an einer Wasserleiche" geprägt. Die Gefäße erscheinen wegen der Kompression durch den hohen Gewebedruck kleinlumiger als die präoperative Diagnostik erwarten ließe [3]. Dafür sind z.B. Varizen durch die Flüssigkeitsansammlung im perivaskulären Raum wie „vorpräpariert". Bei der Phlebektomie fällt dieser Effekt der Vorpräparation besonders positiv ins Gewicht und vermindert wieder postoperative Hämatome, Schmerzen und Infektionsgefahr.

8.2.2 Zeitaufwand für Infiltration

Die Infiltration größerer Gebiete nimmt je nach Eingriff unterschiedlich viel Zeit in Anspruch. Für die Infiltration einer Parvakrosse benötigt man etwa 3-5 min, die Anästhesie einer geplanten ausgedehnten Liposuktion von Hüfte und Oberschenkel kann etwa bis zu 1,5 h in Anspruch nehmen.

8.2.3 Durch ungenügende Sedierung entstehende Nachteile

Grundsätzlich kann die TLA ohne jede Sedierung durchgeführt werden. Je nach Patient und geplanter Operationsdauer kann das Fehlen einer ausreichenden Sedierung jedoch zu Nervosität, insbesondere bei Auftreten von intraoperativen Komplikationen, führen. Wie bei allen Eingriffen in LA können Operateur, Assistent und OP-Schwester nur eingeschränkt kommunizieren, um den wachen Patient nicht zu sehr zu beunruhigen. Eine unplanmäßig verlängerte OP-Dauer kann ebenfalls zu starker psychischer und auch physischer Belastung durch langes unbequemes Liegen führen.

8.2.4 Patientenführung während der Operation

Mehrstündige größere Operationen erfordern vom Operateur wegen gleichzeitiger Konzentration auf Operation und Verfassung des Patienten doppelte Aufmerksamkeit. Hier hat sich die Beruhigung der Patienten durch Entspannungsmusik in angenehmer Lautstärke und festgelegter Metronomfrequenz sehr bewährt. Ebenso hilfreich sind vom Patienten selbst mitgebrachte Tonträger, musikgeschmackliche Kompatibilität mit dem OP-Personal natürlich vorausgesetzt.

8.2.5 Verstreichen des Hautreliefs

Bedingt durch die großen Flüssigkeitsmengen verstreichen die Hautspaltlinien, das gesamte Operationsgebiet schwillt an (tumescere = anschwellen) und wird damit unkenntlich. Präzise präoperative Markierungen sind deshalb bei dieser Anästhesiemethode besonders wichtig, da intraoperativ keine „Kursänderung" mehr vorgenommen werden sollte. Bei onkologischen Eingriffen sind Tumorgrenzen nicht mehr zu erkennen, bei Liposuktionen sind evtl. noch behandlungsbedürftige Gebiete nicht mehr auszumachen und bei Verschiebelappenplastiken gehen die ästhetischen Einheiten ineinander über und machen eine präzise Operationsplanung dann unmöglich.

8.2.6 Erkennen von Blutungsquellen

Die durch Gewebekompression und Adrenalinzusatz außergewöhnlich gute Hämostase kann das Aufsuchen von potentiellen postoperativen Blutungsquellen erschweren. Gerade bei größeren Eingriffen im Rahmen der Acne inversa ist auf eine exakte intraoperative Blutstillung zu achten, da durch die mangelnde Komprimierbarkeit des Operationsgebiets auch kleine Sickerblutungen zu Revisionsoperationen führen können.

Literatur

1. Hanke CW, Bernstein G, Bullock, BS (1995) Safety of tumescent liposuction in 15336patients- national surveyrResults. Dermatol Surg 21:459-462
2. Hanke WC, Bullock BS, Bernstein G (1996) Current status of tumescent liposuction in the United States, national survey results. Dermatol Surg 22:595-598
3. Jokisch R, Sattler G, Hagedorn M (1997) Vena saphena parva-Resektion in Tumeszenzlokalanästhesie. Z Hautkr 7: im Druck

Teil B

Praxis der Tumeszenz-Lokalanästhesie und Anwendungsbereiche

9 Technik der Infiltration

D. BERGFELD, B. SOMMER, G. SATTLER

Vor Beginn der TLA wird eine Hautdesinfektion des zu betäubenden Areals mit einem der üblichen Präparate durchgeführt.

Generell empfiehlt es sich, primär subkutane Quaddeln eines normal konzentrierten lokalen Betäubungsmittels zu setzen, in die Quaddeln kann daraufhin schmerzfrei eingestochen und die TLA-Lösung fächerförmig in das umgebende Gewebe eingebracht werden.

Die TLA kann natürlich mit jeder beliebigen Spritze und Kanüle, genau wie andere lokale Betäubungsmittel, injiziert werden. Um ein möglichst großes Areal mit einem Einstich zu erreichen, ist in jedem Fall die Verwendung entsprechend langer Injektionskanülen sinnvoll, z.B. eine konventionelle Einmalkanüle der Größe 1 („gelbe Kanüle") mit 20 gg. und 0,90 mm Durchmesser von 4–7 cm Länge.

Da aber meist das zu behandelnde Areal so groß ist, daß wiederholtes Auffüllen der Spritze nötig wäre, ist diese Infiltrationstechnik nur in Ausnahmefällen sinnvoll (s. „Mini-TLA").

Bei der Infiltration wird der Hautturgor durch ständige Palpation kontrolliert und ein sprachlicher Kontakt zum Patienten zur Kontrolle der Bewußtseinslage gehalten. Die Infiltration wird nach Erreichen eines prall-elastischen Hautturgors (tumescere-anschwellen) beendet. Das infiltrierte Areal hebt sich durch die Anschwellung und einen Blanching-Effekt des Adrenalins deutlich von der Umgebung ab und hat bei einer probatorischen Perkussion eine fast wassermelonenartige Konsistenz (Abb. 1).

Bei größeren Exzisionen kann die komplette Durchtränkung des subkutanen Fettgewebes mit der TLA-Lösung auch intraoperativ dargestellt werden (Abb. 2).

9.1 Manuelle Infiltration

Für die manuelle Infiltration wurden relativ früh *Pumpspritzensysteme* (engl.: percutaneous sticks) entwickelt, die die TLA-Lösung aus größeren Infusionsbeuteln fördern. Diese Technik der manuellen Infiltration ist auch heute noch für die Betäubung von nicht allzu ausgedehnten Operationsfeldern in Gebrauch. Die Pumpspritzen, oder auch Pumpsaugspritzen werden mit 2-10 ml Kolbenhub (wiederverwendbare Spritzen z.B. von Nehmad Intl., Israel; Wells Johnson, USA oder Einmalspritzen 10 ml von Byron Medical, USA S. Anhang C; Bezugsquellen) (Abb. 3-5).

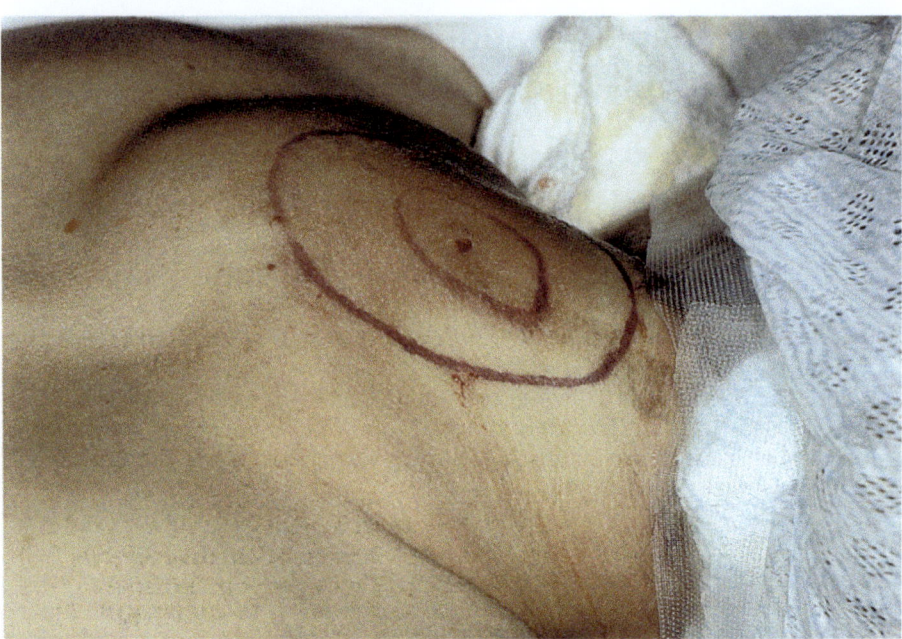

Abb. 1. Angeschwollenes Gewebe (tumescere = anschwellen), hier mit Einzeichnung eines Lipoms

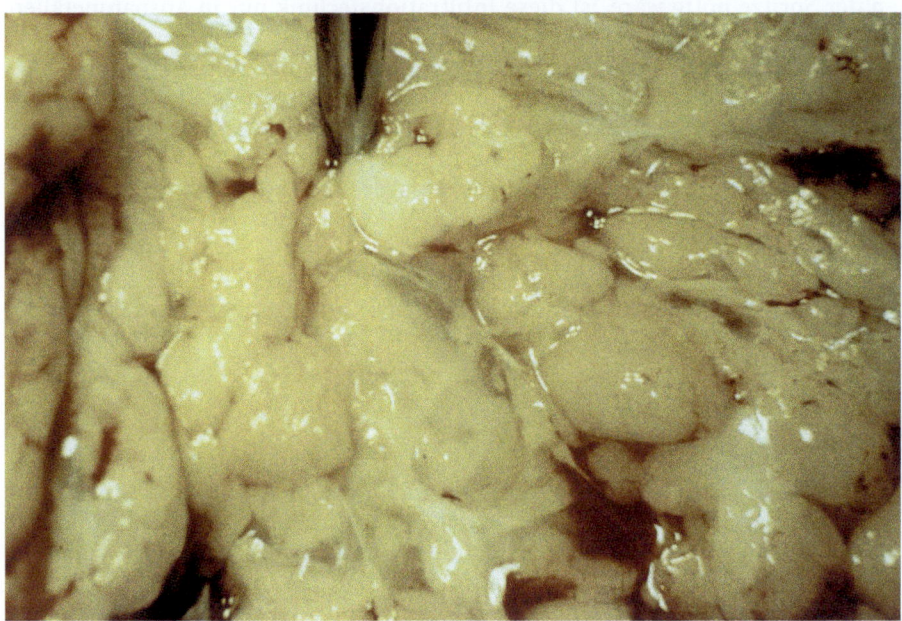

Abb. 2. Intraoperativ darstellbare komplette Durchtränkung des subkutanen Fettgewebes mit der TLA-Lösung. Für die Tumeszenz typisch: Blutarmut des Operationssitus und hellrote Flüssigkeitsansammlungen, die durch den Verdünnungseffekt der Lösung auf das ausgetretene Blut zustande kommen

Technik der Infiltration

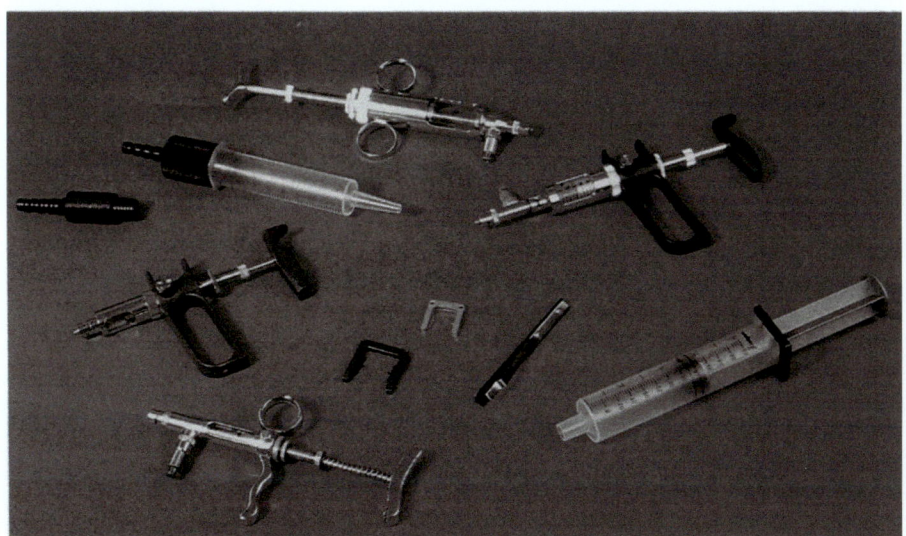

Abb. 3. Verschiedene Pumpspritzensysteme unterschiedlicher Hersteller: Fa. Wells Johnson (hinten) und Fa. Nechmad (vorne) (s. Anhang C, Bezugsquellen)

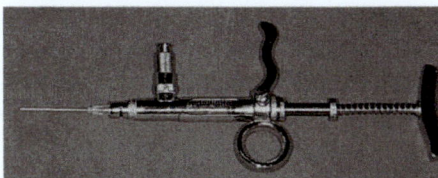 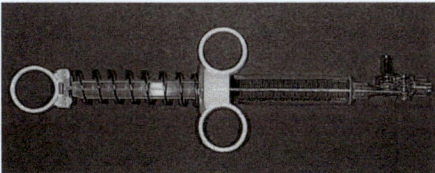

Abb. 4. Beispiel einer sterilisierbaren Pumpspritze (Fa. Wells Johnson und Fa. Nechmad)

Abb. 5. Beispiel einer Einmalpumpspritze (Fa. Byron Medical)

Diese Spritzen saugen mittels eines normalen Infusionsbestecks die TLA-Flüssigkeit mit jedem Hub, z.B. aus einer am Infusionsständer angebrachten 500 ml-Flasche an und spritzen diese beim nächsten Hub in das Gewebe ein. Die Vorteile dabei sind: eine gefühlvollere Infiltration, eine individuell gut variable Infiltrationsgeschwindigkeit und minimiertes Risiko bei versehentlicher intravasaler Infiltration durch begrenztes Volumen bei einem Kolbenhub. Nachteile wären: bei größeren Eingriffen eine deutliche physische Anstrengung und eine geringe maximale Infiltrationsgeschwindigkeit.

9.2 Mechanische Infiltration

Werden aber große Mengen an TLA gebraucht, wie z.B. bei Liposuktionen, wo häufig ca. 6 l entsprechend verdünnter Lösung injiziert werden, sind elektrisch betriebene automatische Pumpsysteme effizienter.

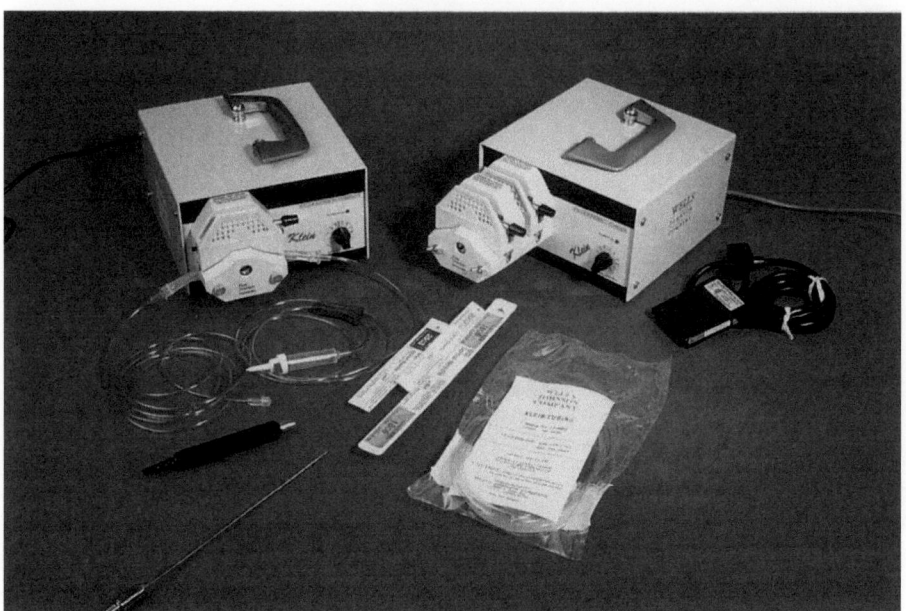

Abb. 6. Mechanische Rollpumpe: „Klein-Pumpe" von der Fa. Wells Johnson

Von Jeffrey Klein, dem Begründer der TLA, wurde ein Rollpumpensystem entwickelt, das von der Fa. Wells Johnson vertrieben wird (Abb. 6. s. Anhang C: Bezugsquellen). Dabei kann an der Pumpe das pro min zu fördernde Flüssigkeitsvolumen eingestellt und damit die Infiltrationsgeschwindigkeit variiert werden. Die neuste „Klein Pumpe" fördert variabel von 0–950 ml/ min. Die von Klein verwendeten Infiltrationskanülen („Infusion Needles", auch Wells Johnson) gibt es mit einer oder mehreren Bohrungen auf der Kanülenseite, durch die die TLA-Lösung gießkannenartig in das subkutane Fettgewebe gelangt. Standarddurchmesser sind 1,5, 2,0 und 3 mm, in variablen Längen von 10–40 cm. Solche Infiltrationskanülen eignen sich besonders zur Anästhesie von tieferen Fettgewebsschichten, z.B. bei der abdominellen Liposuktion.

Inzwischen existieren eine Reihe anderer, technisch ebenfalls ausgereifter Systeme, die über die Firmen Rofil Medro/ Deutschland oder über Hersteller in Argentinien zu haben sind (Abb. 7 und 8. s. Anhang C: Bezugsquellen).

Bei all diesen Pumpsystemen wird vom behandelnden Arzt die TLA-Lösung über eine Kanüle von verschiedenen Einstichstellen aus fächerförmig im Gewebe bewegt, um die TLA optimal zu verteilen und einen gleichmäßigen Tumeszenzeffekt zu erzielen. Die Infiltrationsdauer ist abhängig von der Infiltrationsgeschwindigkeit und kann bei Einbringen großer TLA-Mengen mehr als 1 h dauern, insbesondere da eine zu hohe Infiltrationsgeschwindigkeit, durch den raschen Druckaufbau, vom Patienten häufig als unangenehm empfunden wird. Eine zu rasche Infiltration hat auch andere nachteilige Wirkungen auf den Tumeszenzeffekt (s. Kap. Zeitliche Dynamik der Infiltration).

Technik der Infiltration

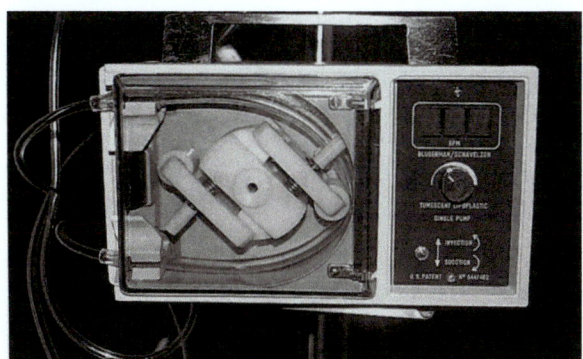

Abb. 7. Mechanische Rollpumpe: „Blugerman-Pumpe" der Fa. Shavelzon

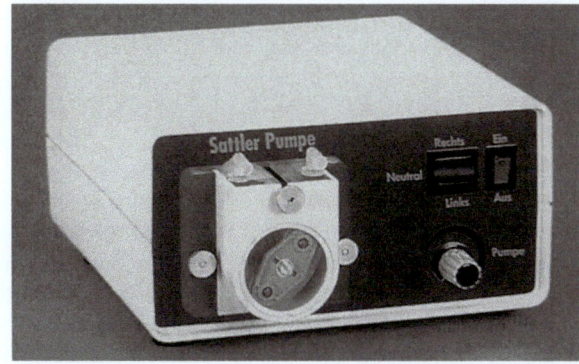

Abb. 8. Mechanische Rollpumpe: „Sattler-Pumpe" der Fa. Medro

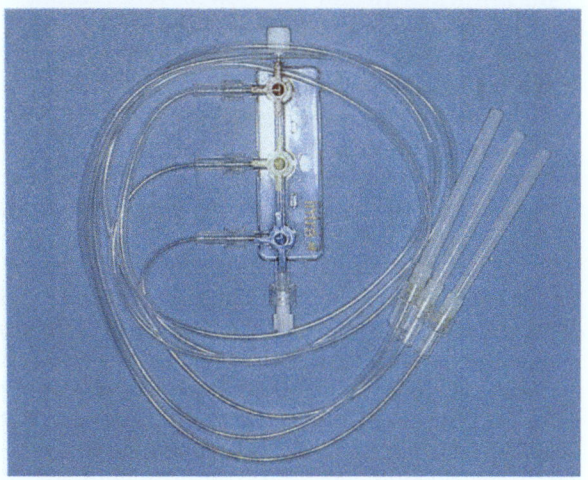

Abb. 9. Distributor „Sattler" der Fa. Intra

Daher entstand der Gedanke, durch parallele Verwendung mehrerer Injektionskanülen die Infiltrationsdauer zu verkürzen, wobei die Flüssigkeit an den einzelnen Kanülen, mit einer relativ geringen Geschwindigkeit gefördert wird. Mit einer Kombination aus handelsüblichen Dreiwegehähnen wird die Verteilung der

Lösung auf verschiedene Schläuche erleichtert. Inzwischen gibt es auch einen speziell für die TLA entwickelten „Sattler-Distributer" (Abb. 9). Über ein Infusionssystem werden dabei 3 oder 6 Kanülen versorgt, die an verschiedenen Stellen des Operationsgebietes die Lösung langsam verteilen.

9.3 Zeitliche Dynamik der Infiltration

Ganz entscheidend für den Erfolg der TLA ist das Beachten der zeitlichen Dynamik der Flüssigkeitsverteilung. Diese beeinflußt den Anästhesieeffekt, die Wirkungsdauer und v. a. die Zusatzeffekte der TLA-Lösung auf das zu behandelnde Gewebe. Nur bei korrekter Beachtung all dieser Aspekte garantiert sie auch die nachgewiesene hohe Sicherheit und niedrige Komplikationsrate.

Dabei ist die durch Infiltration der Lösung erreichte Tumeszenz ein Zustand, der von verschiedenen Faktoren beeinflußt wird. Diese Faktoren ergeben sich aus der verwendeten TLA-Menge, der Infiltrations- und Einwirkzeit sowie patientenspezifischer, individueller körperlicher Gegebenheiten. Um eine optimale Tumeszenz zu erreichen, müssen diese Faktoren beachtet werden. Das reine Injizieren eines Beutels mit TLA-Lösung bedeutet nicht, daß man eine echte wirkungsvolle Tumeszenz gesetzt hat. Hier bestehen enge Beziehungen zur Technik und der Berücksichtigung von Patienteneigenarten.

Wie in Kapitel Manuelle Infiltration bereits erwähnt, ist die Infiltrationsgeschwindigkeit variabel und richtet sich z. T. nach dem subjektiven Empfinden des Patienten. Dabei entscheidet v. a. die Festigkeit des Gewebes, inwieweit ein rascher Druckaufbau als unangenehm empfunden wird.

Im zeitlichen Ablauf der Gewebeveränderungen nach Einbringen der TLA unterscheidet man verschiedene Phasen:
- Die einströmende Flüssigkeit führt innerhalb der ersten Minuten zu einer Hydrodissektion des Gewebes
- Es folgt die Phase der septalen, im Fettgewebe paralobulären Flüssigkeitsverteilung (bis zu 20 min)
- Bei noch längerer Einwirkzeit (1/2-1 h) beginnt die TLA-Lösung in Zellverbände hineinzudiffundieren, im Fettgewebe kommt es zu einer intralobulären Flüssigkeitsverteilung

Die Infiltrationsgeschwindigkeit und der damit verbundene Druckaufbau sowie die Einwirkzeit entscheiden also über die Verteilung der TLA im Gewebe.

Verschiedene Diffusionszeiten sind daher für verschiedene Indikationen empfehlenswert. So ist es z.B. für Lappenplastiken sinnvoll, den initialen hydrodissektiven Effekt der Frühphase zu nutzen (also kurze Zeit nach Einbringen der Lösung mit der Operation zu beginnen), während bei Liposuktionen auch längere Einwirkzeiten von 1/2-1 h sinnvoll sind, um den „lipolytischen" Effekt voll auszunutzen.

Im Kapitel Indikationen werden jeweils Empfehlungen und Tips zu Injektionstechnik und Einwirkzeiten gegeben.

10 Technik der subkutanen Infusionsanästhesie (SIA)

H. BREUNINGER

Bei Anwendung der Tumeszenz-Anästhesie erscheint es uns für eine Vielzahl von Eingriffen vorteilhafter, die Anästhesielösung langsamer als üblich zu infundieren, da dabei der Patient weder ein Schmerz- noch ein Druckgefühl verspürt. Die langsame Infusion führt durch die längere Zeitdauer auch zu einer besseren Oberflächenanästhesie. Durch die Verwendung eines volumengesteuerten Infusomaten anstatt der Rollenpumpe, ist es erstmalig möglich bei allen Operationen die langsame schmerzlose, subkutane Ausbreitung von Infusionslösungen, entsprechend einer paravenösen Infusion, für die LA zu nutzen, ohne daß die Nadel vom Arzt dauernd geführt werden muß (Abb. 1). Dies erweitert das Indikationsspektrum der LA insbesondere für Kinder (Abb. 2) und empfindliche Patienten (Abb. 10).

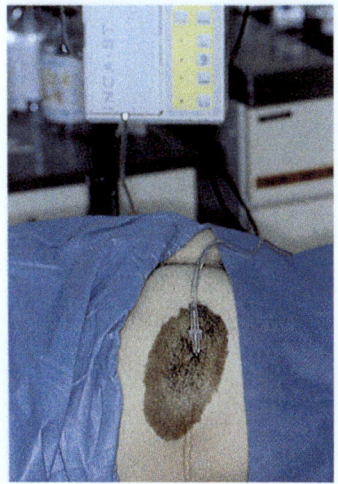

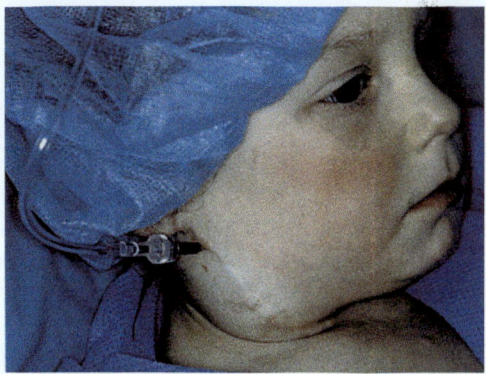

Abb. 2. Zustand nach subkutaner automatischer Infusion bei einem 3jährigen Mädchen am Hals bei Nävus sebaceus (27 gg.-Nadel flow 280 ml/h)

Abb. 1. Automatische subkutane Infusion (knapp subdermal eingestochen) eines kongenitalen Nävus zur Teilexzision von einer zentralen Position aus (24 gg.-Nadel, flow 400 ml/h). Die Anästhesieflüssigkeit breitet sich langsam subkutan in alle Richtungen aus

Methode

1. Geräteausstattung

Handelsübliche Infusomaten mit feststellbarer Infusions-geschwindigkeit(flow) und Volumenbegrenzung (Fresenius INKA ST, flow 0-1500 ml/h , Abb. 1, oder IVAC

591, flow 0-1000 ml/h). An das gerätespezifische Infusionsset wird ein Verlängerungsstück angeschlossen (Abb. 3). Es können mehrere Automaten am Patienten gleichzeitig zu Einsatz kommen (Abb. 4 und 10).

2. Nadeln

Handelsübliche Nadeln von 30–22 gg.- oder Butterfly-Nadeln von 27–21 gg. mit einer Länge von 10–100 mm Länge werden verwendet (Abb. 3). 1–3 Punktionen genügen in den meisten Fällen. Die Injektion erfolgt unter bereits laufender In-

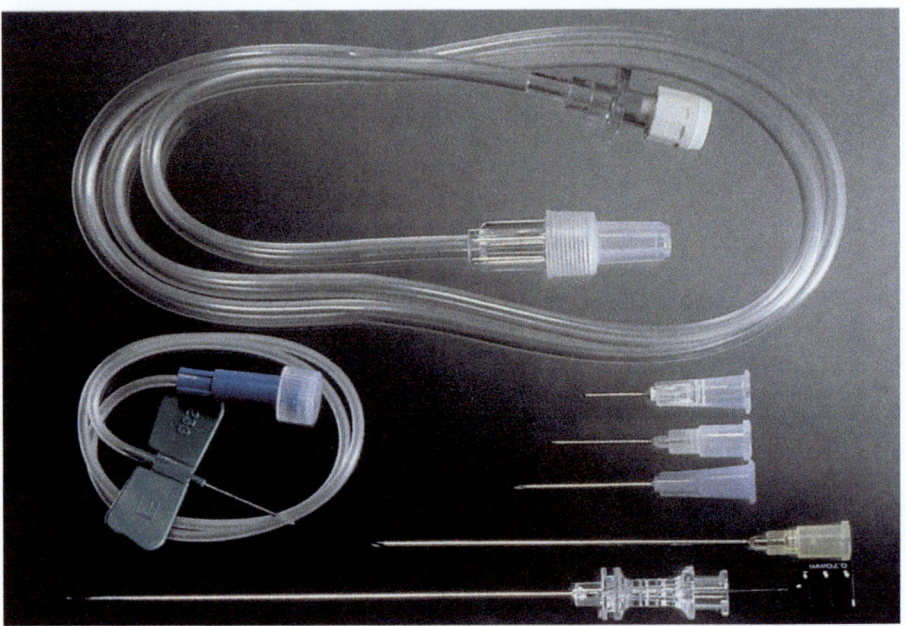

Abb. 3. Infusionsverlängerungsstück und die verwendeten Nadeln (30–22 gg.- oder Butterfly-Nadeln von 27–21 gg., sowie die konventionelle Spinalnadel und Sprotte-Spinalnadel)

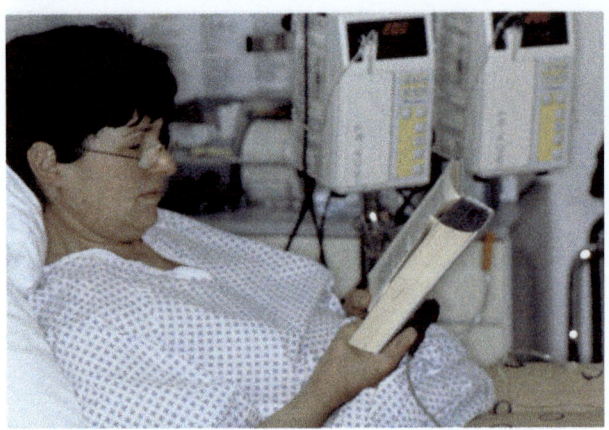

Abb. 4. Bei mehreren zu betäubenden Arealen können 2 und mehr Infusomaten gleichzeitig Verwendung finden. Bei länger dauernden Prozeduren kann sich der Patient ablenken

Technik der subkutanen Infusionsanästhesie (SIA)

fusion. Bei Strippingoperationen sind 4–6 Punktionen entlang der Venen notwendig. In diesen Fällen erfolgt vorher eine kurze handgefürte SIA mit einer 30 gg.-Nadel (ca 180 ml/h) am geplanten Einstichort für die Spinalnadel. Die Sprotte-Periduralnadel wird nach einer kleinen Stichinzision im Bereich der Axilla und Leiste verwendet.

3. Anästhesielösung
Siehe Kap. Zusammensetzung der Lösung für die Tumeszenz-Lokalanästhesie.

4. Infusionstiefe
Bei normaler Hautoberflächenchirurgie wird die Nadel direkt unter das Korium plaziert (Abb. 5 und 6). Für eine geplante Krossektomie, Leisten- oder Axilladissektion ist eine zusätzliche tiefe Infiltration notwendig (Abb. 7 und 1). (S. Kap. Sentinel-Lymphknoten-Biopsie).

5. Infusionsvolumina
Die Volumina liegen zwischen 1 und 1000 ml, entsprechend der Konzentration der Lösung (s. Kap. Zusammensetzung der Lösung für die Tumeszenz-Lokalanästhesie). Es sind durchweg größere Volumina als bei konventioneller Lokal-

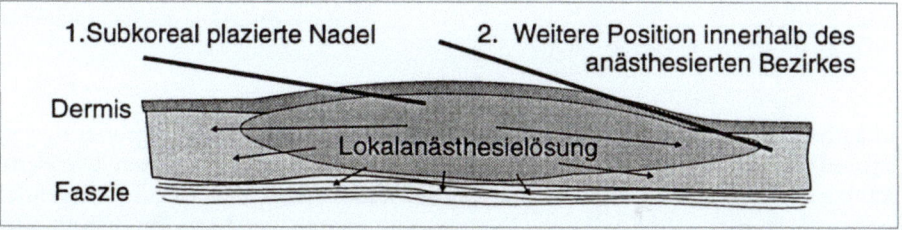

Abb. 5. Schema der Infusionstechnik

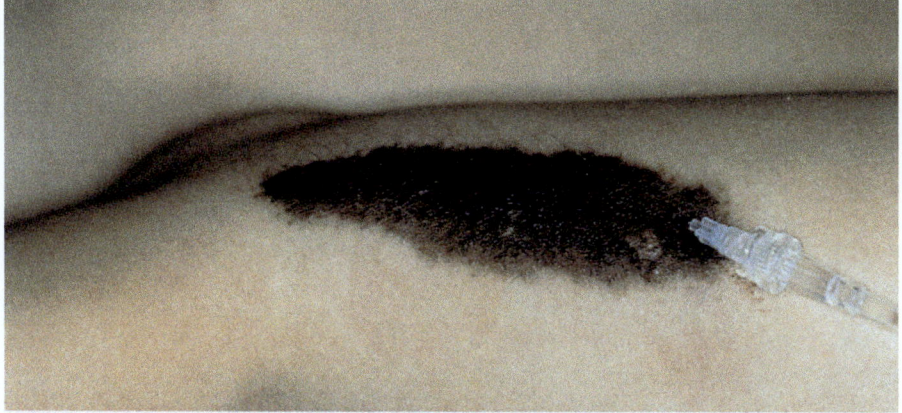

Abb. 6. Beispiel einer langsamen automatischen subkutanen Infusion des Anästhetikums beginnend im ersten proximalen Drittel der Veränderung (Effekt der Leitungsanästhesie) später nachfolgend im anästhesierten Bereich nach distal entlang des Nävus 1 oder 2 weitere Einstiche

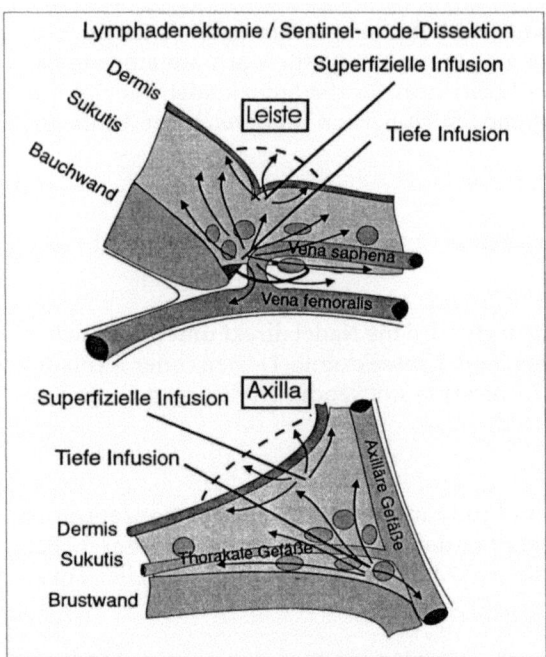

Abb. 7. Schema der tiefen Infusionstechnik in der Axilla und Leiste

anästhesie notwendig. Vorteilhaft ist die automatische Volumenbegrenzung (10-250 ml) durch den Infusomaten, um eine Überinfusion zu vermeiden. Die Nadel kann im bereits infundierten Bezirk von Zeit zu Zeit dem noch zu Infundierenden angepaßt werden, ohne daß neue Einstichschmerzen entstehen (Abb. 4, Kap. Kinder-Lokalanästhesie). Für die Krossektomie, die Leisten- und Axilladissektion werden zuächst ca. 200 ml superfiziell fächerförmig infundiert, anschließend in der Tiefe ca. 200-300 ml.

6. Infusionsgeschwindigkeit (flow)
Er variiert entsprechend der Nadelstärke (maximale Volumina/Stunde bei 30 gg.-Nadel ca.180 ml, bei 27 gg.-Nadel ca. 350 ml, bei 25 gg.-Nadel ca. 600 ml und bei 22 gg.-Nadel 1500 ml) der Lokalisation und der Operationsgrösse zwischen 40 und 600 ml/h im Kopf-Halsbereich, am Körper zwischen 150 und 1500 ml/h. Er ist langsam bei automatischer Infusion und schnell bei Nadelführung durch den Arzt. Bei Stenosealarm muß der flow reduziert und/oder die Nadelspitze anders positioniert werden.

7. Wartezeit
Abhängig von der Infusionsgeschwindigkeit und der Konzentration des Anästhetikums mindestens 3 min nach Ende der Infusion bei hoher Konzentration, 30 min bis maximal 1h bei niedriger Konzentration. Eine hohe Verdünnung und eine kurze Wartezeit erfordern eine zusätzliche Anästhesie am Ort der Inzision, die durch die Vorinfusion nicht mehr schmerzhaft empfunden wird.

8. Medikation

Eine präoperative Gabe von 1mg Flunitrazepam (Rohypnol) oral hat sich bewährt. Eine perioperative Medikation mit Diazepamanaloga oral oder i.v. wird nur bei ängstlichen Patienten gegeben, sowie in der Regel bei Leisten- und Axilladissektionen. Es erfolgt keine prophylaktische Antibiotikagabe außer bei bereits infizierten Wunden. Venenpatienten erhalten eine niedermolekulare lowdose Heparinisierung.

9. Monitoring

Die Überwachung durch ein Pulsoxymeter ist notwendig. Der Arzt kann bei einer langsamen SIA den Patienten nach Setzen des Systems und einer Wartezeit von ca. 2 min verlassen. Eine Supervision durch das OP-Personal ist notwendig bei selbsttätiger Infusion der Leiste und Axilla (Abb. 1, Kap. Kinder-Lokalanästhesie), bei superfiziellen Infusionen angebracht.

Die SIA ersetzt einerseits eine herkömmliche Lokalanästhesie, da auch bei kleineren Operationen keine menschliche Hand das Anästhetikum so gleichmäßig und langsam injizieren kann wie ein Infusomat (Abb. 8). Andererseits entspricht sie der Tumeszenz-Anästhesie, wenn größere Areale infiltriert werden (Abb. 9). Durch diese Injektionstechnik ist eine schmerzlose LA möglich und eine Erweiterung des Einsatzes der LA auch an sonst sehr empfindlichen Körperstellen (Abb. 10) und für Operationen, die sonst üblicherweise in Allgemeinanästhesie durchgeführt werden (Abb. 1, Kap. Kinder-Lokalanästhesie). Grob kann man sagen: Je kleiner die geplante Operation ist umso höher die Konzentration, umso dünner die Nadel und umso langsamer die Infusionsgeschwindigkeit (besonders im Nasenbereich (Abb. 11)) und umgekehrt. Eine Unterinfusion ist in allen Fällen zu vermeiden.

Die SIA kann handgeführt oder aber durch den Infusomaten automatisch gesteuert ablaufen. Im letzteren Fall kann der Arzt in der Zwischenzeit andere Tätigkeiten ausüben. Die langsame automatische Infusion ohne die Nähe des Arztes wirkt insbesondere für Kinder und empfindliche Patienten sehr beruhigend (Abb. 1–4, Kap. Kinder-Lokalanästhesie). Während der Infusion kann der Patient in seinem Bett liegen und dabei etwas lesen (Abb. 4), Musik hören oder ein

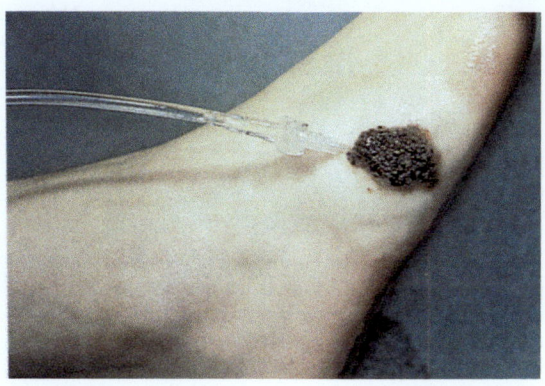

Abb. 8. Auch bei kleinen Hautveränderungen ist der Einsatz der SIA weniger schmerzhaft für den Patienten und weniger zeitraubend für den Arzt, da sie automatisch einläuft.

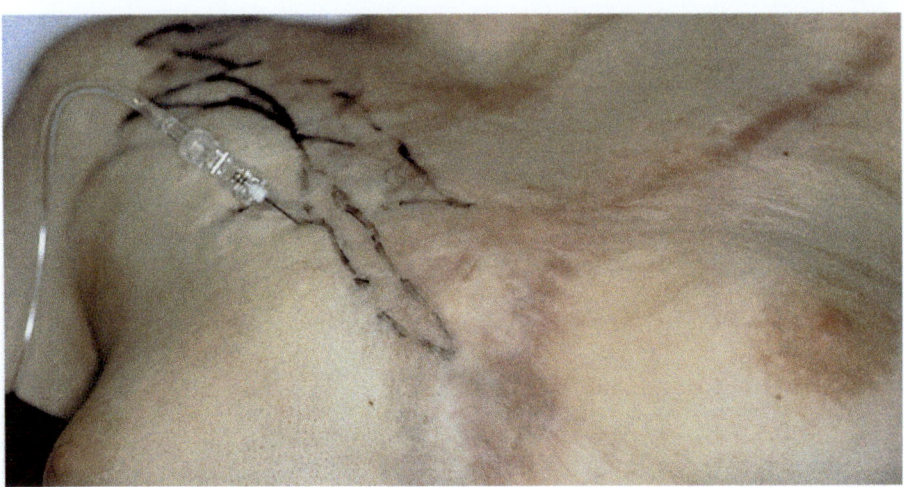

Abb. 9. Anwendung der SIA bei einer großen Narbenkorrektur. Die Flüssigkeit verteilt sich auch unter Narben, allerdings muß im Einzelfall die Anästhesiewirkung vor der Operation genau geprüft werden

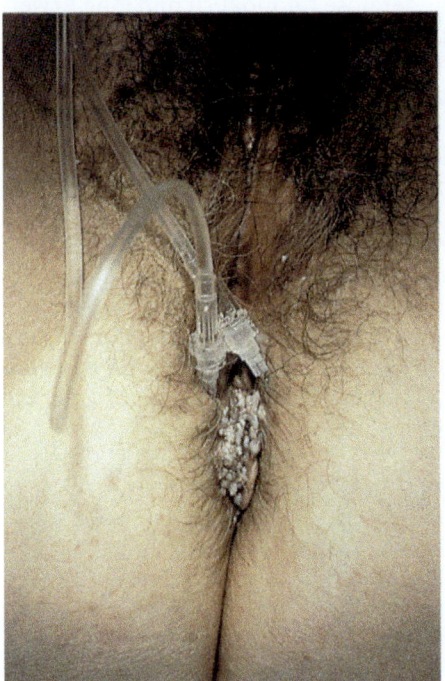

Abb. 10. Auch an sehr empfindlichen Stellen ist der Einsatz der SIA eine Erleichterung für den Patienten. Hier eine langsame Infusion (150 ml/h) mit einer 30 gg.-Nadel zur Behandlung von Condylomata accuminata

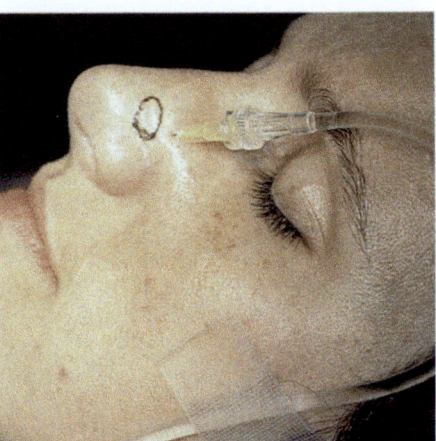

Abb. 11. Auch im empfindlichen Nasenbereich verteilt sich die Anästhesielösung kontinuierlich. Hier die Infusion mit einer 30 gg.-Nadel und einem flow von 60 ml/h

Video sehen. Ein spezieller Raum ist dafür günstig. Wir haben unseren Aufwachraum entsprechend ausgestattet.

Auch bei kleinen Operationen gibt der Patient deutlich weniger Schmerzen an als bei konventioneller Injektion. Sehr wichtig ist für den Operationsablauf die Vorplanung und rechtzeitige Einleitung der SIA, was in der Regel durch des Vorhandensein eines Einleitungsraumes kein Problem darstellt.

Die SIA mit Prilocain durch Ringerlösung verdünnt, ist eine ökonomische, sichere und äußerst schmerzarme Anästhesiemethode für nahezu alle Arten von Operationen am Hautorgan, speziell auch für Kinder und sensible Patienten. Sie erfordert aber eine gewisse Erfahrung.

Literatur

1. Acosta AE (1997) Clinical parameters of tumescent anesthesia in skin cancer reconstructive surgery. A review of 86 Patients. Arch Dermatol 133:451-4.
2. Auletta MJ (1993) New developments in local anesthesia. In: Roenik RK, Roenik HH, eds Surgical Dermatology. St Louis.Mo: Mosbys-Year Book Inc; pp 7-8.
3. Coleman WP, Klein JA. (1992) Use of the tumescent technique for scalp surgery, dermabrasion and soft tissue reconstruction. J Dermatol Surg Oncol 18:130-5.
4. Goodman G (1994) Dermabrasion using tumescent anesthesia. J Dermatol Surg Oncol 20:802-7.
5. Hanke CW, Bernstein G, Bullock S (1996) Safety of tumescent liposuction in 15.336 patients: National survey results. J Dermatol Surg 21:459-62.
6. Ilouz RG (1983) Body contouring by lipolysis: a 5 year experience with over 3000 cases. Plast Reconst Surg 72:591-5.
7. Janer GL, Padial M, Sanchez IL. (1993) Less painful alternatives for local anesthesia J dermatol Sur Oncol 19:237-40.
8. Klein JA (1987) The tumescent technique for liposuction surgery. Am J Cosmet Surg 4:263-7.
9. Klein JA (1990) Tumescent technique for regional anesthesia permits lidocain doses of 35 mg/kg for liposuction: peak plasma lidocain levels are diminished and delayed 12 hours. J Dermatol Surg Oncol 16:248-63
10. Lillis PJ (1990) The tumescent technique for liposuction surgery. In Lillis PJ, Coleman WP, des. Dermatologic Clinics. Philadelphia, Saunders: 43950.
11. Mc Kay N. Morris R. Mushlin P (1987) Sodium bicarbonate attenuates pain on skin infiltration with lidocain, with or without epinephrine. Anesth Analg 66:572-6.
12. Stad A, Kageyama N, Moy RL (1996) Tumescent anesthesia with lidocain dose of 55 mg/kg is safe for liposuction. J Dermatol Surg 22:921-7.
13. Smith SL, Hodge JA, Lawrence N, et al. (1992) The importance of bicarbonate in large volume anesthetic preparations. J Dermatol Surg Oncol 18:973-5.
14. Thompson KD, Welykyj S, Massa MC.(1993) Antibacterial activity of lidocain in combination with a bicarbonate buffer. J Dermatol Surg Oncol 19:216-

11 Patientenauswahl und Vorbereitung

D. BERGFELD, B. SOMMER

Wie bereits dargestellt ist die TLA ein sehr sicheres Verfahren.

Aufgrund diverser Vorteile eignet sie sich häufig für Patienten, bei denen Kontraindikationen für eine Intubationsnarkose oder andere Narkoseformen vorliegen (s. Kap. Pharmakologie).

Trotzdem besteht auch bei der TLA die Notwendigkeit, eine sorgfältige Patientenauswahl hinsichtlich körperlicher und psychischer Voraussetzungen und Eignung des Patienten zu treffen, um das Verfahren mit größtmöglicher Sicherheit anzuwenden.

Gibt es Kontraindikationen für die TLA?

Als einzige absolute Kontraindikation muß eine bekannte Allergie auf das lokale Betäubungsmittel in der Lösung gelten. Bei Verwendung von 50 ml-Flaschen ist auch eine Paragruppenallergie zu beachten, da diese Packungsgrößen Parahydroxybenzonsäureeste als Konservierungsstoffe enthalten.

Besondere Vorsicht und entsprechende Überwachung ist nötig bei Patienten mit ausgeprägter Herzmuskelschwäche wegen der Gefahr der Volumenüberlastung durch die resorbierte Flüssigkeitsmenge. Weiterhin bei bekannter Neigung zu höhergradigen Herzrhythmusstörungen oder paroxysmalen Tachykardien aufgrund der proarrhythmogenen Wirkung der LA.

Patienten mit diesen Vorerkrankungen müssen entsprechend engmaschig überwacht werden (Puls, Blutdruck, Zeichen der Überwässerung, EKG-Monitoring).

Bei Leberfunktionsstörungen kann die Clearance von Lidocain stark beeinträchtigt sein, da dieses Lokalanästhetikum hauptsächlich über die Leber metabolisiert wird. Prilocain wird auch über die Lunge ausgeschieden, weshalb in diesen Fällen eine höhere Sicherheit gewährleistet ist.

Wegen der Methämoglobinbildung sollte Prilocain bei folgenden Risikogruppen nicht angewendet werden: Bei Früh- und Neugeborenen und bei Glucose-6-Phosphat-Dehydrogenase-Mangel (Anamnese). Generell ist bei südländischen Patienten wegen der Möglichkeit eines bestehenden Defektes der Glc-6-Ph-DHG erhöhte Vorsicht geboten [3]. Gleichzeitige Gabe von anderen ferrihämoglobinbildenden Stoffen ist ebenfalls eine Kontraindikation für die Anwendung von Prilocain. Methämoglobinbildende Stoffe sind z.B. Chlorate, die bei der koronaren Herzkrankheit eingesetzten Nitrite und Sulfonamide.

Psychisch labile Patienten und solche mit übersteigerter Angst vor Nadeln und Injektionen eignen sich prinzipiell nicht für die TLA. In diesen Fällen sollte die Entscheidung zur Anwendung individuell nach ausführlicher Aufklärung über die Methode zusammen mit dem Patienten getroffen werden.

Welche Voruntersuchungen sind nötig?

Diese variieren natürlich in Abhängigkeit der Größe des geplanten Eingriffs. Selbstverständlich muß bei jedem Patienten eine gründliche Anamnese erhoben werden, bezüglich Vorerkrankungen an ZNS, Herz, Lunge, Leber, Niere und Schilddrüsenfunktionsstörungen. Bedeutsam für den Einsatz einer ausgedehnten TLA sind [2]:

- ZNS – Krampfneigung, da hohe Konzentrationen an Lokalanästhetikum zu Krämpfen führen können
- Herz – Internistische Abklärung sollte im Falle ernsthafter Herzerkrankungen wie KHK, Zustand nach Herzinfarkten, Herzinsuffizienz u.ä. immer angestrebt werden
- Lunge – Wichtig sind Neigung zum Bronchospasmus und exzessives Rauchen
- Magen-Darm-Trakt – Magengeschwüre können sich durch den OP-Streß vergrößern. Leberschäden behindern die Metabolisierung des Lokalanästhetikums
- Niere – Insuffiziente Nieren können zu Retention von Flüssigkeit und Metaboliten führen
- Bewegungsapparat – Rückenschmerzen bei Patienten mit Wirbelsäulensyndromen können sich bei langem Liegen auf dem OP-Tisch verstärken.

Die aktuelle Medikation muß ebenso wie bestehende Allergien oder Infektionskrankheiten (Hepatitis, HIV) erfragt werden.

Die körperliche Untersuchung ist notwendig, um sich einen Überblick über den Gesundheitszustand des Patienten zu verschaffen und wichtige Organfunktionen zu überprüfen. Wenn eine Sedierung erwogen wird, sind die Ergebnisse der Blutdruckmessung sowie der Herz- und Lungenauskultation zu dokumentieren. Besonders bei kosmetischen Eingriffen ist die dermatologische Beurteilung von Hautbeschaffenheit, Narben und Pigmentflecken unerläßlich.

Bei allen Eingriffen in TLA sollten aktuelle Laborbefunde zur Erfassung der Elektrolyte (bei Elektrolytstörungen erhöhte Gefahr von Rhythmusstörungen), der Leber- und Nierenwerte und des Gerinnungsstatus vorliegen [2].

Es hat sich gezeigt, daß routinemäßig durchgeführte EKG-und Thoraxkontrollen bei Gesunden keine erhöhte perioperative Sicherheit bedeuten. Erst wenn sich aufgrund von Anamnese und eingehender körperlicher Untersuchung der Verdacht auf ein erhöhtes perioperatives Risiko ergibt, ist ein differenziertes präoperatives Untersuchungsprogramm nötig [4].

Zur Risikoabschätzung kann die Einteilung nach der American Society of Anesthesiology (ASA) dienen.
1. Normaler, gesunder Patient
2. Patient mit leichter Allgemeinerkrankung, keine Einschränkung der Belastbarkeit (z.B. leichtes Asthma bronchiale)
3. Patient mit schwerer Allgemeinerkrankung und Leistungseinschränkung

4. Patient mit inaktivierender Allgemeinerkrankung, die eine Lebensbedrohung darstellt
5. Moribunder Patient

Kosmetische Eingriffe sollten nur bei Patienten der Kategorien 1 und 2 durchgeführt werden.

Welche Sicherheitsvorkehrungen sollten vorhanden sein?

Die Behandlung von Lokalanästhetikareaktionen kann die Sicherstellung freier Luftwege, Sauerstoffgabe, ggf. Beatmung, das Anlegen einer Infusion sowie die Wiederherstellung des Kreislaufes durch externe Herzmassage erfordern.

Es gilt das Prinzip, daß keine größeren Mengen an Lokalanästhetikum ohne venöse Verweilkanüle, bereitgestellte Sauerstoffquelle, Absaugvorrichtung, Maske, Beatmungsbeutel, Laryngoskop und Traechealtuben sowie evtl. erforderliche Medikamente (Sedativa, Vagolytika, Kortikoide, Antihistaminika, Adrenalin) verabreicht werden dürfen.

Bei größeren Eingriffen und entsprechender Vorgeschichte ist auch bei Lokalanästhesie ein Monitoring mit EKG und Pulsoximeter erforderlich.

Literatur

1. Diem E (1993) Anästhesiologische Voraussetzungen ambulanten und tageschirurgischen Operierens. Fortschritte der operativen und onkologischen Dermatologie. Winter H, Bellmann K-P (Hrsg) Band 9, Springer, S 91-96
2. Klein JA (1997) Anesthesia for dermatologic surgery. Cosmetic surgery of the skin, Coleman WP, Hanke CW, Alt TH, (Hrsg) Asken S, Mosby, 62-70
3. Reinhard M (1993) Regionalanästhesieverfahren. In: Reinhard M, Schäfer R (Hrsg.) Klinikleitfaden Anästhesie, 1. Aufl., Jungjohann Neckarsulm S 292-299
4. Thöns M Zens M (1997) Vorbereitung des Patienten zur Regionalanästhesie. Anästhesiologie und Intensivmedizin 9:464-469

12 Indikationen

12.1 Liposuktion

B. SOMMER, G. SATTLER

Wie bereits in vorangehenden Kapiteln dargestellt, nimmt die Fettabsaugung eine entscheidende Rolle in der Entstehungsgeschichte der TLA ein, da die Methode initial speziell für diese Indikation entwickelt wurde, und zahlreiche Erkenntnisse und Weiterentwicklungen sich auf Erfahrungen und Studien bei Tumeszenzliposuktionen begründen.

Definition

Die Liposuktion ist die operative Absaugung von umschriebenen Fettgewebsansammlungen durch selektive Entfernung der Adipozyten mit Hilfe von stabilen Hohlkanülen. Die aktuellen Absaugkanülen sind im Außendurchmesser 1,5–4 mm stark und besitzen eine unterschiedlich große Anzahl von Bohrlöchern am vorderen, zumeist stumpfen Ende.

Geschichte

Die Methode der Absaugung von subkutanem Fettgewebe mittels Saugkanülen wurde Mitte der 70er Jahre von Georgio und Arpad Fischer in Rom entwickelt. Sie verfügten über eine Maschine, die ihnen die Absaugung von nicht vorbehandeltem Fettgewebe mit Hohlnadeln in Allgemeinnarkose ermöglichte [10]. Der Eingriff war aufgrund starker Blutverluste und Risiken durch die Narkose nicht ungefährlich, das kosmetische Resultat durch Unregelmäßigkeiten und Dellen häufig nicht befriedigend (s. auch Kap. Geschichtliche Entwicklung der Tumeszenz-Lokalanästhesie).

Die nächsten entscheidenden Impulse, die die weitere Verbreitung der Methode ermöglichten, kamen von Gerard Illouz in Paris. Neben Verwendung neuer Sauger, führte er die sog. „wet technique" ein. Dabei wurde mit Hyaluronidase vermischte Kochsalzlösung in das Fettgewebe eingespritzt. Es zeigte sich, daß hierdurch Blutverluste reduziert und die Absaugung leichter durchführbar wurde [15].

Auf dem Boden dieser „wet technique" und unter dem berufspolitischen Druck, sich als operativ tätiger Dermatologe auf ambulante, in lokaler Betäubung durchführbare Eingriffe zu beschränken, entwickelte dann der Pharmakologe und Dermatologe Jeffrey Klein in Kalifornien Ende der 80er Jahre die TLA.

Tabelle 12.1. Tumeszenzlösung nach Klein

Bestandteil	Menge
Lidocain 1%	50,0 ml
Adrenalin 1:10000	1,0 ml
Natriumbikarbonat 8,4%	12,5 ml
Triamcinolon-Acetonid	10 mg
NaCl 0,9%	1000 ml

Durch Zusatz von Lidocain, Adrenalin und Natriumbikarbonat zu physiologischer Kochsalzlösung erreichte er bei Unterspritzen der abzusaugenden Areale eine ausreichende lokale Betäubung.

1988 veröffentlichte er seine ersten Erfahrungen mit der von ihm entwickelten Klein-Tumeszenzlösung [16] (s. Tabelle 12.1.1).

Durch die Technik der TLA wurde die Liposuktion revolutioniert [5].

Schon damals zeigten sich die enormen Vorteile dieser Methode: Keine Notwendigkeit einer risikoreichen Allgemeinnarkose, deutliche Verringerung des Blutverlustes, sofortige Mobilität des Patienten und deutlich verkürzte Rekonvaleszenz.

Im Laufe der Zeit wurde die von Klein entwickelte Lösung in der Zusammensetzung sowie in den vorgeschlagenen Mengenangaben von verschiedenen Arbeitsgruppen modifiziert (s. Kap. Rezepturen). In Europa wurde das Lidocain durch Prilocain ersetzt, da dieses eine geringere systemische Toxizität besitzt [27]. Allerdings führt es zur Methämoglobinbildung (s. Kap. Toxikologie).

Um die hohe Sicherheit der Methode zu erreichen, ist allerdings das Einhalten von empfohlenen Mengen, Techniken und zeitlichen Faktoren (Einwirkzeit) sowie entsprechende Nachbeobachtungen und eventuelle Begleitmedikationen zur Infektionsprophylaxe und evtl. Thromboseprophylaxe (s. Kap. Infektionsprophylaxe und Thromboseprophylaxe) erforderlich.

Die nachgewiesene sichere Anwendung höherer Gesamtlokalanästhetikamengen bei gleichzeitiger Reduktion der Lokalanästhetikumskonzentration in der TLA-Lösung ermöglichte die Verwendung bedeutend größerer TLA-Mengen und damit die Behandlung immer größerer und ausgedehnterer Befunde in einer Sitzung. Während im Anfangsstadium nur bis zu 2 l der Klein-Tumeszenzlösung verwendet wurden, die nur die Behandlung sehr umschriebener Areale (z.B. nur Reithose oder nur medialer Oberschenkel) möglich machten, können heute sicher 6-8 l TLA der Lösung eingebracht werden. Damit ist in einer Sitzung die Behandlung mehrerer Areale möglich.

Um den Effekt und die Sicherheit der TLA jedoch zu garantieren, sollte immer darauf geachtet werden, daß alle abzusaugenden Gebiete ausreichend tumesziert, also prall infiltriert sind, gleichzeitig jedoch die empfohlenen Obergrenzen der TLA-Menge nicht überschritten werden.

Physiodynamisches Tumeszenzkonzept

Die über die Jahre gesammelten Erfahrungen mit Tumeszenzliposuktionen führten zur Entwicklung eines Modells der Prozesse im Fettgewebe nach TLA, welches die guten Ergebnisse der Methode vielleicht erklären kann.

Liposuktion

Ziel der Liposuktion ist die Absaugung von möglichst reinem Fettgewebe. Bindegewebe, Lymph- und Blutgefäße sowie Hautnerven sollen soweit wie möglich geschont werden.

Die Zerstörung von Blutgefäßen kann zu erheblichen Blutverlusten und Hämatomen führen. Bei zu starker Verletzung von Lymphgefäßen können Ödeme und Serome resultieren.

Das Bindegewebe des Fettgewebes schließlich bildet ein stabilisierendes Rahmenwerk, das den Vektor für die postoperative Wundkontraktion bildet. Wird es während des Eingriffes zerstört, kann die Haut nicht mehr an die zugrundeliegenden Schichten herangezogen werden und bleibt schlaff.

Die TLA-Lösung führt primär zur Hydrodissektion des Gewebes. Im weiteren zeitlichen Ablauf kommt es dann zunächst zur paraseptalen bzw paralobulären Verteilung und anschließend zur intralobulären Diffusion (s. Kap. Technik der Infiltration). Das Fettgewebe wird also bei entsprechend langer Einwirkzeit homogen erweicht, die Zellverbände in gewissem Umfang voneinander gelöst und damit ein sehr schonendes, gleichmäßiges Absaugen der Fettzellen ermöglicht.

Dies führt zu einer deutlich erniedrigten Traumatisierung der Gefäß- und Bindegewebsanteile. Zudem werden durch den hohen Gewebedruck nach Erreichen der Tumeszenz die Scherkräfte, die durch das Umherbewegen der Absaugkanüle entstehen, weiter reduziert.

Die beschriebenen durch TLA erreichten Gewebeveränderungen ermöglichten dabei in den letzten Jahren den Einsatz immer feinerer Saugkanülen. Dabei kamen ab 1994 Kanülen zum Absaugen zum Einsatz, die zuvor nur zur Infiltration der Tumeszenzlösung dienten.

Anfang 1997 führten wir in Zusammenarbeit mit Dr. G. Blugerman eine stumpfe Absaugkanüle (Durchmesser 2-4 mm) ein, mit 24 zirkulär angeordneten Sauglöchern. Vorangegangen war die Beobachtung, daß von den konventionellen Kanülen noch immer zuviel Bindegewebe miterfaßt wurde, was sich sowohl im endoskopischen Bild, als auch beim Lipotransfer bzw. Liporecycling zeigte.

Die Rationale hinter dieser Entwicklung war folgende: Wird der von dem maschinellen Sauger erzeugte Sog von ca. 0,9 PA an nur einer Öffnung angelegt, so entsteht dort die gesamte Saugwirkung. Eine Verteilung der Sogkraft auf viele Löcher bedeutet eine Reduktion der vorhandenen Kräfte an jeder einzelnen Bohrung. Bei einer 24-Lochkanüle wird an der einzelnen Bohrung in der Kanüle also immer nur 1/24 der angelegten Saugkraft wirken, das sind etwas unter 0,04 bar (s. Abb. 1). Dieser Sog ist gerade ausreichend, um bei einer gut gesetzten Tumeszenz die Fettgewebläppchen herauszulösen, aber zu schwach, um größere Bindegewebfasern zu zerstören.

Die zirkuläre Anordnung der Lochbohrungen, die zwischen 0,9 und 1,2 mm im Durchmesser groß sind, ermöglicht zudem eine Selbstregulation der Sogverteilung: Werden die Löcher auf einer Seite von bindegewebigen Strukturen oder bei direkt subkorialer Absaugung vom Korium verschlossen, so kann auf dieser Seite keine gewaltsame Kraft auf das Gewebe ausgeübt werden, da schließlich die Löcher auf der anderen Seite das weiche, nachgebende Fettgewebe einsaugen.

In Analogie kann man sich einen Wasserschlauch vorstellen, bei dem von 24 kleinen Löchern die 6 auf einer Seite liegenden Öffnungen zugehalten werden sollen. Dies wird ohne Mühe gelingen, im Gegensatz zu dem Versuch, 2 von 2 auf einer Seite gelegenen Öffnungen zu verschließen, da jetzt der gesamte Wasserdruck an den beiden zu verschließenden Stellen anliegt. Wieder zurück zur Saugkanüle erklärt sich so die vergleichsweise geringe Traumatisierung bei ebenso starker Saugwirkung. Das ermöglicht noch feineres Arbeiten und wird damit zu verbesserten kosmetischen Resultaten führen.

Wegfallen der Allgemeinnarkose

Mit der TLA können ausreichend große Areale suffizient betäubt werden, ohne daß eine zusätzliche Narkoseform notwendig ist [19, 28]. Die Gründe und Hintergründe dazu sind ausführlich im Kapitel Pharmakologie beschrieben.

Große intraoperative Sicherheit

Die große Sicherheit der TLA bei Liposuktionen konnte im Rahmen einer Erhebung mit sehr hohen Patientenzahlen belegt werden. Hanke et al. veröffentlichten 1995 die Ergebnisse einer Patientenerhebung in den USA bezüglich in TLA durchgeführten Liposuktionen (Auflistung der Komplikationen siehe Tabelle 12.1.2). Die zusammengetragenen Daten von über 15000 Patienten ergaben keinen Fall einer schwerwiegenden Komplikation (Tod, Lungenembolie, massive Blutverluste mit hypovolämischem Schock). Keiner der Patienten benötigte eine Bluttransfusion. Die Tumeszenzliposuktion kann daher als ein außergewöhnlich sicheres Verfahren gelten [13, 14].

Komplikationen

Als häufigere nicht schwerwiegende Komplikationen, die bei der Aufklärung vor geplanter Liposuktion erwähnt werden sollten, wurden beschrieben (s. Tabelle 12.1.2): Vorübergehende ödematöse Anschwellung z.B. von Skrotum oder Labien durch TLA-Lösung (0,3847%), sehr selten persistierende Ödeme (0,0978%), Infektionen (0,3391%), persistierende Hautunregelmäßigkeiten, Dellen (0,2608%), Hämatome und Serome (0,1695%), umschriebene pannikulitisartige Hautreaktionen und Verhärtungen (0,1956%), allergische Reaktion auf Medikamente oder Pflaster (0,1174%) und vasovagale Reaktionen/ Synkopen (0,0717%).

Eine *Thrombophlebitis* war in dem Patientengut von Hanke et al. nicht aufgetreten, wurde aber von uns schon vereinzelt beobachtet. Gerade im Bereich des medialen Oberschenkels und der Medialseite der Knie kann eine insuffiziente V. saphena magna in Mitleidenschaft gezogen werden. Gesunde Gefäße tolerieren das mit der Absaugung verbundene Trauma normalerweise ohne Probleme, besonders wenn sie durch eine pralle Tumeszenz von Scherkräften weitgehend geschont sind. Bei der obligatorischen körperlichen Untersuchung während des Aufklärungsgesprächs muß in jedem Fall auf insuffiziente Venen geachtet werden, und bei Vorliegen eines Verdachts eine komplette phlebologische Untersuchung durchgeführt bzw. veranlaßt werden.

Tabelle 12.1.2. Komplikationen bei 15336 Patienten mit Liposuktion in Tumeszenz-Lokalanästhesie (LA) Mod. nach [16]

Komplikation	Anzahl der Patienten	Prozentsatz
Ödem des Skrotum oder der Labien	59	0,3847
Infektion	52	0,3391
Bleibende Unregelmäßigkeiten im Hautrelief	40	0,2608
Postoperative fokale subkutane pannikulitisähnliche Reaktion	30	0,1956
Hämatom/ Serom	26	0,1695
Allergische Reaktion auf Begleitmedikation oder Klebeband	18	0,1174
Persistierendes postoperatives Ödem	15	0,0978
Patientenunzufriedenheit aufgrund unrealistischer Erwartungen	13	0,0848
Übelkeit, nicht assoziiert mit anderen Analgetica	11	0,0717
Vasovagale Reaktion oder Synkope	11	0,0717
Bleibende Hyper- oder Hypopigmentierung	6	0,0391
Exzessive oder persistierende postoperative Schmerzen	9	0,0587
Fieber postoperativ	8	0,0522
Abnorm ausgedehnte Ekchymose	5	0,0326
Außergewöhnliche postoperative Schläfrigkeit/ Müdigkeit	5	0,0326
Permanente Schädigung sensibler Nerven	5	0,0326
Therapiebedürftige Herzrhythmusstörungen	2	0,0130
Anämie	0	0
Komplikationen mit der Folge der Krankenhauseinweisung	0	0
Transfusionsbefürftige Blut- oder Flüssigkeitsverluste	0	0
Venöse Embolie der Fettembolie	0	0
Hypovolämischer Schock	0	0
Perforation von Peritoneum oder Thorax	0	0
Krampfanfälle	0	0
Thrombophlebitis	0	0
Toxische Reaktionen auf intravenöses Sedativum oder Narkotikum	0	0
Tod	0	0

Auf das Risiko einer *tiefen Beinvenenthrombose* wird in der genannten Arbeit nicht speziell eingegangen; eine Lungenembolie trat in keinem Fall auf. Wir beobachteten tiefe Beinvenenthrombosen ausschließlich bei familiärer Disposition mit häufigen Thrombosen in der Familie. Das Thromboserisiko an sich wird durch die Tumeszenztechnik in mehrfacher Weise minimiert:
- Der Gefäß- und Muskeltonus bleibt während des Eingriffs unverändert im Gegensatz zur Relaxantiengabe bei Vollnarkose
- Die Mobilisation erfogt schon intraoperativ, da der Patient in der Pause zwischen TLA-Infiltration und Operationsbeginn meist noch einmal zur Toilette geht, sich während der Operation häufig selbst anders lagern muß („multipositional liposuction") und zudem gegen Ende des Eingriffs zur Kontrolle der Symmetrie des erreichten Befunds aufsteht.
- Die Tumeszenzlösung besitzt eine antithrombotische Wirkung per se, da wahrscheinlich jedes Lokalanästhetikum vom Amid-Typ noch antithrombotische Eigenschaften besitzt [29].

Durch die ausgeprägte Hämostase der Tumeszenzlösung ist das Risiko von *Blutungen* stark reduziert. Wegen des starken Blutverlusts, der in der Anfangszeit der Liposuktion bei ca. 1:1 im Verhältnis zur Menge an abgesaugtem Fett lag, waren praktisch immer autologe Bluttransfusionen erforderlich [7, 11]. Bei einer korrekt durchgeführten Tumeszenztechnik liegt der Blutverlust in der Größenordnung von ca. 1% des Gesamtaspirates [17, 18, 20].

Medizinische Indikationen der Liposuktion

Benigne symmetrische Lipomatose Launouis-Bensaude

Die benigne symmetrische Lipomatose ist eine seltene Erkrankung des Fettgewebes von unklarer Ätiologie, die pathogenetisch wahrscheinlich durch einen lokalisierten Defekt der katecholamininduzierten Lipolyse hervorgerufen wird. Häufig finden sich Assoziationen mit Alkoholismus, Hepathopathie, Glukoseintoleranz, Hyperurikämie und malignen Tumoren der oberen Luftwege, weshalb eine sorgfältige klinische Durchuntersuchung erfolgen muß.

Die benigne symmetrische Lipomatose ist heute mit der Technik der Liposuktion in TLA in ästhetischer und funktioneller Hinsicht besserbar. Wegen des wesentlich höheren Anteils von bindegewebigen Strukturen und des Gefäßreichtums ist der Eingriff aber schwieriger in der Durchführung und die Menge des gewonnenen Fettgewebes geringer als bei der Absaugung von umschriebenen Fettgewebeansammlungen im Rahmen von kosmetisch durchgeführten Liposuktionen. Aus den genannten Gründen ist das Aspirat auch deutlich blutiger imbibiert [26]

Madelung-Fetthals

Als Madelung Fetthals wird die zervikale Form der benignen symmetrischen Lipomatose bezeichnet [23]. Während einige Autoren vor und auch nach Einführung der Liposuktion in das operative Arsenal noch das invasiv-chirurgische Vorgehen favorisieren [1, 21], hat sich das Vorgehen mit einer gut sitzenden TLA bei uns wie auch bei anderen Autoren bewährt [8]. Auch hier kann pro Sitzung im Gegensatz zur üblichen Lipohypertrophie vergleichsweise wenig Fettgewebe entfernt werden. Bezieht man diese Überlegungen in die Operationsplanung mit ein, so können im Laufe mehrerer Sitzungen jedoch beachtliche Erfolge erzielt werden (s. Abb. 3–6).

Büffelnacken bei Cushing-Syndrom

Mit der Liposuktion in TLA können solche, für die Patienten sehr belastenden Lipohypertrophien sehr befriedigend therapiert werden. Hier ist das Fettgewebe auch weicher als bei der benignen symmetrischen Lipomatose und die postoperative Retraktion der Haut problemlos.

Lipomatosis dolorosa, M. Dercum

Der M. Dercum wird auch mit Lidocain i.v. therapiert, weshalb es nahe liegt, unter Verwendung der Klein-Lösung das Lidocain direkt in das schmerzhafte Unterhautfettgewebe zu spritzen und dieses noch zusätzlich mittels Liposuktion in seiner Masse zu reduzieren. Der theoretisch zu fordernde durchschlagende Erfolg blieb bei unseren Patienten mit M. Dercum jedoch bis jetzt aus, die Beschwerden wurden leicht gelindert. Beobachtungen mit größeren Fallzahlen stehen noch aus.

Hypertrophe Insulinlipodystrophie

Wie bei jeder anderen Lipohypertrophie, so ist auch das Fettgewebe der hypertrophen Insulinlipodystrophie der Liposuktion gut zugänglich und befriedigend zu entfernen.

Partielles Lipodystrophiesyndrom

Die Besonderheit bei dieser Erkrankung besteht darin, daß Lipohypertrophieareale neben Körperregionen von Lipoatrophie existieren. So kommt ein besonders wellig-unregelmäßiges Hautrelief zustande, das für die Betroffenen naturgemäß sehr belastend ist. In solchen Fällen bietet sich eine Kombination von Fettabsaugung für die hypertrophen oder auch pseudohypertrophen Gebiete und die Fettunterspritzung in atrophische Areale an. Hierbei wird das bei der Liposuktion gewonnene Fettgewebe steril aufbereitet und im Sinne eines autologen Fettgewebstransfers wieder in die Subkutis eingespritzt. Für die Fettaufbereitung existieren eine Reihe von Techniken; die Beschreibung eines Verfahrens im Rahmen der Tumeszenzliposuktion findet sich bei Sattler u. Sommer (1997)[25].

Atrophia hemifacialis (M. Romberg)

Bei diesem Krankheitsbild können mit der Technik des Lipotransfers beachtliche Erfolge erzielt werden. Die Technik der Fettreinjektion unterscheidet sich hierbei nicht von der bei anderen Fetttransplantationen. Die Haltbarkeit des transplantierten Fettgewebes ist allerdings nicht genau vorherzusagen, da ein unterschiedlicher Anteil davon vom Körper absorbiert und abgebaut wird [12, 3]. Wegen der guten Vaskularisierung im Gesichtsbereich besteht die, wenn auch geringe, Gefahr von okulärer und zerebraler Fettembolie. Diese Komplikation wurde von uns noch nie gesehen, wird aber in der Literatur beschrieben [9]. Fettreinjektionen im Gesicht sollten demnach besonders langsam erfolgen. Grundsätzlich besteht bei allen Fetttransplantationen die Gefahr der (Pseudo-) Zystenbildung, die umso größer ist, je mehr Gewebe an einer Stelle deponiert wird. Es empfiehlt sich deshalb immer die Anwendung der sog. Mikrolipoinjektion, d.h. die Injektion von kleinsten Fetttröpfchen.

Lipotransplantation zur Therapie von spalthautgedeckten eingesunkenen Exzisionsstellen nach malignem Melanom

Mit der oben beschriebenen Technik des Liporecyclings (Lipotransfer), können auch größere und tiefere Defekte, z.B. nach Melanomexzision mit erfolgter Spalthautdeckung nach ungenügender Granulierung korrigiert werden. Wegen der Resorption eines unterschiedlich großen Anteils des transplantierten Fetts sind auch hier manchmal mehrere Sitzungen nötig.

Lipolymphödem

Bei korrekter Anwendung der Liposuktion nur in TLA [22] werden die Lymphgefäße weitgehend geschont. Deshalb sind auch Kombinationen von Fettgewebshypertrophie und Lymphgefäßerkrankungen heute gut therapierbar. Das Verhältnis von injizierter Menge an TLA-Lösung und abgesaugtem Fett sollte in jedem Fall unter 1:1 liegen, um eine ausreichene Aufdehnung des Subkutanraums und eine Minimierung der Scherkräfte zu erzielen.

Pseudogynäkomastie und Gynäkomastie

Die männliche Brust ist mehr von fibrösen Bindegewebestrukturen durchzogen als andere Körperregionen. So ist das Absaugen der Gynäkomastie nur mit sehr kleinen Kanülen möglich, die Ergebnisse sind aber durchweg sehr gut [4].

Brustverkleinerung

Zum Einsatz der Liposuktion bei der Brustverkleinerung s. Kap. Mammachirurgie.

Entfettung von Verschiebelappen und Korrektur von Lappenplastiken

Ungenügend entfettete Verschiebe- und Rotationslappen können, wenn sie eine ausreichende Größe besitzen, auch mit Hilfe der Liposuktion nachträglich entfettet werden. So wird Patient und Operateur eine neuerliche offene Operation erspart [6, 27].

Kosmetische Indikationen der Liposuktion

Wie erwähnt, ist die Liposuktion entwickelt worden, um kosmetisch störende, umschriebene Fettgewebspolster zu beseitigen. Für den Eingriff eignen sich alle im Subkutanraum befindlichen Fettansammlungen; tiefer gelegene oder gar intraabdomenelle Fettdepots sind der Liposuktion nicht zugänglich. Je nach gynäkoidem oder androidem Fettverteilungstyp [30], gesellschaftlich-sozialer

Orientierung sowie im Lichte der aktuellen Schönheitsideale werden anlagebedingte oder hyperalimentär erworbene Fettgewebsverteilungen als störend empfunden und chirurgische Hilfe für deren Entfernung gesucht.

Die Liposuktion ist in den USA der häufigste schönheitschirurgische Eingriff. Laut Statistik der American Academy of Cosmetic Surgery (AACS Executive Office, 401 N. Michigan Avenue, Chicago, IL 60611, USA) wurden 1996 insgesamt 292942 Fettabsaugungen in den USA durchgeführt, davon 238836 bei Frauen und 54106 bei Männern, Tendenz steigend.

Nach derselben Statistik sind die 3 am häufigsten korrigierten Körperregionen in der Reihenfolge der Häufigkeit
- Bei den Frauen: Abdomen, Oberschenkel und Flanke
- Bei den Männern: Abdomen, Flanken und „love-handles" (von uns auch „Prinzenrolle" genannt).

Man kann die Körperregionen auch nach Eignung für die Technik der Liposuktion unterteilen, da der Heilungsverlauf und die Retraktionsfähigkeit der Haut nicht nur interindividuell, sondern auch nach Körperareal intraindividuell verschieden sind.
- Gut für die Fettabsaugung geeignete Körperareale sind: Nacken, männliche Brust, Taille, Bauch, Innenseite der Knie, Knöchel, Waden.
- Eine überdurchschnittlich gute Hautretraktion ist bei den folgenden Körperarealen zu erwarten: Wangen, Oberarme, Hüften, Reithose, laterale und suprapatellare Knieseiten.
- Eine durchschnittlich gute Hautretraktion ist bei den folgenden Körperarealen zu erwarten: Rücken, oberes Abdomen, Pubisregion, mediale und proximale Oberschenkel und Außenseiten des Gesäßes.
- Eine i. allg. schlechte Hautretraktion weisen folgende Körperareale auf: Vorderseite der Oberschenkel, Axillen und Innenseite des Gesäßes.

Generell bildet sich nach dem Absaugevorgang durch die recht gleichmäßige Verletzung des subkutanen Fettgewebes regelhaft eine diffuse lobuläre Fibrose aus, die sich von einer Fibrose, die durch andere Faktoren herbeigeführt ist, unterscheidet [2]. Diese im Rahmen der Wundheilung auftretende diffuse Fibrose ist wohl in erster Linie für die Retraktion der Haut verantwortlich.

Aufklärungsgespräch

Jeder geplanten Liposuktion in TLA geht selbstverständlich ein ausführliches Aufklärungsgespräch voraus. Ein Patient, der die spezifischen Vorteile des Verfahrens verstanden hat, wird besser kooperieren. Dabei sollten die eben dargestellten Risiken ihrer Häufigkeit entsprechend dargestellt werden.

Weiterhin sollte der Patient auf folgendes aufmerksam gemacht werden:
- Zunehmende Schwellung und Ausbildung von Hämatomen in den ersten postoperativen Tagen ist normal

- Flüssigkeitsdrainage der TLA-Lösung für 2-3 Tage nach dem Eingriff. Auch hier gilt, daß ein gut informierter Patient diesen durchaus positiven Begleiteffekt (Auswaschen von Hämatomen, verringertes Infektionsrisiko) besser toleriert.
- zunehmende Verhärtung und Schwellung im Abdomenbereich (kann für 3 Monate anhalten)
- Nachkorrekturen können erforderlich sein (in 3-5% der Fälle).

12.1.1 Technik

Im präoperativen Gespräch wird das geplante Behandungsziel und die Größe des geplanten Eingriffes festgelegt. Die zu erwartende Menge an benötigter TLA-Lösung entscheidet über die Ausdehnung einer Operationssitzung und inwieweit mehrere Sitzungen zum Ereichen des gewünschten Behandlungszieles notwendig sind.

Vor dem eigentlichen Eingriff sollte immer eine Fotodokumentation des Ausgangsbefundes erfolgen. Anschließend wird das abzusaugende Gebiet mit dem Farbstift markiert. Je nach Bedarf kann eine orale oder intravenöse, evtl auch intramuskuläre Begleitmedikation gegeben werden (s. Kap. Sedierung und Analgesie).

Wir legen routinemäßig einen venösen Zugang. Je mehr begleitende Medikation, insbesondere mit zentral wirkenden Substanzen verabreicht wird, umso notwendiger erscheint eine kontinuierliche perioperative Überwachung mit Pulsoxymeter, regelmäßigen Blutdruckkontrollen und evtl. auch EKG-Monitoring [14]. Diese Überwachungsmaßnahmen sind jedoch bei zurückhaltender Gabe von Begleitmedikation und strengem Beachten der TLA-Lösungsmengen nach unseren Erfahrungen in aller Regel verzichtbar.

Nach Hautdesinfektion werden sinnvoll verteilt subkutane Quaddeln eines 1%igen Lokalanästhetikums gesetzt (Menge ca 5-10 ml), von denen aus das gesamte Areal durch fächerförmige Unterspritzung schmerzfrei tumesziert werden kann.

Wie im Kap. Technik der Infiltration dargestellt, existieren verschiedene Möglichkeiten der Infiltrationstechnik. Da meist ausgedehnte Areale tumesziert werden müssen, empfiehlt sich die Verwendung einer maschinellen Infiltrationstechnik, also Infiltration durch ein Pumpsystem unterstützt. Bei Verwendung einer Infiltrationskanüle kann dabei die Infiltrationsgeschwindigkeit je nach Gebiet und subjektivem Empfinden des Patienten (je straffer das Gewebe, desto unangenehmer wird ein zur rascher Druckaufbau empfunden) variiert werden [22].

Sehr gute Erfahrungen konnten wir mit dem „Sattler Distributer" sammeln, bei dem die TLA-Lösung über mehrere Kanülen parallel an verschiedenen Stellen eingebracht wird (s. Kap. Technik der Infiltration, Abb. 9 und 2). Dabei kann an der einzelnen Nadel ein langsamer Druckaufbau erfolgen, gleichzeitig erreicht man in kurzer Zeit eine ausgezeichnete Tumeszenz. Das parallele Arbeiten mit mehreren Nadeln erfordert allerdings eine gewisse Routine des Behandlers.

Bei der Infiltration ist darauf zu achten, daß man initial genügend TLA auch in die Tiefe einbringt. Bleibt man anfangs zu oberflächlich, kann durch das bereits tumeszierte Gewebe das darunterliegende Gebiet kaum mehr erreicht werden.

Wie bei jeder anderen Tumeszenzinfiltration ist der Gewebeturgor ständig durch Palpation zu kontrollieren.

Technik der Tumeszenz-Lokalanästhesie bei benignen Fettgewebserkrankungen

Diese unterscheidet sich nicht wesentlich von der Technik bei Liposuktionen aus kosmetisch-ästhetischer Indikation.

In der Operationsplanung muß festgelegt werden, welche Areale in einer Sitzung behandelt werden können, unter Berücksichtigung der erfahrungsgemäß benötigten Menge an Tumeszenzlösung.

Die präoperativen Vorbereitungen entsprechen denen bei Liposuktionen. Vor allem bei stark unsymmetrischen Befunden ist auf ein genaues präoperatives Einzeichnen zu achten.

Je nach Grunderkrankung kann der Grad der Fibrosierung und die Zusammensetzung des Fettgewebes stark variieren, was den weiteren Verlauf von Infiltration und Absaugung beeinflussen kann.

Wenig fibrotisches Gewebe läßt sich leichter infiltrieren und anschließend absaugen, die zu wählende Einwirkzeit der Tumeszenzlösung ist kürzer. Bei einem höheren Bindegewebeanteil, der sich durch einen erhöhten Gewebewiderstand äußert, wird die Infiltration langwieriger und die anschließende Absaugung erfordert höhere Vorsicht.

Tips und Tricks für die Infiltration der TLA-Lösung

- Genaue Kontrolle der TLA-Lösung vor Beginn der Infiltration. Ist die Lösung schon gebrauchsfertig, welche Schwester hat sie gemixt?
- Temperatur der Lösung kontrollieren: Soll mindestens Raumtemperatur haben, besser noch wärmer
- Infiltrationsbeginn immer möglichst langsam und an einer weniger schmerzhaften Stelle
- StändigeKontrolle des Gewebeturgors durch Palpation und visuelle Kontrolle
- Infiltration zunächst in der Tiefe, danach oberflächlich
- Anpassen der Infiltrationsgeschwindigkeit an die anatomische Region und die individuelle Schmerzempfindlichkeit des Patienten
- Möglichst prallen Gewebeturgor erzielen („wassermelonenartig")
- Blanching-Effekt abwarten, Einwirkzeit abwarten
- Häufigster Anfängerfehler: Zuwenig Tumeszenzlösung genommen
- Häufigster Fortgeschrittenenfehler: Zuwenig Tumeszenzlösung genommen

Natürlich ist bei diesen Mengenangaben darauf zu achten, daß diverse individuelle Faktoren des Patienten entscheidend zum Erreichen einer optimalen Tumeszenz beitragen. Neben Körpergröße des Patienten entscheidet auch der jeweils vorliegende Gewebezustand über die benötigte TLA-Menge (s. Tabelle 12.1.3).

Dies soll ein Beispiel verdeutlichen:

Werden 3 l Tumeszenzlösung eingebracht im Falle einer 1,80 m großen Patientin, die in den letzten Monaten 15 kg KG abgenommen hat, so bewirken diese aufgrund der resultierenden Gewebeverhältnisse einen anderen Tumeszenzeffekt, als bei einer 1,60 m großen Patientin, die gerade 6 kg zugenommen hat.

Tabelle. 12.1.3. Durchschnittlich benötigte Flüssigkeitsmengen für verschiedene Körperareale

Körperabschnitt	Flüssigkeitsmenge
Abdomen	2000–6000 ml
Hüfte	600–2000 ml/Seite
Lateraler Oberschenkel	500–2000 ml/Seite
Ventraler Oberschenkel	600–2000 ml/Seite
Medialer Oberschenkel	600–1500 ml/Seite
Knie medial	500–700 ml/Seite

Die unterschiedlichen individuellen Voraussetzungen entscheiden also auch über den Tumeszenzeffekt und sollten bei der Operationsplanung mitberücksichtigt werden.

Nach kompletter Tumeszenz des zu behandelnden Gebietes, d.h. Erreichen eines prall-harten Gewebeturgors (Vergleich Wassermelone) ist das Einhalten einer Einwirkzeit von ca. 20 min–1 h notwendig. In dieser Zeit wird das Fettgewebe durch Diffusion der TLA-Lösung optimal aufgeweicht und auf die anschließende Absaugung vorbereitet (Bezüglich der genauen Vorgänge vgl. Spezifische Vorteile in diesem Kap.).

Während der Einwirkzeit läßt die Tumeszenz durch Diffusion der Lösung sowie durch das Herauslaufen aus den Einstichkanälen wieder etwas nach. Um bei der Absaugung entstehende Scherkräfte auf das Fettgewebe jedoch möglichst gering zu halten, kann vor Beginn der Liposuktion nochmals nachinjiziert werden. Dies kann bei noch nicht Erreichen der TLA-Höchstdosis durch TLA-Lösung erfolgen, evtl. kann jedoch auch einfach physiologische Kochsalzlösung oder Ringerlaktat verwendet werden.

Das so vorbereitete Fettgewebe kann nun durch extrem dünne Absaugkanülen sehr gleichmäßig und unter Schonung der bindegewebigen und Gefäßstrukturen von ca. 5 mm großen Inzisionen vom Rande des zu behandelnden Gebiets her abgesaugt werden. Die Entwicklung immer feinerer Kanülen ging dabei mit der Entwicklung der TLA parallel, derzeit verwenden wir Kanülen mit einem Durchmesser von 2-4 mm mit zahlreichen kleinen Öffnungen (s. Erläuterungen in diesem Kap.).

Die Kanülen werden im Gewebe hin- und herbewegt, so daß bei jedem dieser Hübe das Fettgewebe durch die seitlichen Bohrungen herausgesaugt oder „herausgepflückt" wird. Das Fettgewebe wird nun durch einen durchsichtigen Schlauch zum Sektretabsauger geführt. Dabei kann das Aspirat besonders im Hinblick auf blutige Beimischung beurteilt werden.

Der wache Patient kann während des Eingriffs aufgefordert werden, bei Bedarf seine Position zu verändern oder auch aufzustehen, um das Operationsergebnis zu überprüfen.

Nach Abschluß der Liposuktion werden die Inzisisionsstellen mit Klammerpflastern verschlossen, über die wir zum Wundschutz nochmals jeweils ein kleines steriles Pflaster kleben. Danach wird sofort Kompressionskleidung angelegt, die direkt nach dem Eingriff durch flüssigkeitsaufsaugenden Zellstoff ausgepolstert werden sollte, um ein zu rasches Durchnässen zu vermeiden.

Der Patient kann, wenn keine zentral dämpfende Zusatzmedikation verabreicht wurde, und wenn er dies wünscht, in Begleitung unmittelbar nach dem Eingriff nach Hause entlassen werden.

Perioperativ führen wir wie einige andere Operateure eine Infektionsprophylaxe durch, bei Risikopatienten kann evtl. eine Thromboseprophylaxe erwogen werden (s. Kap. Infektionsprophylaxe und Thromboseprophylaxe).

Nachkontrollen sind nach 2–3 Tagen üblich. Dabei wird insbesondere auf evtl. Hinweise für Infektionen geachtet.

12.1.2 Spezifische Vorteile

Die langbekannten Vorteile der TLA treffen im besonderen für die Tumeszenzliposuktion zu. Sie wurden eingangs schon erwähnt.
- Keine Notwendigkeit einer risikoreichen Allgemeinnarkose
- Hohe Sicherheit durch deutliche Verringerung des Blutverlusts
- Lange über den Eingriff anhaltende Analgesie
- Sofortige Mobilität des Patienten, deutlich verkürzte Rekonvaleszenz
- Weniger Hämatome
- Wacher Patient kann intraoperativ Position ändern und zur Kontrolle des Ergebnisses auch einmal aufstehen
- Verbesserte kosmetische Resultate
- Bei korrekter Anwendung sehr sicheres Verfahren
- Vermindertes Infektionsrisiko durch bakteriostatischen Effekt der LA sowie „Auswascheffekt" der TLA-Lösung durch Inzisionen, der das Einwandern von Erregern erschwert
- Auch gut zur Durchführung von ultraschallgestützter Liposuktion geeignet, da die Gefahr von Verbrennungen wegen der Hitzekonvektion vermindert ist.

12.1.3 Spezifische Nachteile der TLA bei Liposuktionen

Die zu behandelnden Regionen müssen gut in ihrem Relief eingezeichnet werden, da die Körperform nach Einbringen der Tumeszenzflüssigkeit nicht mehr richtig erkennbar ist.

Durch das Einbringen der großen Menge an Flüssigkeit ist die Beurteilung der abgesaugten Region am Ende der Operation erschwert. Die Flüssigkeit diffundiert und läuft, besonders in Schwerkraftrichtung, in das umgebende Gewebe, so daß u. U. das abgesaugte Areal jetzt leicht eingesunken ist, während die Umgebung angeschwollen erscheint. Man muß sich in diesem Fall auf seine tastende Hand verlassen.

Es besteht die Gefahr der Überkorrektur wegen der künstlichen Auftreibung des Fettgewebes durch die TLA-Lösung. Diese kann durch die Vergrößerung des Abstands Epidermis-Faszie eine Pseudosicherheit suggerieren; nach der Abheilung kann sich zeigen, daß unbeabsichtigt zu viel Fettgewebe reduziert wurde und der Übergang zum angrenzenden nicht abgesaugten Gebiet zu scharf geraten ist.

Nachteile der TLA bei der Liposuktion und „Fallstricke"

- Unpräzises präoperatives Anzeichnen kann zu falscher Einschätzung wegen des durch die TLA aufgetriebenen Fettgewebes führen
- Gefahr der „Übersaugung" durch Pseudosicherheit des prallen Tumeszenzareals und nachfolgender Absaugung von zu großen Mengen an Fettgewebe
- Bei zu kalter TLA-Lösung Gefahr der Hypothermie mit Arrhythmien, Immunsuppression
- Bei zusätzlicher i.v. Gabe von Flüssigkeiten Gefahr des Lungenödems, da die TLA als interstitielle Infusion wirkt
- Bei zu ausgedehnten Befunden besteht die Versuchung, zuviel Fett in einer Sitzung entfernen zu wollen. Das größere Trauma und die längere Operationsdauer können einige Vorteile und die sonst große intraoperative Sicherheit der Methode aufheben.
- Keine Kombination mit anderen kosmetisch-chirurgischen Eingriffen in der gleichen Sitzung, da Risikoerhöhung, z.B. stark gesteigertes Thromboserisiko.

Liposuktion

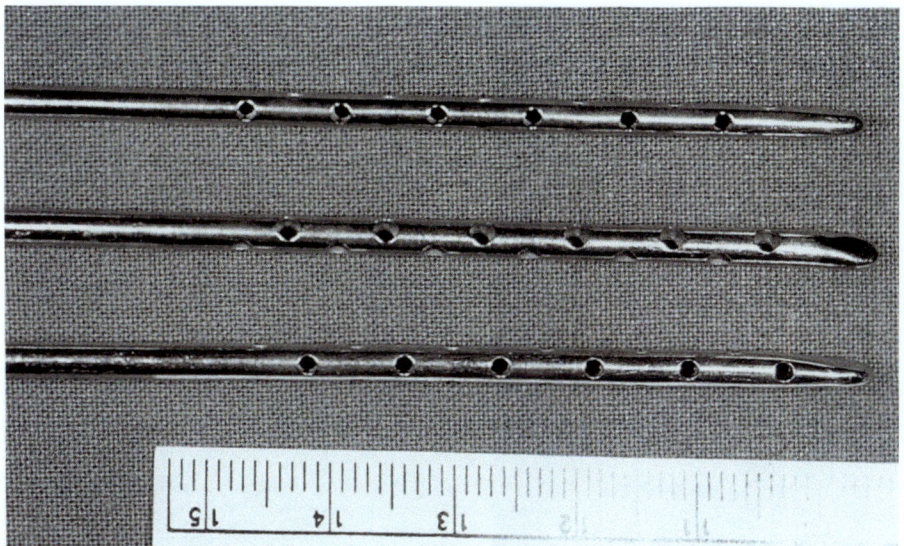

Abb. 1. 24-Loch-Saugkanülen nach Sattler, Fa. Wells Johnson (s. Anhang C: Bezugsquellen)

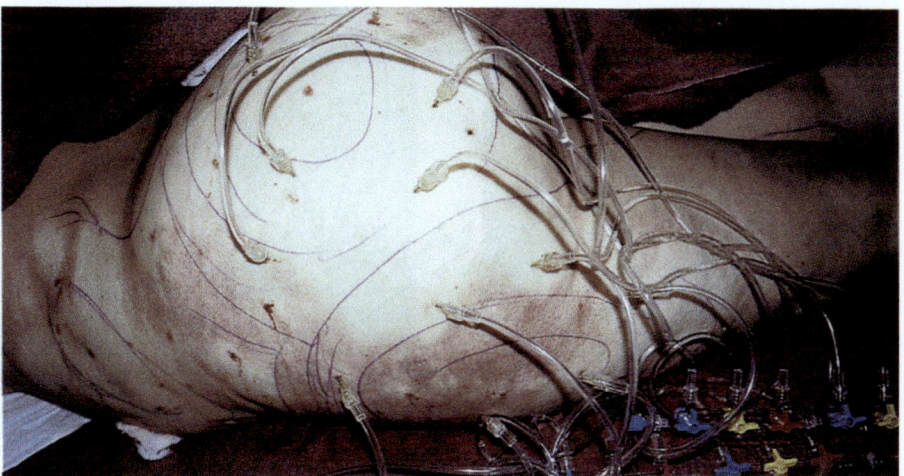

Abb. 2. Setzen einer Tumeszenz-Lokalanästhesie mit mehreren 20-gg.-Kanülen, hier mit Hilfe von 4 zusammengesetzten „Sattler-Distributer"

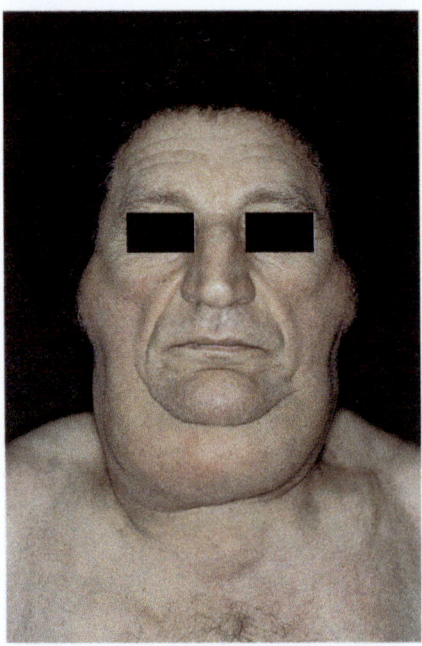

Abb. 3. Patient mit „Madelung-Fetthals", der zervikalen Form der benignen symmetrischen Lipomatose Launois-Bensaude

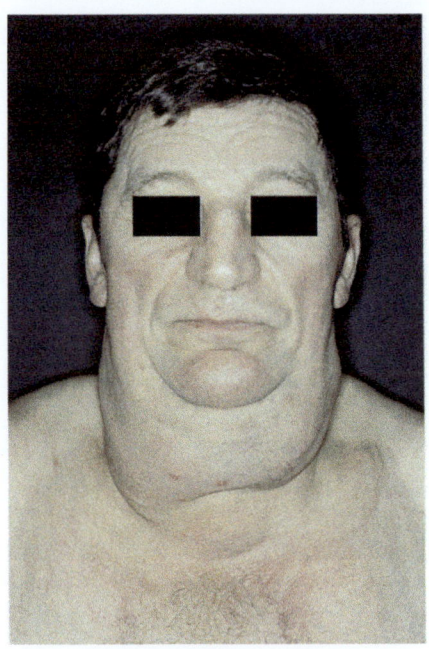

Abb. 4. Derselbe Patient 6 Monate postoperativ nach Liposuktion in TLA

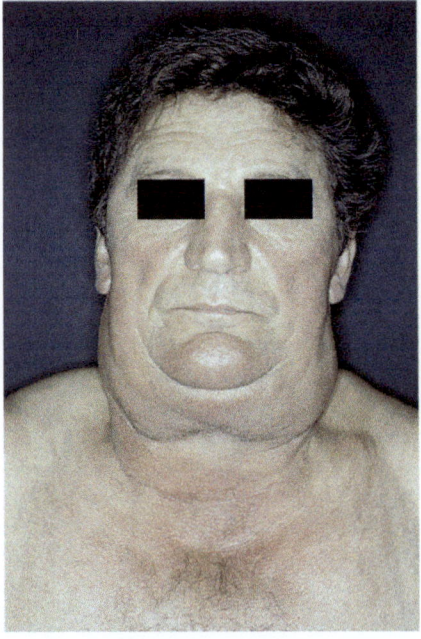

Abb. 5. Derselbe Patient 6 Monate nach der 2. Liposuktion in TLA

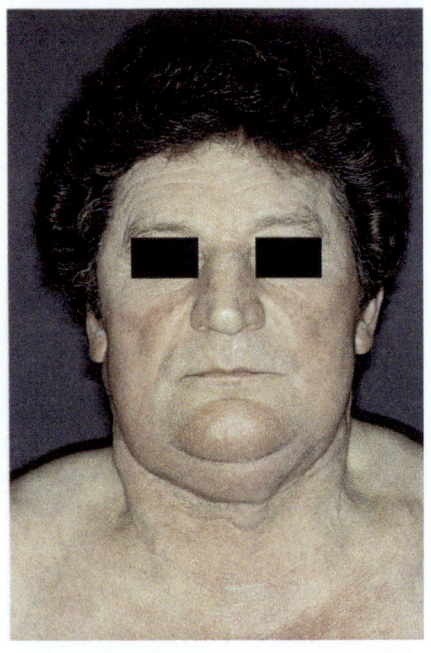

Abb. 6. Derselbe Patient 6 Monate nach der 3. Liposuktion in TLA

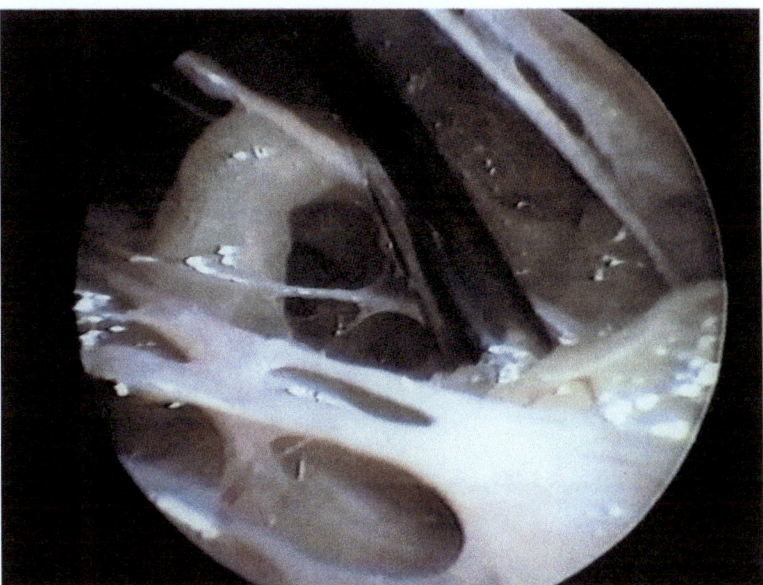

Abb. 7. Endoskopisches Bild: Normales subkutanes Fettgewebe mit regelrechter bindegewebiger Aufhängung, der vorne stumpfen Saugkanüle mit 3 mm Durchmesser und einigen verbliebenen Fettläppchen. Beachtenswert ist v. a. der Erhalt auch kleiner Bindegewebsstränge

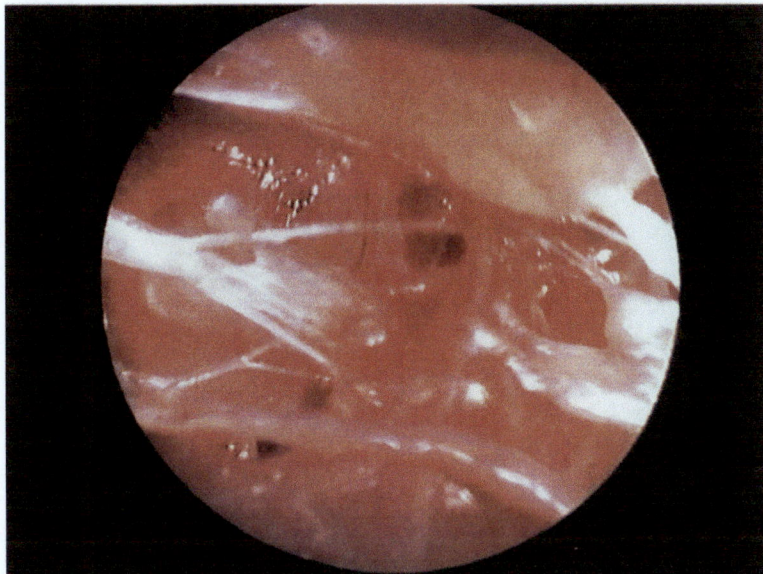

Abb. 8. Endoskopisches Bild: Subkutanes Fettgewebe bei benigner symmetrischer Lipomatose Launois-Bensaude mit starker Vaskularisierung und vermehrter bindegewebiger Durchbauung

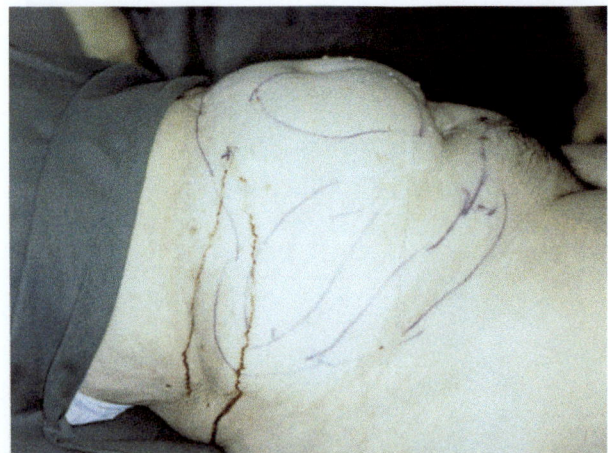

Abb. 9. Blanching-Effekt bei Tumeszenz des Abdomens vor der Liposuktion

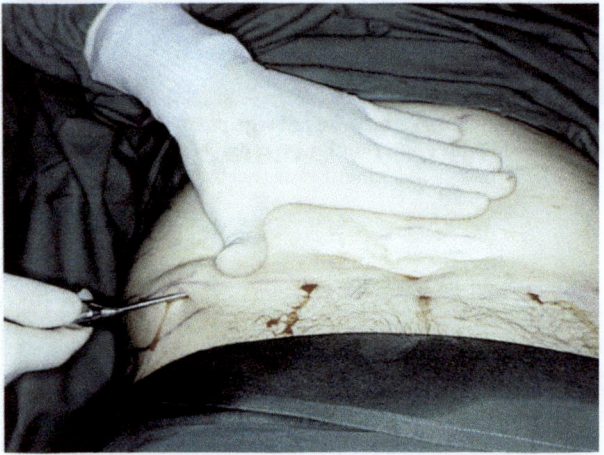

Abb. 10. Absaugvorgang durch Stichinzision mit Kontrollpalpation der freien Hand

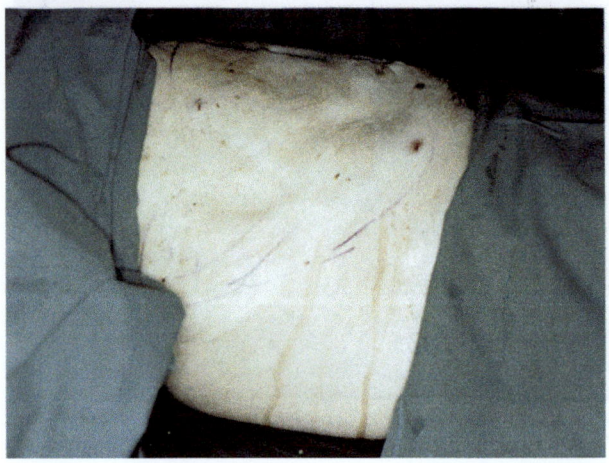

Abb. 11. Direkt postoperativer Befund mit jetzt flacher Abdomenkontur

Liposuktion

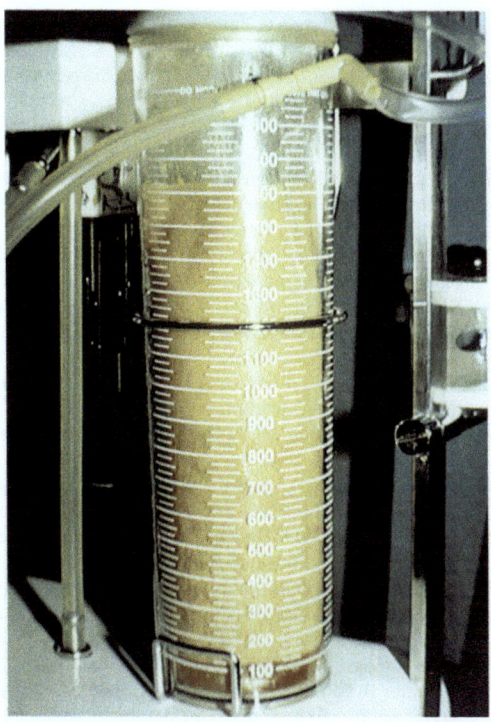

Abb. 12. Aspirat mit nur sehr wenig Blutbeimengung und Tumeszenzlösung im Unterstand

Literatur

1. Bonnichon P, Chapuis Y (1986) Maladie de Launois-Bensaude. Raitemant par large cervicotomie transversale. Presse Med 15:2247-2249
2. Carpeneda CA (1996) Postliposuction histologic alterations of adipose tissue. Aesth Plast Surg 20:207-211
3. Chajchir A (1996) Fat injection: Long-term follow-up. Aesth Plast Surg 20:291-269
4. Coleman WP III (1988) Non-cosmetic applications of liposuction. J Dermatol Surg Oncol 14:1085-1090
5. Coleman WP III (1990) The history of liposuction. In: Lillis PJ, Coleman WP III (eds) Dermatologic Clinics. Saunders, Philadelphia. Vol. 8, No. 3, pp 381-383
6. Coleman WP III, Letessier S, Hanke CW (1997) Liposuction. In: Coleman WP III, Hanke CW, Alt TH, Asken S (eds) Cosmetic surgery of the skin. 2nd edn. Mosby St. Louis, Baltimore, pp 203-204
7. Dolsky RL (1990) Blood loss during liposuction. In: Lillis PJ, Coleman WP III (eds) Dermatologic Clinics. Saunders, Philadelphia. Vol. 8, No. 3, pp 463-468
8. Duskova M, Topinka H (1994) Lipomatosis benigna symmetrica. Acta Chir Plast 36:61-63
9. Feinendegen DL, Baumgartner RW, Vuadens P, Schroth G, Mattle HP, Regli F, Tschopp H (1998) Autologous fat injection for soft tissue augmentation in the face: A safe procedure? Aesth Plast Surg 22:163-167
10. Fischer A, Fischer G (1977) Revised techniques for cellulitis fat reduction in riding breeches deformity. Bull Int Acad Cosmet Surg 2;40-41
11. Goodpasture JC, Burkis J (1978) Quantitative analysis of blood and fat in suction lipectomy aspirates. Plast Reconstr Surg 78:765-772
12. Guerrerosantos J, Gonzalez-Mendoza, A, Masmela Y, Gonzalez MA, Deos M, Diaz P (1996) Long-term survival of free fat grafts in muscle: An experimental study in rats. Aesth Plast Surg 20:403-408

13. Hanke CW, Bernstein G, Bullock S (1995) Safety of tumescent liposuction in 15336patients. Dermatol Surg 21: 459-462
14. Hanke CW, Bullock S, Bernstein G (1996) Current status of tumescent liposuction in the United States. National survey results. Dermatol Surg 22: 595-598
15. Illouz Y (1983) Body contouring by lipolysis: A 5 year experience with over 3000 cases. Plast Reconstr Surg 72; 511-524
16. Klein JA (1987) The tumescent technique for lipo-suction surgery. Am J Cosmet Surg 4; 236-267
17. Klein JA (1990) Tumescent technique for regional anesthesia permits lidocaine doses of 35 mg/kg for liposuction. J Dermatol Surg Oncol 16: 248-263
18. Klein JA (1993) Tumescent technique for local anesthesia improves safety in large-volume liposuction. Plast Reconstr Surg 92:1085-1098
19. Klein JA (1997) The two standards of care for tumescent liposuction. Dermatol Surg 23:1194-1195
20. Lillis PJ (1988) Liposuction surgery under local anesthesia. Limited blood loss and minimal lidocaine absorption. J Dermatol Surg Oncol 14:1145-1148
21. Mevio E, Calabro P, Redaelli GA, Perano D, Rosso R (1997) Lipomatosi simmetrica benigna: malattia di Madelung. Acta Otorhinolaryngol Ital 17:64-67
22. Narins RS, Coleman WP III (1998) Minimizing pain for liposuction anesthesia. Dermatol Surg 23:1137-1140
23. Ruzicka T, Vieluf D, Landthaler M, Braun-Falco O (1987) Benign symmetric lipomatosis Launois-Bensaude. Report of ten cases and review of the literature. J Am Acad Dermatol 17:663-674
24. Sattler G, Rapprich S, Hagedorn M (1997) Tumeszenz-Lokalanästhesie - Untersuchung zur Pharmakokinetik von Prilocain. Z Hautkr 7(72): 522-525
25. Sattler G, Sommer B (1997) Liporecycling: Immediate and delayed. Am J Cosmet Surg 14:311-316
26. Sebastian G, Stein A, Hackert I (1998) Liposuktion zur Behandlung der benignen symmetrischen Lipomatose. Vortrag bei der 21. Jahrestagung der Vereinigung für operative und onkologische Dermatologie, Kassel 21.5.1998
27. Sommer B, Sattler G (1998) Tumeszenzlokalanästhesie. Weiterentwicklung der Lokalanästhesieverfahren für die operative Dermatologie. Hautarzt 49:351-360
28. The American Society for Dermatologic Surgery (1997) Guiding principles for Liposuction. Dermatol Surg 23:1127-1129
29. Tryba M (1989) Pharmakologie und Toxikologie der Lokalanästhetika- klinische Bedeutung. Sonderdruck aus: Tryba M, Zenz M (Hrsg) Regionalanästhesie. 3. Aufl., Gustav Fischer Verlag Stuttgart, New York
30. Vague J (1969) Adipo-muscular ratios in human subjects. In: Vague J, Denton R (eds) Physiopathology of adipose tissue. Expta Medica, Amsterdam

12.2 Lipome

M. Simon

Lipome sind umschriebene, tumorartige Wucherungen des subkutanen Fettgewebes. Klinisch imponieren sie meist als subkutan gelegene Knoten, die sich in der Regel gut zur Umgebung verschieben lassen. Meistens sind sie von einer dünnen bindegewebigen Kapsel umgeben und lassen sich dann als prall-elastische, gut abgrenzbare Tumoren tasten. Ab einer bestimmten Größe wölben Lipome die Haut charakteristisch vor. Subjektive Beschwerden sind selten und treten meist dann auf, wenn Muskeln oder Nerven an druckbelasteten Stellen komprimiert werden.

Bei einer Lokalisation am Rücken, im Nacken und an den Schultern sind Lipome nicht selten subfaszial gelegen oder mit dem derben Bindegewebe der Rückenhaut verwachsen. In diesen Fällen ist die typische Pseudofluktuation weitgehend aufgehoben und die laterale Verschieblichkeit der Knoten deutlich reduziert.

Lipome können solitär oder gehäuft auftreten. Als Lipomatose bezeichnet man das Vorkommen einer Vielzahl von Lipomen bei einem einzigen Patienten. Häufig besteht dazu eine erbliche Disposition. In anderen Fällen treten multiple Lipome als Teilsymptom komplexer Krankheitsbilder auf (Richner-Hanhart-Syndrom, Gardner-Syndrom, Neurofibromatose, Proteus-Syndrom). Nach unseren Beobachtungen findet man Lipomatosen gehäuft bei Patienten, die intensiv Radsport oder Lauftraining betreiben oder betrieben haben.

Solitäre Lipome findet man am häufigsten am Rücken, den Schultern, Hüften oder den Oberschenkelstreckseiten. Extrem große Lipome von bis zu 25 kg Gewicht wurden beschrieben.

Beim Auftreten multipler Lipome finden sich die Tumoren gehäuft an den Unterarmen und den Oberarmstreckseiten, in kleinerer Anzahl auch am Stamm und am übrigen Integument.

Häufig sind lumbosakral gelegene Lipome mit einer Spina bifida occulta assoziiert. Der operativen Entfernung eines lumbosakral gelegenen Lipoms sollte daher immer eine weiterführende Diagnostik zum Ausschluß eines relevanten Neuralrohrdefektes vorangestellt werden.

Zusätzlich können Lipome auch periostnah, interossär, viszeral, intermuskulär oder auch intramuskulär vorkommen. Aus operationstechnischer Sicht sind im Rahmen der Möglichkeiten und Grenzen der TLA, v. a. wegen ihrer tiefen Penetration und z. T. auch Infiltration in die quergestreifte Muskulatur, die beiden letztgenannten Lokalisationen von großer Bedeutung.

Lipomsonderformen sind Angiolipome, Fibrolipome, das Hibernom und einige andere histologische Varianten:

Angiolipome sind gefäßreiche Lipome, die vorwiegend bei jüngeren Erwachsenen vorkommen und häufig druckdolent sind. Sie lassen sich meist schon makroskopisch durch ihre bläuliche Farbe von anderen Lipomen unterscheiden. Fibrolipome sind von fibrotischen Zügen durchzogene Lipome, die sich bei der Palpation in der Regel derber als andere Lipome anfühlen. Häufig ist auch die laterale Verschieblichkeit eingeschränkt.

Hibernome sind sehr seltene Bindegewebstumoren, die sich aus embryonalem braunem Fett zusammensetzen. Prädilektionsstellen sind die Axillen sowie die Supraklavikularregion und der Bereich zwischen den Schulterblättern.

Lipome entarten nur außerordentlich selten. Die Indikation zur operativen Entfernung des Lipoms aus medizinischen Gründen ist daher v. a. dann gegeben, wenn der Tumor durch die Lage an druckbelasteten Stellen wie zum Beispiel den Unterarmen oder am Rücken Nerven, Gefäße oder Muskeln komprimiert oder auf irgendeine andere Weise symptomatisch wird. Auch eine rasche Progredienz, das Überschreiten einer bestimmten Größe oder multiple Lipome sind Indikationen zur operativen Entfernung. In einigen Fällen ist die Indikation auch dann gegeben, wenn andere subkutane Tumoren differentialdiagnostisch ausgeschlossen werden sollen.

In den meisten Fällen wird jedoch vom Patienten selbst der Wunsch zur operativen Entfernung des kosmetisch störenden Lipoms vorgetragen.

12.2.1 Technik

Bei der Operationsplanung müssen mehrere Faktoren berücksichtigt werden: Zum einen richtet sich das operative Vorgehen nach der Größe und der Anzahl der zu entfernenden Lipome, zum anderen spielt auch die Lokalisation der Geschwulst eine wichtige Rolle bei der Festlegung der Therapie:

Entfernung von Lipomen an Extremitäten, Bauch und vorderer Thoraxwand

In der Regel bereitet die Exstirpation von Lipomen an Extremitäten, Bauchdecke und vorderer Thoraxwand keine größeren Probleme. Häufig sind Lipome dieser Lokalisationen gut palpapel, seitenverschieblich und abgekapselt.

Meist gelingt die Exstirpation sehr einfach mit dem folgenden Verfahren:

Zunächst markiert man die palpatorisch bestimmten Grenzen des Tumors mit einem Hautmarkierungsstift, da nach dem Setzen der TLA die Palpation und Abgrenzung des Lipoms deutlich erschwert oder gar unmöglich wird.

Nach Sprühdesinfektion wird die Tumeszenzlösung großzügig über eine Einmalkanüle geeigneter Größe mit einer Pumpsaugspritze oder einer konventionellen 20 ml Spritze ringförmig um das Lipom herum in die Subkutis infiltriert. Dabei sollte die Spitze der Injektionsnadel in Richtung Tumorbasis gerichtet sein, um eine möglichst gute Anhebung des Lipoms zu erreichen. Durch diese Infiltrationstechnik wird ein pralles Widerlager in der Umgebung des Lipoms gesetzt, das die spätere Exprimation des Tumors erleichtert.

Abschließend muß auch die über dem Lipom liegende Dermis mit Tumeszenzlösung infiltriert werden, um eine ausreichend tiefe LA für die Inzision zu erreichen.

Nach etwa 10 min Einwirkzeit wird die über dem Tumor liegende Haut unter Beachtung der Hautspaltlinien inzidiert. Dabei sollte die Kapsel des Lipoms möglichst erhalten bleiben. Die Schnittlänge richtet sich nach der zuvor palpatorisch oder sonographisch bestimmten Größe des Lipoms. In der Regel genügt eine Schnittlänge von etwa 1/3 der erwarteten Tumorgröße, um das Lipom problemlos zu exprimieren.

Durch das zuvor gesetzte Widerlager wird das Lipom häufig bereits partiell durch die Inzisionsöffnung gedrückt. In der Regel genügt dann ein forcierter seitlicher Druck mit 2–3 Fingern, um das Lipom ohne weitere Präparation vollständig mitsamt seiner Kapsel durch die Inzisionsöffnung zu exprimieren. Bei größeren oder gelappten Lipomen gelingt das Manöver meist nach kurzer stumpfer Präparation mit einer Moskitoklemme oder dem kleinen Finger.

Bei kleineren Lipomen genügt zum Wundverschluß eine einfache Hautnaht mit anschließendem Druckverband, um ein Auffüllen der Wundhöhle mit Blut und Exsudat zu verhindern. Bei größeren Wundhöhlen kann im Einzelfall das Einlegen einer Saugdrainage und die Resektion überschüssiger Haut notwendig werden. Bei der Exstirpation multipler Lipome im Rahmen von Lipomatosen hat sich folgende Verbandstechnik bewährt: Nach erfolgtem Wundverschluß Trockenpinselung mit Eosinlösung, anschließend äußere Tamponade der Wundhöhlen mit Kugeltupfern und Wickeln der gesamten Extremität mit einer elastischen Binde.

Bei guter Compliance des Patienten und ausreichender Geduld des Operateurs kann man mit dieser einfachen Methode in einer einzelnen Sitzung eine große Anzahl von Lipomen auf einen Schlag entfernen.

Entfernung von Lipomen am Rücken und im Nacken

Am Rücken und im Bereich des Nackens sind Lipome nicht selten subfaszial gelegen oder fest mit den dichten bindegeweben Strukturen des Koriums verbunden. Häufig werden Lipome dieser Lokalisation auch von Bindegewebesepten durchzogen, die zu einer festen Verankerung der Tumoren in ihrem Lager führen.

In aller Regel kann man daher Lipome der Rücken bzw. Nackenregion nur selten durch die oben beschriebene einfache Exprimationstechnik entfernen. Für eine genaue Operationsplanung und um intraoperativen Überraschungen vorzubeugen, empfiehlt sich die Durchführung einer präoperativen Ultraschalluntersuchung der zu entfernenden Struktur. Am besten läßt sich die Lage des Lipoms in Beziehung zu seinen umgebenden Strukturen und seine Größe durch die 7,5 Mhz Sonographie bestimmen.

Einfache epi- oder suprafaszial gelegene, gut abgegrenzte Lipome der Rücken bzw. Nackenregion können in der Regel problemlos nach sauberer Präparation unter Sicht exstirpiert werden. Voraussetzung für eine Präparation unter Sicht ist jedoch hier ein deutlich größerer transkutaner Zugang.

Wie zuvor beschrieben wird die Tumeszenzlösung auch in diesen Fällen ringförmig um das zu entfernende Lipom in Dermis und Subkutis infiltriert. Dabei sollte besonders bei epifaszial sitzenden größeren Lipomen darauf geachtet werden, daß auch die tiefen Anteile der Subkutis und die angrenzenden Strukturen ausreichend mit Tumeszenzlösung infiltriert werden, da ansonsten v. a. bei der Präparation der Tumorbasis keine ausreichende Analgesie erreicht wird. Gegebenenfalls kann auch intraoperativ an der Basis mit 1%iger Prilocainlösung nachinfiltriert werden.

Mit der gleichen Technik lassen sich auch sehr große gelappte oder septierte Lipome der Rücken bzw. Nackenregion entfernen. Auch hier ist eine ausreichende Analgesie an der Tumorbasis von wesentlicher Bedeutung.

Nach der Entfernung großer Lipome sollte zur Vermeidung relevanter Exsudatansammlungen der Verschluß der Wundhöhle mehrschichtig erfolgen und eine Saugdrainage eingelegt werden. Über diese Drainage wird zudem Tumeszenzlösung, die postoperativ in die Wundhöhle fließen kann, abgeführt. Überschüssige Haut sollte vor dem endgültigen Wundverschluß exzidiert werden.

Die Anlage eines Druckverbands vermindert das Risiko postoperativer Komplikationen.

Grenzen sind der TLA bei der operativen Entfernung großer subfaszialer oder infiltrierender Lipome gesetzt. Hier kann mit der TLA allein oft keine ausreichende Schmerzfreiheit zur Tiefe hin erreicht werden. Durch zusätzliche intraoperative Infiltration des Muskels und der epifaszialen Bindegewebsanteile mit 1%iger Prilocainlösung ist jedoch auch bei kleinen und mittelgroßen subfaszialen Lipomen eine Operation in LA möglich.

Große subfasziale oder infiltrierende Lipome werden dagegen besser in Allgemeinnarkose entfernt.

Als Ausweichverfahren zur Lipomexstirpation kommt bei großen Lipomen in der Rücken bzw. Nackenregion v. a. unter kosmetischen Gesichtspunkten die Liposuktion des Lipoms in TLA in Betracht. Auch bei subfaszialer Lokalisation oder infiltrierendem Wachstum kann die Lipomliposuktion eine echte Alternative sein.

Die dabei zur Anwendung kommenden Suktionstechniken und Verfahren der TLA unterscheiden sich nur unwesentlich von dem im Kapitel „Liposuktion" beschriebenen Methoden. Der Operateur sollte jedoch damit rechnen, daß die Lipomabsaugung im Vergleich zur Liposuktion normalen Fettgewebes häufiger durch das Vorkommen von Bindegewebszügen, Septierungen oder Gefäßkonvoluten erschwert wird.

Ziel der Lipomliposuktion ist eine Reduktion der Lipomtumormasse, so daß eine Konturangleichung an die umgebende Haut erreicht werden kann.

Eine vollständige Entfernung des Lipoms wird sich mit dieser Technik nur in den seltensten Fällen erreichen lassen, so daß hier Rezidive häufiger zu erwarten sind als mit konventionellen Methoden.

Zum Ausschluß eines atypischen Lipoms oder eines Liposarkoms sollte zudem immer ein Teil des Aspirats oder besser eine Probebiopsie einer feingeweblichen Untersuchung zugeführt werden.

Die Vorteile der Lipomliposuktion liegen in der Vermeidung großer Narben, einer oft einfacheren und weniger invasiven Operation bei subfaszialen oder infiltrierenden Lipomen, einer z. T. besseren postoperativen Konturangleichung und der gelegentlichen Möglichkeit, mehrere Lipome über eine Inzision abzusaugen.

12.2.2 Spezifische Vorteile

Vorteile der TLA bei der operativen Lipomentfernung

- Durch Setzen einer Tumeszenzringwallanästhesie mit Infiltration der Lipombasis kann eine Anhebung und Demarkierung des Lipoms in seinem Lager erreicht werden.
- Durch die Möglichkeit, große Volumina an TLA zu infiltrieren, lassen sich gegenüber herkömmlichen LA-Verfahren praktisch beliebig viele Lipome entfernen. In unserer Klinik wurden beispielsweise bei einem Patienten mit familiärer Lipomatose 147 Lipome in einer Sitzung exprimiert.
- Die meisten Lipome können durch die vasokonstriktorischen Effekte des Adrenalinzusatzes und der Gefäßkompression infolge des infiltrierten Tumeszenzvolumens praktisch ohne Blutverlust entfernt werden.
- Sollten trotzdem Hämatome entstehen, können diese durch den Verdünnungseffekt mit der infiltrierten Tumeszenzlösung zum einen besser resorbiert werden, zum anderen wirkt der antibakterielle Effekt einer Infektion entgegen.
- Auch sehr große Lipome lassen sich in der Regel problemlos in TLA entfernen. Alternativ können auch Verfahren der Liposuktion in TLA durchgeführt werden.
- Die langsame Infiltration und die ausgeprägte Lipophilie des Prilocains führen zusammen mit der Wirkung der zugesetzten Vasokonstringentien zu einer protrahierten Wirkung der TLA, die eine postoperative Schmerzmedikation praktisch überflüssig macht.

12.2.3 Spezifische Nachteile

Nachteile der TLA bei der operativen Lipomentfernung

- Palpation und Abgrenzung der Lipome nach längerer Einwirkzeit der TLA erschwert bis unmöglich
- Bei versehentlichem Setzen der TLA in das Lipom kann dieses aufgetrieben und die Extirpation erschwert werden

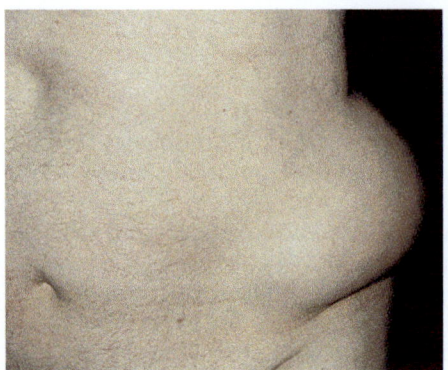

Abb. 1. Sehr großes Lipom linke Flanke

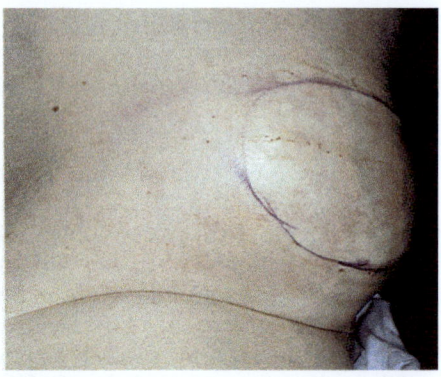

Abb. 2. Angeschwollener Situs nach Infiltration der TLA und vor Beginn der Operation

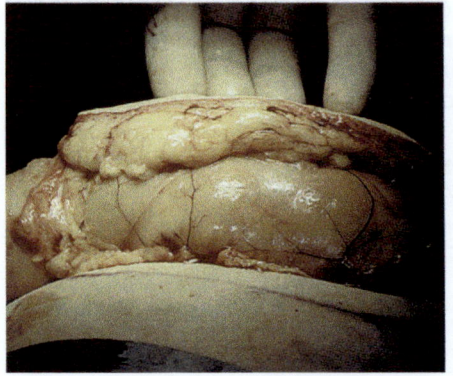

Abb. 3. Intraoperativer Befund (Zum Vergleich die Finger des großgewachsenen 1. Oberarztes)

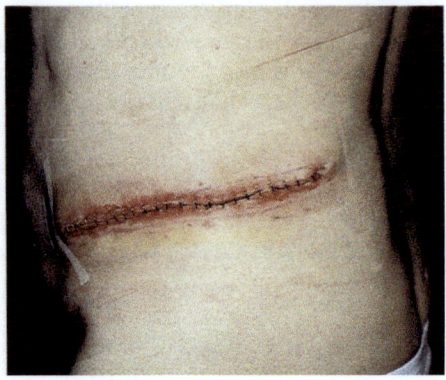

Abb. 4. Postoperativer Befund beim 1. Verbandswechsel nach 3 Tagen

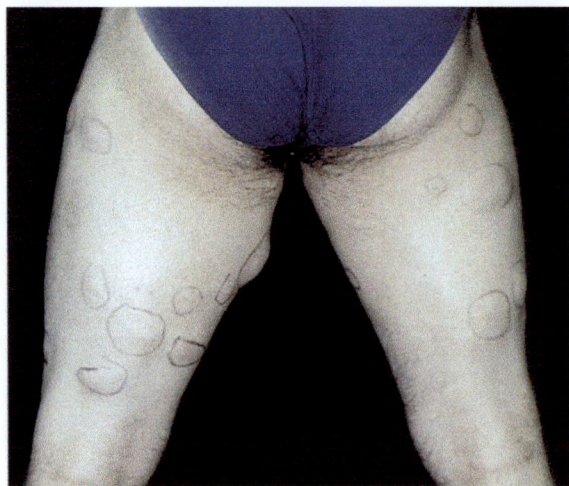

Abb. 5. Patient mit multiplen Lipomen der Extremitäten

Lipome

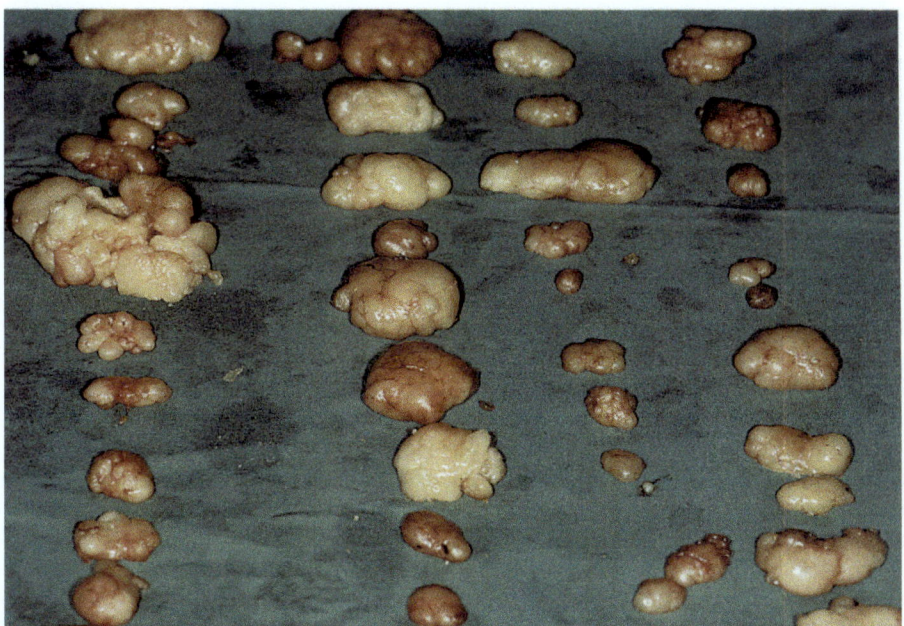

Abb. 6. Multiple Lipome. Teildarstellung der 147 Lipome, die in einer Sitzung in TLA entfernt wurden.

Literatur

Braun-Falco O, Plewig G, Wolff HH (1995) Dermatologie und Venerologie. 4.Aufl., Springer, Berlin Heidelberg New York Tokyo
Coleman WP (1988) Noncosmetic applications of liposuction. J Dermatol Surg Oncol 14: 1085-1090
Harrington AC, Adnot J, Chesser RS (1990) Infiltrating lipomas of the upper extremities. J Dermatol Surg Oncol 16: 834-837
Kenawi MM (1995) 'Squeeze delivery' excision of subcutaneous lipoma related to anatomic site. Br J Surg 82: 1649-1650
Leffell DJ, Braverman IM (1986) Familial multiple lipomatosis. Report of a case and a review of the literature. J Am Acad Dermatol 15: 275-279
Nichter LS, Gupta BR (1990) Liposuction of giant lipoma. Ann Plast Surg 24: 362-365
Orfanos CE, Garbe C (1995) Therapie der Hautkrankheiten. 1.Aufl., Springer, Berlin Heidelberg New York Tokyo
Pinski KS, Roenigk HH Jr (1990) Liposuction of lipomas. Dermatol Clin 8: 483-492
Sanchez MR, Golomb FM, Moy JA, Potozkin JR (1993) Giant lipoma: Case report and review of the literature. J Am Acad Dermatol 28: 266-268.
Sommer B, Sattler G (1998) Tumeszenzlokalanästhesie. Weiterentwicklung der Lokalanästhesieverfahren für die operative Dermatologie. Hautarzt 49: 351-360
Wilhelm KP, Eisenbeiß W, Wolff HH (1993) Hibernom der Stirn. Hautarzt 44: 735-737

12.3 Große Exzisionen

B. SOMMER, D. BERGFELD

In den beiden neuesten, hervorragenden Standardwerken der operativen Dermatologie findet die Tumeszenztechnik noch keine Erwähnung [5, 4]. Mit diesem Kapitel soll gezeigt werden, daß große Exzisionen nicht notwendigerweise der Allgemeinanästhesie bedürfen, wie dort gefordert wird [6].

Theoretisch kann fast jede Läsion am Hautorgan in TLA behandelt werden. Natürlich müssen die individuellen Gegebenheiten berücksichtigt werden, so z.B. das Angstniveau des Patienten und die Art der Operation (s. auch Kap. Patientenauswahl und Vorbereitung). In Allgemeinnarkose können die Eingriffe ohne Rücksicht auf die Größe des Areals erweitert werden; eine intraoperative Änderung während einer Operation in LA bedeutet erneutes Nachspritzen der TLA-Lösung. Verspürt der Patient während einer Allgemeinnarkose Schmerzen oder bewegt er sich ungünstig, so ist das Sache des Anästhesisten. Bei der TLA ist der Operateur selbst für eine ausreichende Anästhesie verantwortlich.

In den meisten Fällen ist jedoch die Möglichkeit der großen LA ein Segen für Patient und Operateur: Reduziertes Bluten erleichtert die Operation, perfekte postoperative Mobilisation, weniger Schmerzen und bessere Abheilung beschleunigen die Rekonvaleszenz. Größere Eingriffe sind so ambulant möglich oder mit stark verkürztem stationärem Aufenthalt und letztlich werden Kosten eingespart.

Anekdotisch sei angemerkt, daß auch in unserem Hause viele Operateure Anlaufschwierigkeiten hatten, sich an Durchführung und Vorteile der TLA zu gewöhnen. So wurde trotz bereits vorliegender Berichte aus der Literatur [2] der Bereich der Schnittführung anfangs noch zusätzlich mit dem vertrauten 1%igen Lidocain oder Prilocain unterspritzt, weil Zweifel bezüglich der anästhetischen Potenz der TLA-Lösung bestanden.

Die Erfahrungen, besonders im Hinblick auf die Unterspritzungstechniken, sollen im folgenden dargestellt werden.

12.3.1 Technik

Nach exakter Einzeichnung der geplanten Schnittführung werden mittels 1%igem Lokalanästhetikum (z.B. Prilocain) einzelne intrakutane Quaddeln gesetzt, über diese danach die TLA infiltriert wird. Es empfiehlt sich, diese im Verlauf der späteren Schnittführung anzuordnen.

Eine 0,05–0,1%ige TLA-Lösung mit Prilocain wird mittels einer 25 gg.-Nadel über die gesetzten Quaddeln mit einer Handsaugpumpspritze oder aber auch mit einer elektrischen Pumpe auf niedriger Stufe subkutan infiltriert. Das umgebende Gewebe wird je nach dem Bedarf nach subkutaner Mobilisation mitinfiltriert.

Wird ein harter Gewebeturgor gewünscht, so sollte die Linie der geplanten Schnittführung zusätzlich mit 1%igem Lokalanästhetikum knapp subkutan oder auch intrakutan infiltriert werden, da die Zeitspanne bis zum Erreichen der kompletten Anästhesieleistung bei der reinen TLA mindestens 10 min beträgt.

Ist der Gewebeturgor von untergeordneter Bedeutung, so kann mit dem Schnitt ca. 15-20 min gewartet werden, und die zusätzliche Infiltration mit 1%igem Lokalanästhetikum wird überflüssig.

Durch Einspritzung von großen Mengen der TLA und Nachinfiltration bei wieder erschlaffendem Gewebeturgor kann der Vordehnungseffekt der TLA-Lösung genutzt werden, der wie ein Kurzzeitexpander wirkt.

Soll dagegen direkt im Anschluß an die Exzision die primäre Wundrandapposition erfolgen, so ist darauf zu achten, daß nicht zuviel TLA-Lösung infiltriert wird, da der primäre Wundverschluß dann erschwert sein kann. Um den Unterschied zu der, bei der Liposuktion gewünschten, fast wassermelonenartigen Konsistenz zu verdeutlichen, haben wir diese Art der Infiltration auch „Semi-Tumeszenz" genannt, weil hier der Turgor bei Abschluß der Infiltration viel weicher ist.

12.3.2 Spezifische Vorteile

Die Präparation in TLA besticht durch die Blutarmut wegen des Adrenalinzusatzes. Die subkutanen Strukturen sind durch die eingebrachte Flüssigkeit aufgedehnt, was die Exzision außerordentlich vereinfacht [1]. Dieser Effekt wurde auch als Hydrodissektion bezeichnet und ist ein durchaus erwünschtes chirurgisches Moment der TLA.

Wie schon in anderen Kapiteln erwähnt, profitiert der Patient von der prolongierten Schmerzfreiheit, der geringeren Blutung und damit geringeren Rate an postoperativen Hämatomen und der schnelleren postoperativen Mobilisation [3, 7].

Trotz des insgesamt etwas nässeren Operationsfeldes aufgrund der TLA im Vergleich zur Operation in Allgemeinnarkose, kommt es wegen des Adrenalinzusatzes in der Lösung zu einer damit verbundenen Vasokonstriktion. Diese und die atraumatische Präparationstechnik führen zu wesentlich weniger Blutungen intraoperativ (Abb. 2), was zur Übersicht und zur Erleichterung des Operationsablaufes beiträgt [1]. Nach abgeschlossener Präparation ist trotz der geringen Blutungen eine exakte Blutstillung notwendig, da es sonst nach Abklingen des Vasokonstriktionseffekts zu Nachblutungen kommen kann.

Im weiteren Operationsablauf wird wie üblich die Wundadaptation mittels Subkutannähten und nachfolgender Hautnaht (alle Nahttechniken möglich) durchgeführt.

Vorteile der TLA bei großen Exzisionen

- Kein Narkoserisiko bei vollständiger Schmerzfreiheit
- Hydrodissektionseffekt durch TLA, atraumatische Operationsdurchführung
- Geringe Blutungen intraoperativ durch Vasokonstriktionseffekt der TLA
- Aktive Bewegungen beim Wundverschluß möglich, damit Korrektur von Verziehungen introperativ noch möglich
- Vordehnungseffekt der TLA im Sinne eines „Mini-Expanders"
- Langanhaltende postoperative Analgesie

12.3.3 Spezifische Nachteile

Nachteile der TLA bei großen Exzisionen

- Exakte präoperative Operationsplanung nötig, da nach der Infiltration Hautspaltlinien und Tumorgrenzen nicht mehr erkannt werden können
- Erschwertes Erkennen von Blutungsquellen
- Verstärkte postoperative Schwellung
- Verschluß unter relativ großer Hautspannung

Indikationsbewertung: Sehr gut für die TLA geeignet.
Empfohlene TLA-Konzentration: 0,1-0,2% im Kopfbereich, 0,1-0,05% Stamm und Extremitäten.

Literatur

1. Acosta AE (1997) Clinical parameters of tumescent anesthesia in skin cancer reconstructive surgery. A review of 86 patients. Arch Dermatol 133:451-454
2. Coleman WP, Klein JA, Coleman WP (1992) Use of the tumescent technique for scalp surgery, dermabrasion, and soft tissue reconstruction. J Dermatol Surg Oncol 18:130-135
3. Kalodikis L, Hermes B, Kohl PK (1998) Tumeszenz-Lokalanästhesie: Einsatz im Kopfbereich. Z Hautkr 73:316-317
4. Kaufmann R, Landes E (1992) Dermatologische Operationen. Farbatlas und Lehrbuch der Hautchirurgie, 2. Aufl. Thieme, Stuttgart New York
5. Petres J, Rompel R (1996) Operative Dermatologie. Lehrbuch und Atlas. Springer, Berlin Heidelberg New York Tokyo
6. Petres J, Rompel R (1996) Regionale operative Verfahren, Stamm. In: Petres J, Rompel R (Hrsg.) Operative Dermatologie. Lehrbuch und Atlas. Springer, Berlin Heidelberg New York Tokyo, S 371-452
7. Sattler G (1998) Lokalanästhesie, Regionalanästhesie, Tumeszenzanästhesie: Techniken und Indikationen. Z Hautkr 73:316

Große Exzisionen

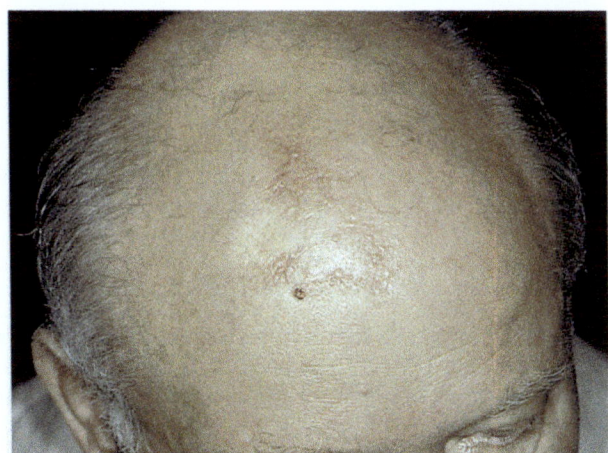

Abb. 1. Großes sklerodermiformes Basaliom frontal

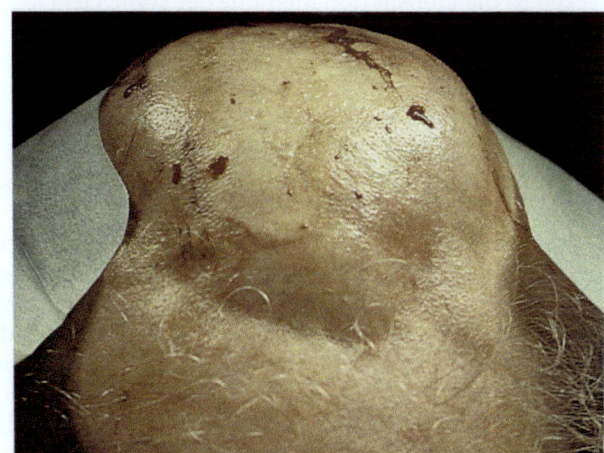

Abb. 2. Starke Anschwellung = Tumeszenz nach der Infiltration. Je länger gewartet wird, desto größer ist der Effekt als „Miniexpander"

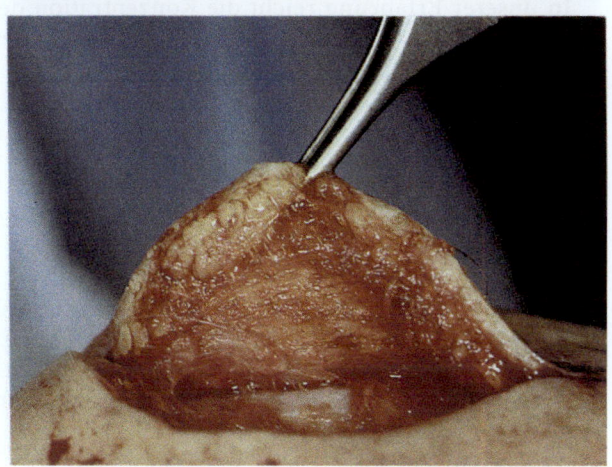

Abb. 3. Beginn der Exzision in TLA

12.4 Abdominoplastik

B. BLUGERMAN, D. SCHAVELZON

Für die operative Bauchstraffung liegt nur in Ausnahmefällen eine funktionelle Indikation vor, in der Regel handelt es sich um einen kosmetisch-ästhetischen Eingriff. Das gewählte Operationsverfahren hängt von der zugrundeliegenden Fettdeformität ab.

Bei einer lokalisierte Fettgewebevermehrung mit straff-elastischen Bauchdecken ist die Liposuktion Methode der Wahl. Liegt jedoch eine deutlich erschlaffte Haut oder auch ein echter Hautüberschuß vor, ist eine Abdominoplastik zu erwägen [2].

Allerdings wird durch Einsatz neuerer Absaugkanülen eine operative Bauchdeckenstraffung immer seltener notwendig, da durch den weitgehenden Erhalt der bindegewebigen Strukturen eine gute Retraktion zu erwarten ist. Dadurch muß die Indikation zur Abdominoplastik nur in Ausnahmefällen gestellt werden [3].

In jedem Fall sollte das Fettgewebedepot durch eine vorangehende Liposuktion soweit wie möglich reduziert werden, weil dadurch weniger Gewicht auf der Haut lastet. Zudem ist bekannt, daß durch die Liposuktion und das damit zusammenhängende Trauma eine diffuse Fibrose induziert wird, die das verbliebene weiche subkutane Fettgewebe stabilisiert [1]. Diese Faktoren erleichtern das Vorgehen für eine evtl. im Anschluß noch nötige Abdominoplastik. Bei gleichzeitiger Durchführung beider Verfahren in einer Sitzung ist die erhöhte Komplikationsrate zu beachten.

In unserer Erfahrung reicht die Konzentration der normalen Klein-Lösung nicht aus. Für uns hat sich über die Jahre folgende Rezeptur bewährt:

Tabelle 12.4.1. Rezeptur für ca. 0,15%ige Tumeszenzlösung

Isotone Kochsalzlösung	1000 ml
Lidocain 2% mit Epinephrin 1/100000	80 ml
Natriumbicarbonat 8,4%	40 ml
Adrenalin 1:1000	1 ml

[Anmerkung der Herausgeber: Zur Zeit liegen klinische Studien zur TLA nur für die 0,05%ige und klinische Erfahrungen nur für bis zu 0,1%ige Lösungen vor. Auch wenn die klinischen Erfahrungen davon stark differieren, sollte man zur Kenntnis nehmen, daß die Höchstdosis von Lidocain vom Hersteller mit 10 ml der 2%igen Lösung angegeben wird]

Abdominoplastik

Die Infiltration der Tumeszenzlösung hat 3 Hauptfunktionen:
- Für eine ausreichende Anästhesie zu sorgen
- Eine Hydrodissektion zu bewirken
- Eine gute Hämostase herbeizuführen

12.4.1 Technik

Der Infiltration geht die genaue Einzeichnung der geplanten Schnittführung und des Operationsfeldes voraus. Ein scheinbar banaler Punkt ist dabei die richtige Wahl und der korrekte Einsatz des Zeichenstiftes, da sich besonders im Rahmen der TLA immer viel Flüssigkeit im zu operierenden Areal befindet und die Einzeichnung verwischen kann. Wir zeichnen zusätzlich immer noch vertikale Linien mit ein, die das Wiederauffinden der korrespondierenden Strukturen beim Wundverschluß erleichtern.

Nach dem Setzen der LA-Quaddeln wird mit der Standard-TLA-Lösung die Infiltration begonnen (siehe Kap. Technik der Infiltration). Ziel ist das Erreichen eines nicht ganz so straffen Gewebeturgors. Ist die Tumeszenz nicht ausreichend, so kann unter Umständen keine volle Anästhesieleistung erreicht werden und die Vasokonstriktion ist nicht ausgeprägt genug. Ist die Tumeszenz zu straff, so ist der Operationssitus sehr flüssigkeitsreich und die spannungsfreie Adaptation der Wundränder kann erschwert sein. Im Zweifelsfall soll jedoch immer eher zuviel als zuwenig Tumeszenz gesetzt werden. Hierzu werden im Durchschnitt 4000 ml–7000 ml Tumeszenzlösung benötigt.

Die oberflächliche Infiltration kann mit der beschriebenen "1er"-Kanüle erfolgen. Deren Länge von 7 cm ist allerdings nicht immer ausreichend, so daß sich bei größeren Fettmassen die mehrlöchrige Infiltrationskanüle (z.B. "Infusion Needles", Fa. Wells Johnson, s. Anhang C: Bezugsquellen) besser eignet. Solche Infiltrationskanülen gibt es mit einer oder mehreren Bohrungen auf der Kanülenseite, durch die die TLA-Lösung gießkannenartig in das subkutane Fettgewebe gelangt. Standarddurchmesser sind 1,5, 2,0 und 3 mm in variablen Längen von 10–40 cm.

Die Einwirkzeit sollte mindestens 10 min betragen, um den vollen anästhesierenden und vasokonstriktorischen Effekt nutzen zu können. Wird ein früherer Operationsbeginn gewünscht, so können die Inzisionslinien zusätzlich mit 1%igem Lokalanästhetikum infiltriert werden. Alternativ kann mit der benutzten Tumeszenzlösung eine sehr oberflächliche Infiltration unter Erzielung des sog. "Orangenhauteffekts" erfolgen. In der Epidermis gibt es wesentlich mehr freie Nervenendigungen, die für die Nozizeption zuständig sind als in der Subkutis. Deshalb ist eine schmerzfreie Operation im subkutanen Bindegewebe bereits möglich, wenn die Epidermis noch Reste von Sensibilität zeigt. Dies kann mit der beschriebenen Zusatzinfiltration von normal konzentriertem Lokalanästhetikum umgangen werden.

Es ist sinnvoll, die Tumeszenzlösung in Reichweite zu belassen, falls intraoperativ noch sensible oder nicht ausreichend infiltrierte Areale gefunden werden.

Für die Operationsplanung ist neben der Art der Fettgewebedeformität v. a. der später erwünschte Narbenverlauf (präoperatives Einzeichnen der Badeanzugabmessungen) entscheidend.

In den Fällen, wo ein kombiniertes Vorgehen mit Liposuktion und Hautresektion notwendig ist, führen wir die Liposuktion zuerst durch, um ein noch stabiles Gewebe vorzufinden. Zudem wird so das Herauslaufen der Tumeszenzlösung aus den Inzisionsöffnungen vermieden.

Bei kombinierter Operation muß die durch die Liposuktion induzierte Retraktion der Haut miteinkalkuliert werden, weshalb die Resektionsfläche der Haut in diesen Fällen etwas kleiner einzuzeichnen ist als bei der herkömmlichen Abdominoplastik. So können Narbenzug und die Gefahr hypertropher Narben oder Keloide sowie Verziehungen der Haut über prominenten Stellen vermieden werden.

Soll während der Abdominoplastik eine Rektusnaht erfolgen, infiltrieren wir die Tumeszenzlösungg durch eine kleine Öffnung direkt unter die Aponeurose des M. rectus abdominis. Auf diese Weise wird dem Schmerz, der bei Zug und Naht der Aponeurose entsteht, vorgebeugt.

Bei der Standardoperationstechnik wird mit der unteren Inzision in der Leistengegend begonnen, und von hier ausgehend das Fettpolster meist lateral stumpf, zentral scharf von der Muskelfaszie abpräpariert. Auf eine sorgfältige Blutstillung sowohl der epigastrischen als auch der zahlreichen perforierenden Gefäße ist genauestens zu achten.

Wir benutzen gerne das elektrische monopolare Messer, da durch die Elektrokoagulation eine gute Blutstillung gewährleistet ist.

Nach Abpräparation bis auf Nabelhöhe wird dieser umschnitten und anschließend das Gewebe bis zum Rippenbogen weiter abgelöst. Oberhalb des Nabels findet sich medial oft ein dichteres Fasernetz, welches das Fettgewebe durchzieht und ein scharfes Ablösen von der Faszie nötig macht. Lateral hingegen ist die stumpfe Lösung leicht möglich.

Nach vollständiger Mobilisation bis zum Rippenbogen und Xiphoid wird der abpräparierte Lappen schonend nach unten gezogen. Ziel ist eine möglichst spannungsfreie Vereinigung der beiden Wundränder. Zuvor kann, wenn nötig und falls keine Liposuktion vorausgegangen ist, eine Verdünnung des Subkutangewebes des Oberbauchlappens mit dem Messer entlang der Scarpa–Faszie vorgenommen werden. Auch weiter evtl. nötige Fettgewebekorrekturen können nun vorgenommen werden, z.B. die Resektion oder Absaugung lateraler oder Lendenfettpolster oder die Absaugung von Oberschenkelinnenseiten vom inguinalen Wundrand aus.

Nach Neueinpflanzung des Nabels wird abschießend die Wundrandadaptation meist mit einer fortlaufenden Subkutannaht in Kombination mit einer fortlaufenden Intrakutannaht vorgenommen.

Je nach Ausgangsbefund existieren zahlreiche Variationen zum hier kurz dargestellten Standardvorgehen, wie z.B. die obere oder untere Abdominoplastik.

12.4.2 Spezifische Vorteile

Die TLA wird z. Z. in der Hauptsache von Dermatologen angewendet, setzt sich aber allmählich auch in der plastischen Chirurgie durch. In unserer Praxisklinik werden über 90% aller Eingriffe in TLA durchgeführt. Im Bereich des Abdomens sind dabei zu nennen: Dermalipektomie (konventionell mit Nabeltransposition und en bloc mit Neoumbilikoplastik), Minidermolipektomie (konventionell und endoskopisch), Flankenplastik und Narbenrevision. Inzwischen gibt es auch einige wenige Berichte von chirurgischer Seite, die die von uns gemachten guten Erfahrungen bestätigen [4].

Vorteile der TLA bei der Abdominoplastik

- Nur minimale Sedierung erforderlich
- Sichere Anästhesieleistung ohne Vollnarkoserisiko
- Gutes Trennen der Schichten durch Vorpärparationseffekt/ Hydrodissektion
- Übersichtliches Operationsfeld durch geringe Blutungsneigung
- Kombinationsmöglichkeit mit Liposuktion
- Postoperativ geringe Hämatomrate
- Raschere Rekonvaleszenz
- Geringeres Thromboserisiko

12.4.3 Spezifische Nachteile

Nachteile der TLA bei der Abdominoplastik

- Höhere Wahrscheinlichkeit für das Auftreten von Seromen oder serosanguinösen Ansammlungen
- Etwas schwierigere Blutstillung wegen der großen Flüssigkeitsmengen mit nachfolgendem Risiko der zweizeitigen Blutung
- Abwaschen der präoperativen Markierung
- Postoperatives Auslaufen der Tumeszenzflüssigkeit
- Erschwertes Haften der Pflaster

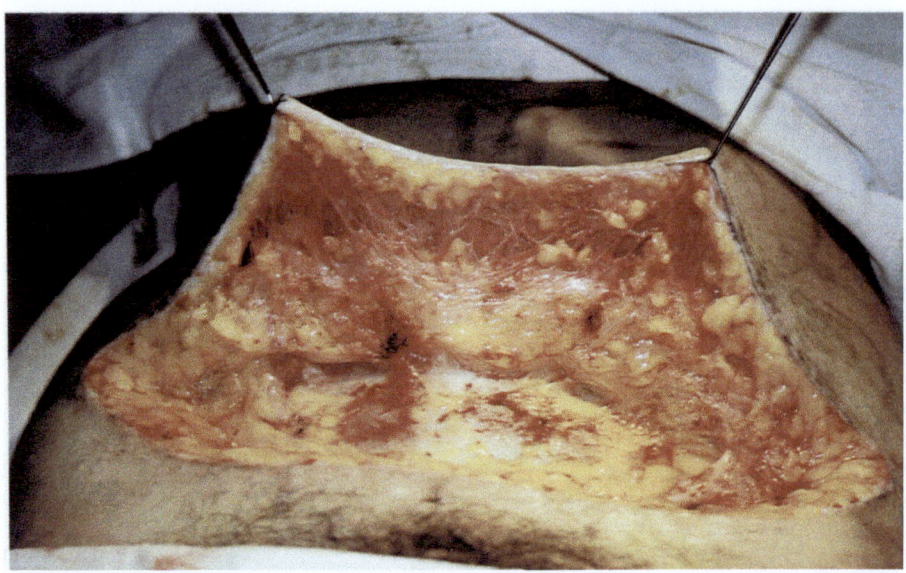

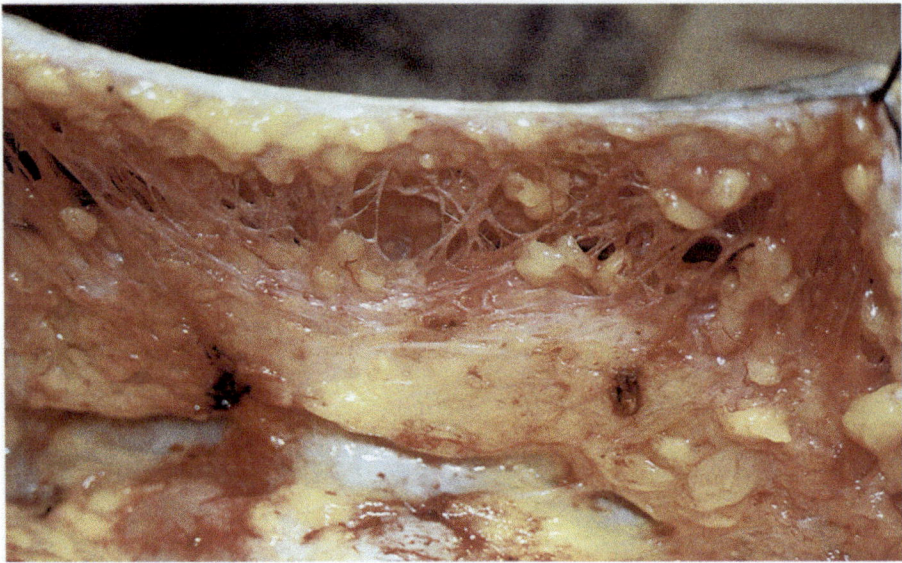

Abb. 1. Intraoperative Demonstration der Blutarmut und der erhaltenen Bindegewebs- und Gefäßstrukturen nach Liposuktion und während der Abdomoplastik

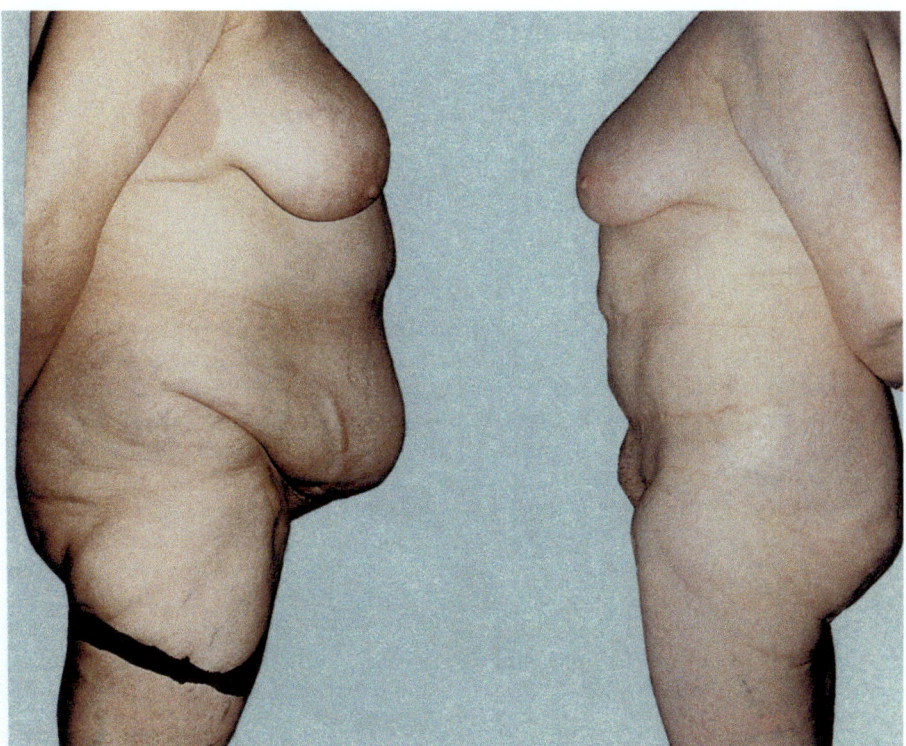

Abb. 2. Prä- und postoperatives Bild einer Abdominoplastik in TLA

Literatur

1. Carpeneda CA (1996) Postliposuction histologic alterations of adipose tissue. Aesth Plast Surg 20:207-211
2. Kesselring UK (1998) Die Bauchdeckenstraffung. In: Lemperle G (Hrsg) Ästhetische Chirurgie. Ecomed Verlagsgesellschaft Landsberg, S X1-X11
3. Matarasso A, Matarasso S (1998) When does your liposuction patient require an abdominoplasty? Dermatol Surg 23:1151-1160
4. Nguyen TT, Kim KA, Young RB (1997) Tumescent mini abdominoplasty. Ann Plast Surg 38:209-212

12.5 Mediales Beinlift

G. Sattler, B. Sommer

Die Haut und das subkutane Binde- und Stützgewebe der Oberschenkelmedialseite ist bei Frauen besonders weich. Zudem finden sich dort je nach Prädisposition unterschiedlich große und unterschiedlich störende Fettansammlungen. Als Folge dieser zusammenwirkenden Faktoren kann durch Herabhängen der Haut das sog. „Theatervorhangphänomen" entstehen, eine Dermatochalasis der Oberschenkelinnenseiten.

Im Regelfall wird zunächst eine Liposuktion erfolgen, um das überschüssige Fettgewebe zu entfernen. Dadurch wird die Haut von dem in Richtung der Schwerkraft ziehenden Gewicht des Fetts entlastet. Die Oberschenkelinnenseiten zeigen insgesamt eine nur mäßig gute Retraktionstendenz (s. Kap. Liposuktion), so daß in Fällen fortgeschrittener Dermatochalasis ein mediales Beinlift indiziert ist. Dabei kann die erschlaffte Haut in gewissen Grenzen wieder glattgezogen werden; die Patienten sollten aber vor überhöhten Erwartungen gewarnt werden, was die Dauer des Operationserfolgs betrifft.

12.5.1 Technik

Im Prinzip wird der Hautüberschuß gerade so weit reseziert, daß eine Adaption in Außenrotation noch möglich ist. Vor der Operation wird an der stehenden Patientin die Größe des zu resezierenden Hautlappens festgelegt.

Eine Überkorrektur ist aus mehreren Gründen zu vermeiden: Einmal können durch großen Zug Dehiszenzen entstehen und im weiteren Verlauf absinken. Es sollte bedacht werden, daß nicht das Nachlassen der Hautelastizität, sondern lediglich die momentanen Auswirkungen davon therapiert werden können. Deshalb wird ein zu starker Zug zu einer noch schnelleren Hautdehnung führen und das Ergebnis insgesamt gefährden. Zudem besteht die Gefahr einer Verziehung der großen Labien.

Nach dem Setzen der Hautquaddeln mit 1%igem Lokalanästhetikum kann mit der Infiltration begonnen werden. Bei der Infiltration der Tumeszenzlösung ist im Gegensatz zur Liposuktion ein nicht so praller Gewebstumor anzustreben. Diese unvollständige Ausdehnung des subkutanen Fettgewebes könnte man für die palpierende Hand auch mit einer nur halb aufgeblasenen Luftmatraze vergleichen. Wird eine übliche Tumeszenz gesetzt, so kann diese den spannungsfreien Wundverschluß behindern. Bei Verwendung der üblichen Tumeszenzlösung besteht durch den Adrenalinzusatz auch mit dieser Methode eine ausreichende Vasokonstriktion.

Mediales Beinlift

Die Schnittführung verläuft von vorne in der Inguinalfalte bis nach hinten in die Infraglutäalfalte, nach distal wird je nach Ausprägung des Befunds ein halbmondförmiger Haufettlappen reseziert. Wichtig ist die Befestigung der Oberschenkelhaut mit starken Subkutannähten am Periost des Scham- und Sitzbeins, um eine Dehiszenz oder einen Zug an den großen Labien durch das Hautgewicht zu vermeiden. Der Hautverschluß erfolgt mittels Hautfaden oder Tacker.

Die Patienten werden nach Anlegen eines Kompressionsverbandes oder eines Kompressionsstrumpfes sofort postoperativ mobilisiert.

12.5.2 Spezifische Vorteile

Vorteile der TLA beim medialen Beinlift

- Nur minimale Sedierung erforderlich
- Sichere Anästhesieleistung ohne Vollnarkoserisiko
- Vorpräparationseffekt/Hydrodissektion
- Übersichtliches Operationsfeld durch geringe Blutungsneigung
- Postoperativ geringe Hämatomrate
- Rasche Rekonvaleszenz
- Geringeres Thromboserisiko

12.5.3 Spezifische Nachteile

Nachteile der TLA beim medialen Beinlift

- Postoperatives Auslaufen der Tumeszenzflüssigkeit
- Vor allem bei Überinfiltration erschwerte Adaption der Wundränder

Literatur

Kesselring U (1998) Oberschenkelstraffung. In: Lemperle G (Hrsg) Ästhetische Chrirugie. Ecomed Verlagsgesellschaft Landsberg. S XI-3 1-5

Schultz RC, Feinber LA (1979) Medial thigh lift. Ann Plast Surg 2:404-410

12.6 Facelift (Gesichtsstraffung)

D. M. SPENCER

Präoperative Vorbereitung

Bei jedem Patienten wird selbstverständlich eine medizinische und psychologische Anamnese erhoben, präoperative Laborwerte kontrolliert und anschließend eine Einwilligungserklärung unterschrieben. Eine perioperative Antibiotikumprophylaxe wird am Morgen des Eingriffes mit 500 mg Cefalexin begonnen und für insgesamt 7 Tage fortgesetzt.

Gesicht und Hals werden mit einer antibakteriellen Seife (z. B. Dial oder Lever 2000) am Vorabend und am Morgen vor dem Eingriff gereinigt. Nach Eintreffen des Patienten im Operationssaal wird er routinemäßig vorbereitet. Die geplanten Gebiete für das Facelift und eine Liposuktion am Hals werden markiert. Die Haare temporal und postaurikulär werden mit Pflastern oder Hauben zurückgehalten. Einige Patienten erhalten eine präoperative Sedierung mit Promethazin 25 mg i.m., Meperidine 50 mg i.m.(in Deutschland nicht auf dem Markt) und Midazolam 5 mg i.m. Die meisten Patienten verzichten jedoch auf eine zusätzliche Sedierung, wenn sie hinreichend über die Vorteile der TLA aufgeklärt wurden.

12.6.1 Technik

Empfohlene Rezeptur der Tumeszenzlösung

Die richtige Zubereitung der Tumeszenzlösung für das Facelift ist entscheidend für die Sicherheit und das Wohlbefinden des Patienten. Die für diesen Eingriff geeignete Tumeszenzlösung enthält Lidocain in einer Konzentration von 0,1% (das entspricht 100 ml Lidocain auf 1 000 ml physiologische Kochsalzlösung), Adrenalin 1:250 000 (4 ml der 1 : 1 000 verdünnten Lösung auf 1 000 ml Kochsalzlösung) und 20 ml Natriumbikarbonat. Zusätzlich fügen einige Operateure 10 mg Triamcinolon/1 000 ml Kochsalzlösung hinzu, um die postoperative Schwellneigung zu reduzieren.

Operative Technik

Wir führen während der Fettabsaugung am Hals und dem Facelift eine kontinuierliche Überwachung von Herzfrequenz, Herzrhythmus und Sauerstoffsättigung durch. Der Patient wird aufrecht gelagert und das entsprechende Hautareal desinfiziert.

Facelift (Gesichtsstraffung)

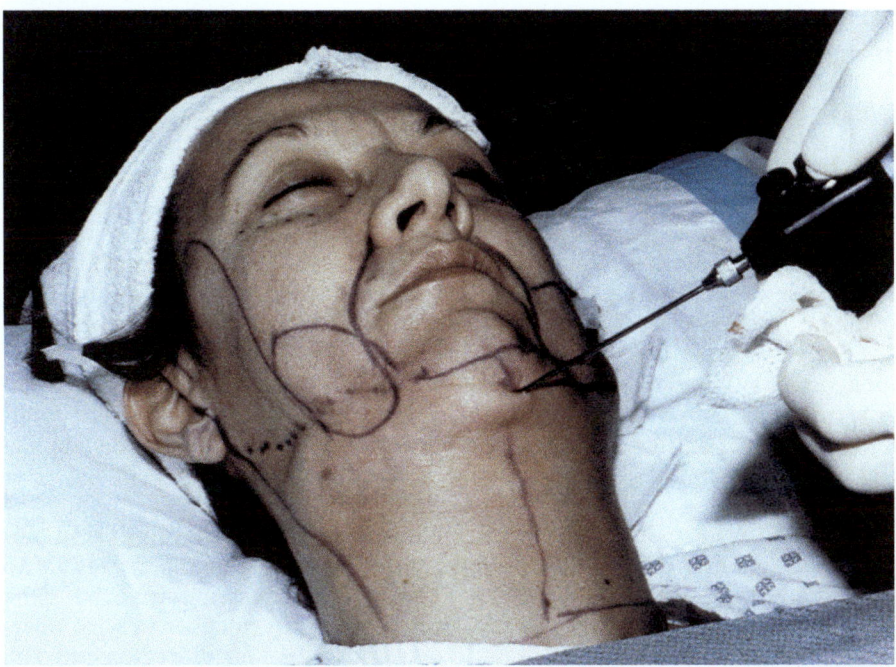

Abb. 1. Infiltration des Halses mit TLA. Die präoperativen Hautmatkierungen sind erkennbar

Dann wird mit der Tumeszenzbetäubung von Hals und den postaurikulären Sulci mit den üblichen Infiltrationskanülen begonnen. Mit einer 11er Klinge werden anschließend in diesen Arealen 3 ca. 3 mm lange Inzisionen gesetzt. Von diesen Inzisionen aus wird die Tumeszenzunterspritzung des Gesichts mit einem sog. *Hunstad Autofuse Handstück* (Abb. 1) vorgenommen. Eine 12-gg.-Infusionskanüle verbindet das Handstück mit einem 1-Literbeutel der Tumeszenzlösung, um den eine Druckmanschette gelegt wird. Die Infiltration kann auch mit anderen Systemen, z.B. elektrischen Pumpen (Wells-Johnson Co. oder Byron Medical; s. Anhang C: Bezugsquellen) durchgeführt werden.

Um die Infiltration so schonend wie möglich vorzunehmen, wählt man eine langsame Infiltrationsgeschwindigkeit. Von der Halsregion ausgehend werden zunächst die präaurikulären Areale betäubt. Zu Beginn der Infiltration eines neuen Areals spürt der Patient evtl. ein leichtes Brennen. Dieses etwas unangenehme Gefühl dauert jeweils nur wenige Sekunden. Es kann abgeschwächt werden, wenn darauf geachtet wird, daß die Tumeszenzlösung das vor der Infiltrationskanüle gelegene Gewebe bereits vorpräpariert.

Bei weiblichen Patienten benötigt man i. allg. 750 ml Tummeszenzlösung für Gesicht und Hals sowie weitere 200 ml für jede Wangenpartie. Bei männlichen Patienten braucht man ungefähr 1 l Lösung für Hals und Gesicht und 250 ml für jede Wange. Die Infiltration dauert ungefähr 15 min, davon 5 min für den Hals und jeweils 5 min für jede Gesichtshälfte. Durch den vasokonstriktorischen Effekt der Tumeszenzlösung kommt es ca. 15 Minuten nach Beginn der Infiltration zu einem Abblassen des Gewebes („blanching effect").

Die Liposuktion am Hals wird mit einer Mikrokanüle in üblicher Weise durchgeführt. Eine 12 gg.-Mikrokanüle mit 2 mm Innendurchmesser wird dabei einer 14 gg.-Kanüle vorgezogen, da letztere sich verbiegen und evtl. sogar abbrechen kann. Nach Abschluß der Halsabsaugung werden die Platysmastrukturen mit 3,0 Mersilene-Nähten rekonstruiert.

Die eigentliche Faceliftoperation beginnt mit einer Unterminierung und Mobilisierung der Haut unter Verwendung der Metzenbaum-Schere, ausgehend von den zuvor zur Infilration der Tumeszenzlösung genutzten Inzisionen. Die Präparationsebene liegt 3-5 mm unter der Haut im subkutanen Fettgewebe. Diese Ebene oberhalb der oberflächlichen Muskelfaszie (**superficial muscular aponeurotic system = SMAS**) wird gewählt, um eine Verletzung von Nervenästen zu vermeiden. Nach Abschluß der Mobilisierung wird ein durchgehender Schnitt vom Haaransatz an der Schläfe bis zum post- oder bei Bedarf prätragalem Gebiet bzw. der Mastoidregion des retroaurikulären Sulcus gelegt.

Die prä- und postaurikuläre Region wird anschließend ebenfalls mobilisiert und Gefäßblutungen durch elektrische Koagulation gestillt. Allerdings sind Blutungen bei einem in TLA durchgeführten Facelift eher selten (Abb.2). Das SMAS wird mit 4-6 dauerhaften Mersilene-Nähten gerafft. Jetzt noch vorhandene Fettläppchen werden mit der Metzenbaum-Schere entfernt, ebenso wird überschüssige Haut an den Schläfen, präaurikulär und in der Mastoidregion entfernt.

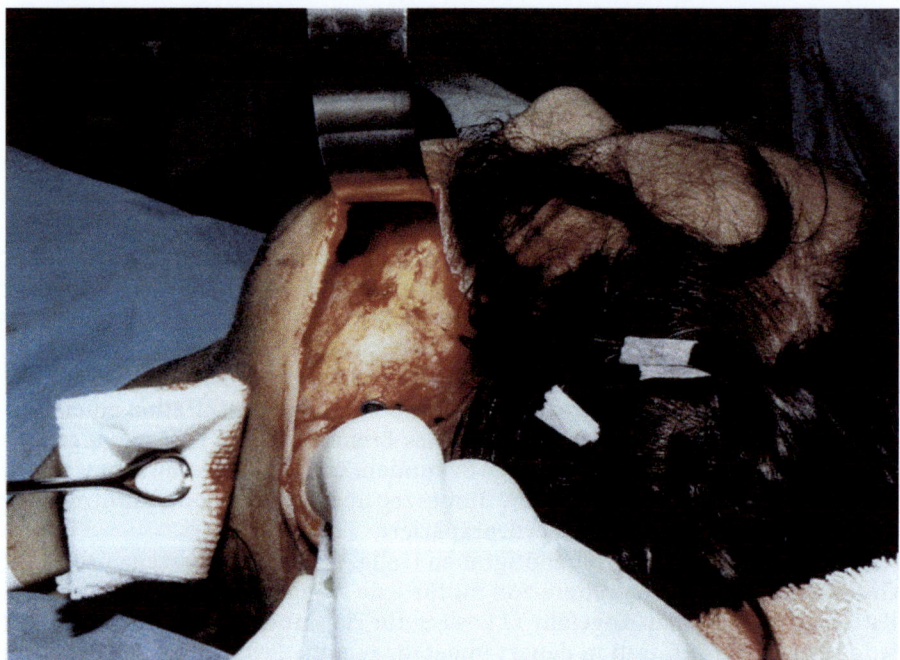

Abb. 2. Durch die TLA kann das SMAS mit nur geringen Blutungen dargestellt werden

Facelift (Gesichtsstraffung)

Für den vorderen Hautlappen können dies 1,0-2,0 cm sein, für den hinteren Lappen 0,5-1,0 cm. Die Haut vor dem Ohr wird durch eine fortlaufende Naht mit 5-0 Seidenfaden, hinter dem Ohr mit 3-0 Seidenfaden adaptiert. Die Haut an Schläfen und Mastoid wird mit Klammern adaptiert.

Die gesamte Operationsdauer beträgt 2,5-3,0 h.

Anschließend wird ein Verband für den Hals sowie die seitlichen Gesichtspartien angelegt. Wir verwenden als Verbandsstoff Baumwolle und Coban (s. Anhang C: Bezugsquellen). Dieser Verband saugt auslaufende Tumeszenzlösung auf. Postoperativ haben Patienten nach TLA-Facelift sehr wenig Beschwerden. Einblutungen verschwinden innerhalb von 7-10 Tagen. Diese sind im Vergleich zu konventionellen Facelifts ohne TLA minimal.

12.6.2 Spezifische Vorteile

Durch die TLA kann ein Facelift vollständig in lokaler Betäubung durchgeführt werden. Risiken und Kosten einer Vollnarkose entfallen bei dieser Methode. Postoperative Übelkeit und Erbrechen als Folge einer ITN treten nicht auf.

Das ästhetische Resultat ist mit einem in konventioneller Technik durchgeführten Facelift vergleichbar.

Es finden sich geringere Hämatome und eine verkürzte postoperative Rekonvaleszenzphase.

Patienten, die sowohl ein konventionelles „trockenes" Facelift als auch ein TLA-Facelift erlebt haben, ziehen bei Befragung das TLA-Facelift vor.

Dieses Kapitel ist dem im Januar verstorbenen Dr. Malcolm C. Spencer gewidmet.

12.7 Verschiebelappenplastik

S. Sattler

Große Verschiebelappenplastiken, besonders im Rahmen der Hauttumorchirurgie, erforderten bis vor wenigen Jahren die Durchführung des Eingriffes in Allgemeinnarkose. Aufgrund der toxikologischen Eigenschaften der im Handel befindlichen Lokalanästhetika übertrafen die erforderlichen Mengen die erlaubte Maximaldosis. Dermatologen, Mund-Kiefer-Gesichtschirurgen und plastische Chirurgen waren somit abhängig von anästhesiologischer Mithilfe. Der Patient benötigte meist einige Tage stationären Aufenthalt.

Seit Einführung der TLA sind diese Eingriffe ambulant, ohne großen apparativen Aufwand, sicher durchführbar. Die Tumeszenslösungsflüssigkeit bietet zusätzlich operationstechnische Erleichterungen, die im folgenden herausgestellt werden sollen. Prinzipiell können alle Formen der Verschiebelappenplastiken in TLA durchgeführt werden [2, 3].

12.7.1 Technik

Nach exakter Einzeichnung der geplanten Schnittführung werden mittels 1%igem Lokalanästhetikum (z.B. Prilocain) einzelne intrakutane Quaddeln gesetzt, über diese danach die TLA infiltriert wird. Es empfiehlt sich, diese im Verlauf der späteren Schnittführung anzuordnen.

Eine 0,05–0,1%ige TLA-Lösung mit Prilocain wird mittels einer 25 gg.-Nadel über die gesetzten Quaddeln mit einer Handsaugpumpspritze oder aber auch mit einer elektrischen Pumpe auf niedriger Stufe subkutan infiltriert. Der Infiltrationsbezirk sollte das gesamte Operationsareal umfassen. Neben der geplanten Schnittführung sollte auch das umgebende Subkutangewebe, welches zur Mobilisation der Verschiebelappen notwendig ist, infiltriert werden (Abb. 1).

Im Vergleich zur Anwendung der TLA bei der Liposuktion, sollte die Infiltration so moderat erfolgen, daß die Vorteile der Lösung (komplette Anästhesie, Vasokonstriktion, Mobilisation) genutzt werden können. Entsteht eine zu hohe Gewebespannung, wird der spätere Wundverschluß behindert. Nach einer kurzen Einwirkzeit (wenige Minuten) kann mit der Operation begonnen werden.

Verschiebelappenplastik

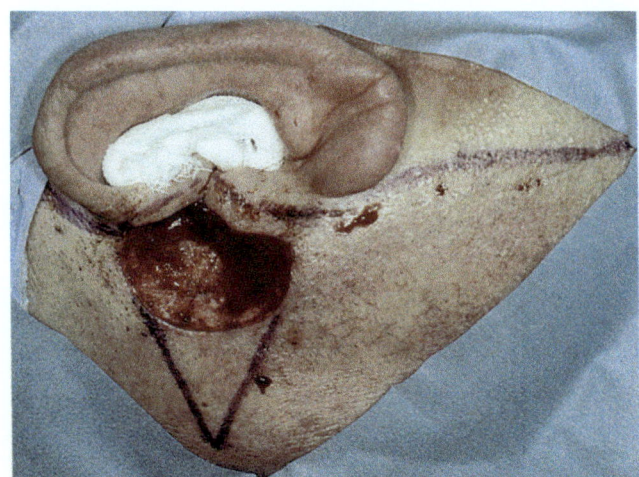

Abb. 1. Zustand nach Entfernung eines Basalioms präaurikulär. Geplanter Wundverschluß mittels doppelter Verschiebelappenplastik nach dreidimensionaler histologischer Wundrandkontrolle, Foto nach subkutaner Infiltration der TLA

Operationsdurchführung in Stichpunkten

- Operationsplanung, Patientenberatung, Patienteneinwilligungserklärung
- Fotodokumentation
- Venöser Zugang
- Einzeichnen der Schnittführung
- Setzen von intrakutanen Quaddeln (einzelne) mit 1%igem Lokalanästhetikum (z. B. Prilocain)
- Infiltration der TLA (0.05% Prilocain), moderate Aufdehnung!
- Atraumatische Lappenpräparation
- Exakte Blutstillung
- Wundverschluß

12.7.2 Spezifische Vorteile

Bei der Lappenpräparation in TLA imponiert die Leichtigkeit, mit der sich die subkutanen Strukturen trennen lassen (nahezu vollständig stumpf möglich). Dies kommt durch die die Bindegewebesepten umspülende und damit das Subkutangewebe (Fettgewebe) auseinandertreibende Tumeszenzlösung zustande. Dieser Vorgang kann als Hydrodissektion bezeichnet werden. Dank dieses Vorpräparationseffekts durch die TLA ist hiermit eine gewebeschonende Operationstechnik und eine einfache Darstellung wesentlicher Strukturen (Gefäße und Nerven) ohne Risiko möglich. Selbst bei kleineren Lappenplastiken ist dieser Tumeszenzhydrodissektionseffekt der üblichen LA überlegen, durch das geringere Risiko der intravasalen oder intramuskulären Applikation.

Trotz des insgesamt etwas nässeren Operationsfeldes auf grund der TLA im Vergleich zur Operation in Allgemeinnarkose, kommt es wegen des Adrenalinzusatzes in der Lösung zu einer damit verbundenen Vasokonstriktion. Diese und

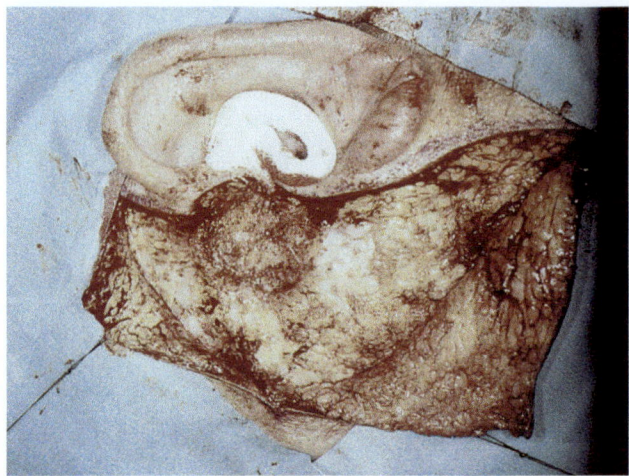

Abb. 2. Intraoperatives Bild während der Lappenpräparation

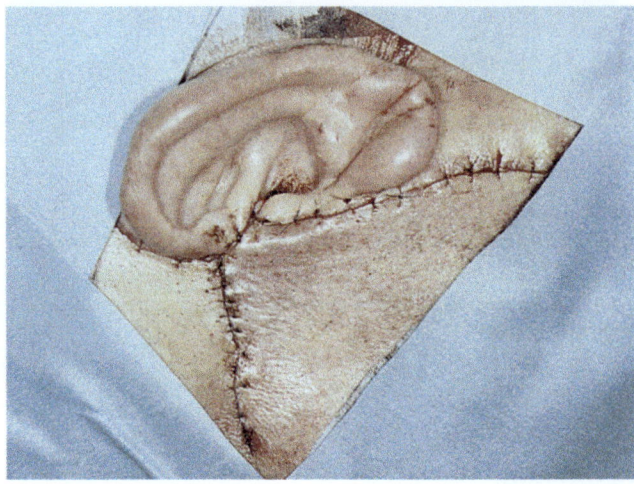

Abb. 3. Nach erfolgter Wundrandadaptation

die atraumatische Präparationstechnik führen zu wesentlich weniger Blutungen intraoperativ (Abb. 2), was zur Übersicht und zur Erleichterung des Operationsablaufes beiträgt [1]. Nach abgeschlossener Präparation ist trotz der geringen Blutungen eine exakte Blutstillung notwendig, da es sonst nach Abklingen des Vasokonstriktionseffektes zu Nachblutungen kommen kann.

Im weiteren Operationsablauf wird wie üblich die Wundadaptation mittels Subkutannähten und nachfolgender Hautnaht (alle Nahttechniken möglich) durchgeführt (Abb. 3). Während des Wundverschlusses ist der Patient gerade bei Operationen im Gesichtsbereich zu mimischen Bewegungen fähig (im Vergleich zur Allgemeinnarkose), wodurch mögliche durch die Plastik entstandene Verziehungen frühzeitig intraoperativ erkannt werden können. Eine Korrektur ist noch in gleicher Sitzung möglich.

Vorteile der TLA bei Verschiebelappenplastiken

- Kein Narkoserisiko bei vollständiger Schmerzfreiheit
- Hydrodissektionseffekt durch TLA, atraumatische Operationsdurchführung
- geringe Blutungen intraoperativ durch Vasokonstriktionseffekt der TLA
- mimische Bewegungen beim Wundverschluß möglich, damit Korrektur von Verziehungen intraoperativ noch möglich
- Exsikkationsschutz des Lappens während der Operation
- Vordehnungseffekt der TLA im Sinne eines "Mini-Expanders"
- Langanhaltende postoperative Analgesie

Nachteile der TLA bei Verschiebelappenplastiken

- Exakte präoperative Operationsplanung nötig, da nach der Infiltration die Tumorgrenzen nicht mehr erkannt werden können
- Kein Erkennen der Hautspaltlinien mehr nach Infiltration
- Erschwertes Erkennen von Blutungsquellen
- Verschluß unter relativ großer Hautspannung
- Verstärkte intraoperative und postoperative Schwellung

Indikationsbewertung: Gut für die TLA geeignet.
Empfohlene TLA-Konzentration: 0,1-0,2% im Kopfbereich, 0,1-0,05% bei Stamm und Extremitäten.

Literatur

1. Acosta AE (1997) Clinical parameters of tumescent anesthesia in skin cancer reconstructive surgery. A review of 86 patients. Arch Dermatol 133:451-454
2. Kalodikis L, Hermes B, Kohl PK (1998) Tumeszenz-Lokalanästhesie: Einsatz im Kopfbereich. Z Hautkr 73:316-317
3. Sattler G (1998) Lokalanästhesie, Regionalanästhesie, Tumeszenzanästhesie: Techniken und Indikationen. Z Hautkr 73:316

12.8 Spalthauttransplantation
B. Sommer

Ist aufgrund der Größe des Operationsdefekts ein Primärverschluß oder ein Verschluß durch Lappenplastiken nicht möglich, so ist eine freie Transplantation indiziert. Üblicherweise werden Wunddefekte, nach weiter lokaler Exzision von Melanomen und Abwarten der Wundgrundgranulation mittels Spalthautlappen, versorgt oder größere Unterschenkelulzera mit Spalthaut gedeckt, besonders nach der Derma-Shaving-Therapie.

Spalthautlappen bestehen aus Epidermis und Koriumanteilen und werden entsprechend ihrer Dicke eingeteilt in dünne (bis 0,3 mm), mittlere (ca. 0,4-0,5 mm) und dicke (ca. 0,6 mm) Transplantate. Die Entnahme erfolgt mittels eines elektrischen Dermatoms, wobei Transplantatdicke und -Breite variabel eingestellt werden können. Das Dermatom muß mit festem Druck auf die Haut aufgesetzt und langsam vorwärts geschoben werden, da sonst die Gefahr besteht, daß das frisch entnommene Transplantat wieder in die Dermatommesser gerät. Die Transplantate können per Hand geschlitzt („gemesht") oder mit einem Maschendermatom durch maschinell-gleichmäßige Schlitzung zu Gittertransplantaten („Meshgraft") verarbeitet werden [2].

12.8.1 Technik

Die Infiltration der TLA-Lösung kann auf verschiedene Weise erfolgen.

Einmalkanüle

Die TLA-Lösung kann wie bei einer herkömmlichen LA durch eine Einmalkanüle der Größe 1 (20gg., 0,90 mm Durchmesser) mit 10-ml- oder 20-ml-Spritzen infiltriert werden, je nach Größe des zu infiltrierenden Areals. Wichtig ist eine Führung der Kanüle relativ knapp unter dem Korium. Soll ein größeres Gebiet unterspritzt werden, lohnt sich auch die Verwendung der 7 cm langen Ausführung der „1-er"-Kanüle: Dadurch muß seltener durch die Haut eingestochen werden.

Pseudotumeszenzlösung

Ist das zu infiltrierende Areal nicht so groß, und steht keine bereits fertiggestellte TLA-Lösung zur Verfügung, so würde sich das Ansetzen einer neuen Lösung für diese kleine Operation nicht lohnen. In solchen Fällen kann sich der Operateur eine „Pseudo-Tumeszenzlösung" mixen, indem Lidocain oder Prilocain mit Zusatz von Adrenalin in einer 20-ml-Spritze bis auf 5-10 ml aufgezogen werden (je nach gewünschter Anschlagszeit: je niedriger die Konzentration des LA, desto länger die Anschlagzeit). Danach kann ca. 1-2 ml Natriumbikarbonat in der gleichen Spritze aufgezogen werden; das restliche Volumen wird nun mit physiologischer Kochsalzlösung oder Ringer-Lösung aufgefüllt (s. Teil B, Kap. Technik der Infiltration). Dieser Vorgang kann auch noch einmal wiederholt werden, falls die Menge der Lösung nicht ausreicht. Erlaubt und sinnvoll ist das beschriebene Vorgehen allerdings nur, wenn der zu anästhesierende Bereich für eine konventionelle LA etwas zu groß ist, aber nicht so groß, daß sich das Ansetzen einer 500-ml-Flasche lohnen würde. Außerdem ist die prozentual verwendete Menge an Lokalanästhetikum mit dieser Methode höher als bei der üblichen TLA-Lösung und es besteht die Gefahr des Auftretens von Nebenwirkungen, falls die so hergestellte Lösung in größeren Mengen appliziert wird.

Stumpfe Infiltrationskanüle

Zur Infiltration des Spenderareals kann auch eine stumpfe Infiltrationskanüle verwendet werden, wie wir sie bei der Anästhesie von bestimmten Arealen bei der abdominellen Liposuktion benutzen [1]. Diese Art der Infiltrationskanülen werden von folgenden Firmen geliefert (s. jeweils Anhang C: Bezugsquellen). „Tulip", eine 5-Loch-Kanüle; Hersteller: Tulip Company (San Diego, California, USA) oder „multiple-hole infusion needles" nach J. Klein, am besten im Durchmesser 1,5 oder 2 mm von der Fa. Wells-Johnson. Die letztgenannten Kanülen sind in den Standardlängen 10 cm, 15 cm und 20 cm geeignet. Zudem werden auch sog. „3-hole-spatulated infusion needles for facial procedures" angeboten, die ebenfalls gut geeignet sind.
Die Stellen der kleinen Stichinzisionen, an denen die Kanülen eingeführt werden, werden vorher durch Quaddelung mit einem Standard-Lokalanästhetikum unempfindlich gemacht. Dann wird die Kanüle direkt subkutan bis zu dem weitesten Punkt der anästhesiert werden soll, vorgeschoben. Beim Zurückziehen wird die TLA-Lösung aus einem Beutel oder aus der Spritze in das Gewebe eingebracht, bis ein „Peau d´Orange"-Effekt entsteht. Fächerförmig wird nun das gesamte vorgesehene Areal in der gleichen Weise betäubt, bei Bedarf erfolgen Stichinzisionen an gegenüberliegenden Seiten.

12.8.2 Spezifische Vorteile

- Wie bereits erwähnt, können auch große Areale bequem und äußerst sicher mit der Tumeszenzmethode anästhesiert werden.
- Ein unschätzbarer Vorteil bei der Spalthautlappenentnahme ist das gute Widerlager, das bei einer korrekt durchgeführten TLA durch den prallen Gewebeturgor entsteht. Deswegen ist darauf zu achten, daß zwischen der Infiltration und dem Eingriff nicht zuviel Zeit vergeht, da der Turgor sonst wegen der Diffusion der

Flüssigkeit in das umgebende Gewebe wieder abnimmt. Ein Spannen der Haut zur Erleichterung des Eingriffs entfällt mit dieser Technik, und so kann man sich ganz auf die Abnahme der Spalthaut aus dem laufenden Dermatom konzentrieren.
- Wegen der überall gleich prallen Konsistenz des subkutanen Gewebes kann die Dicke des zu entnehmenden Spalthautlappens überall gleich gehalten werden, auch an schwierigen Stellen wie glutäal oder bei älteren Menschen, bei denen die Haut besonders schlaff ist oder die wegen Altersatrophie auch im Oberschenkelbereich Unregelmäßigkeiten aufweisen.
- Die Blutung ist wegen der bereits beschriebenen Effekte des Adrenalinzusatzes und der Gefäßkompression minimal, ein Umstand, der auch das Verbandanlegen erleichtert.
- Die Abheilungszeit erscheint nach eigenen Erfahrungen gegenüber herkömmlichen Verfahren deutlich verkürzt; dieses Phänomen wurde aber bisher nicht durch klinische Studien bestätigt.

Spezifische Vorteile bei der Spalthauttransplantation

- Bequeme Anästhesie auch großer Areale
- Gutes Widerlager für die Spalthautentnahme
- Minimale Blutung
- Gute Abheilung der Entnahmestelle

Literatur

1. Field LM, Hrabovszy T (1997) Harvesting split-thickness grafts with tumescent anesthesia. Letter to the editor. Dermatol Surg 23:62
2. Kaufmann R, Landes E (1992) Dermatologische Operationen. 2. Aufl., Thieme, Stuttgart, New York. S. 56ff

12.9 Dermabrasion

A. Picoto

Während eines Besuchs 1994 an unserer Einrichtung in Lissabon stellte Dr. Lawrence Field die Anwendung der Klein-TLA bei großen Verschiebelappenplastiken im Gesichtsbereich vor [3]. Die niedrige Rate an Blutungen und Hämatomen sowie die Vereinfachung der Gewebemobilisierung durch die TLA überzeugten uns von der Methode.

Bald kam der Gedanke, sie auch bei Full-face-Dermabrasionen zur Korrektur von Aknenarben zu verwenden. Seither stellt die TLA unser Routineanästhesieverfahren bei diesem Eingriff, zum Teil in Kombination mit regionalen Nervenblockaden, dar.

Im Nachhinein stellten wir fest, daß Coleman und Klein die Anwendung der TLA zur Dermabrasion bereits 1992 beschrieben hatten [1].

Die Dermabrasion kann zur Korrektur von Hautunregelmäßigkeiten oder zum Abtragen bzw. Entfernen von Hautveränderungen oder auch Fremdkörpereinsprengungen eingesetzt werden [6]. Heute wird in erster Linie mit Diamantfräsen das dosierte und vorsichtige Abschleifen der Haut durch einen erfahrenen Operateur bei zahlreichen Indikationen durchgeführt. Hierzu zählen u.a. Korrektur von Aknenarben bei ausgebrannter Akne, Abtragen von Syringomen, Behandlung periolarer Fältchen, Entfernung seborrhoischer Keratosen oder flächenhafter Lentigines simplex. Dabei wurde die Behandlung großer Hautflächen bisher üblicherweise in Allgemeinnarkose durchgeführt.

Um einen gleichmäßigen Gewebeabrieb zu garantieren, ist das Straffen bzw. Vorspannen der Haut von entscheidender Bedeutung. Dieses kann durch Spannen der Haut unter Mithilfe eines Assistenten oder auch durch kurzfristiges Vereisen der Haut mit Kältesprays erreicht werden. Der Vorteil des gewebespannenden Effektes der TLA wird in diesem Kap. dargestellt. Mögliche Komplikationen nach Dermabrasion sind Hyper- und Depigmentierungen, Herpessimplex-Exazerbation und Narbenbildung. Es empfiehlt sich daher einerseits eine perioperative Herpesprophylaxe, andererseits die Durchführung des Eingriffes in sonnenarmen Monaten sowie die konsequente Anwendung von Lichtschutzpräparaten nach dem Eingriff, um die Gefahr der sonnenlichtinduzierten Pigmentverschiebungen gering zu halten. Narben können als Folge von Schleifen über die Epidermis-Kutis-Grenze entstehen.

12.9.1 Technik

Die Patienten beginnen 15 Tage vor dem geplanten Eingriff mit einer regelmäßigen Gesichtsreinigung mit einem schonenden Präparat. Wir empfehlen z.B Facial wash von Physician´s choice (s. Anhang C: Bezugsquellen). Weiterhin sollen sie morgens ein Sonnenschutzpräparat und nachmittags eine Tretinoin- oder Alphyhydroxy-haltige Creme anwenden.

2 Tage vor dem Eingriff wird eine perorale Herpes-simplex-Prophylaxe mit Aciclovir 5 x 200 mg täglich begonnen, die bis einschließlich 2 Tage postoperativ fortgesetzt wird. An Blutuntersuchungen verlangen wir eine Hepatitis und HIV I und II-Serologie.

Der Patient wird 1 h vor dem Operationsbeginn einbestellt, um vorbereitet zu werden. Hierzu gehört eine gründliche Gesichtsreinigung, z.B. mit Facial wash. Alles Make-up sollte sorgfältig entfernt werden.

Anschließend markiert der Operateur mit einem wasserfesten Stift die Narben und Hautveränderungen, die durch die Dermabrasion korrigiert werden sollen. Dann wird großzügig EMLA-Creme (Lidocain- und prilocainhaltige Creme zur oberflächlichen Lokalanästhesie der Haut) auf die zu behandelnden Hautareale aufgetragen. Um den Effekt der EMLA-Creme zu steigern, werden zur Okklusion chirurgische Einmalhandschuhe mit Pflastern fixiert. Der Patient wird nun gebeten, ein Operationshemd anzuziehen.

Ängstliche Patienten erhalten oral Benzodiazepine. Nach einer Blutdruckkontrolle, kann sich der Patient in einem angenehmen Raum 30-45 min ausruhen. Dabei können ihm Begleitpersonen Gesellschaft leisten.

Während dieser Zeit erhält der Patient bereits eine Informationsschrift bezüglich des postoperativen Follow-ups und kann Fragen mit dem Pflegepersonal klären.

Nach einer Einwirkzeit von 30-45 min werden die okkludierenden Folien entfernt und die EMLA-Creme mit Kompressen entfernt. Meistens müssen die zu behandelnden Defekte nun nochmals nachmarkiert werden. Der Patient erhält einen Spiegel und kann nun selber mit dem Stift Stellen markieren, die vielleicht übersehen worden sind. Im Anschluß wird die Fotodokumentation durchgeführt.

Der Patient wird nun auf dem Operationstisch gelagert. Bei Bedarf setzen wir regionale Leitungsblocks.

Dann beginnen wir mit der Infiltration der Tumeszenzlösung in der von Klein empfohlenen Zusammensetzung [5]. Die Lösung wird jeweils unmittelbar vor dem Eingriff im Operationssaal zubereitet und mit Raumtemperatur infiltriert. Die Anwendung gekühlter Tumeszenzlösung zur Verbesserung der Betäubung halten wir nicht für nötig.

Die Infiltration kann mit 10 oder 20 ccm Spritzen und einer Einmal-spinalnadel oder mit einem Pumpensystem durchgeführt werden. Dabei benötigen wir für ein Full face in der Regel 250 ml Tumeszenzlösung. Andere Autoren nehmen bis zu 500 ml, doch diese Mengen verursachen eine stärkere Gesichtsverformung [4]. Auch mit 250 ml kann ein ausreichender Tumeszenzeffekt mit prall werdender und abblassender Haut erreicht werden. Dadurch wird die Haut fest genug, um eine Dermabrasion mit Diamantschleifern in üblicher Weise ohne zusätzlichen Gebrauch von Kältesprays zu ermöglichen.

Der Patient muß vor dem Eingriff ausführlich darüber aufgeklärt werden, daß das Gesicht für 2-3 Tage geschwollen sein wird. Die Schwellung und das Ödem können über Hals und Nacken bis zum Thorax wandern, was nicht genügend darauf vorbereitete Patienten sehr beunruhigen kann.

Nach unseren Erfahrungen kann auf den Zusatz von Steroiden in der Tumeszenzlösung verzichtet werden, auch eine zusätzliche orale Gabe ist nicht notwendig, da wir keinen positiven Einfluß auf Verhinderung oder Verkürzung der postoperativen Schwellung beobachten konnten.

Nach Abschluß der Dermabrasion wird das Gesicht mit Kochsalz gründlich gereinigt und anschließend feuchte Kompressen für 5 min aufgelegt. Dadurch werden die debridierten Hautreste entfernt und kleinere Blutungen gestillt. Anschließend wird eine beruhigende oder antibiotikumhaltige Salbe oder Ceme aufgetragen und das Gesicht mit einem semipermeablen Wunddressing für 2-3 Tage versorgt. Der Patient sollte in dieser Zeit möglichst nur flüssige Nahrung zu sich nehmen. Bei postoperativen Schmerzen kann er Paracetamol oral einnehmen.

Nach 2-3 Tagen wird der Verbandswechsel durchgeführt und die Haut wieder mit antibiotischer Salbe behandelt. Der Patient soll anschließend das Gesicht 3mal täglich reinigen und danach die Wundfläche mit Vaseline oder antibiotischer Salbe behandeln.

Die nächste Wiedervorstellung erfolgt nach 10 Tagen. Dabei wird nochmals die Notwendigkeit, Sonne für 3 Monate zu meiden und eine Sonnencreme mit Schutzfaktor 15 oder höher jeden Morgen anzuwenden, besprochen.

Die abschließende Untersuchung und postoperative Fotodokumentation erfolgt nach 3 Monaten. Dabei kann entschieden werden, ob evtl. noch verbliebene Hautdefekte in einer weiteren Sitzung behandelt werden sollen. Wir empfehlen jedoch normalerweise mit dieser Entscheidung ungefähr 6 Monate zu warten, da innerhalb dieses Zeitraums häufig noch spontane Verbesserungen auftreten.

12.9.2 Spezifische Vorteile

Zunächst ist das „Einfrieren" der Haut zur Fixierung nicht mehr notwendig. Die Dermabrasion kann an tumeszierter Haut einfacher und schneller durchgeführt werden. Die zuvor nötige Teamarbeit 2er Ärzte (Anwendung des Kältesprays im Wechsel mit Dermabrasion) entfällt. Die durch Kälteapplikation verursachten Komplikationen wie Hypopigmentierungen, reaktive Hyperpigmentierung, verlängertes postoperatives Erythem oder Narben werden vermieden [2].

Weiterer Vorteile sind Schmerzfreiheit und geringe Blutungsneigung.

Die Dermabrasion eines Full face in TLA kann in ungefähr 15 Minuten durchgeführt werden. Dabei ist jedoch zu beachten, daß das Setzen der TLA ca 10 min in Anspruch nimmt und man weitere 10 min Einwirkzeit abwarten sollte.

Als Nachteil muß man die wandernde Schwellung, die durch das Absacken der TLA-Lösung bedingt ist und die die Patienten stark beunruhigen kann, erwähnen.

In seltenen Fällen beobachteten wir eine ca 4-5 h anhaltende Nervenlähmung mit Sprach- und Schluckbeschwerden, die jedoch nie länger als 5 h anhielt.

Vorteile der TLA bei der Dermabrasion

- Kein Vorspannen der Haut mehr nötig
- Keine Vereisung der Haut nötig
- Dadurch entfallende Komplikationen der Vereisung: Hypopigmentierungen, reaktive Hyperpigmentierungen, verlängertes postoperatives Ödem, Narben
- Dadurch entfallende Notwendigkeit der 2. Assistenz
- Geringe Blutungsneigung
- Postoperativ langanhaltende Schmerzfreiheit
- Gute Abheilung

Nachteile der TLA bei der Dermabrasion

- Starke Schwellung des Operationsgebietes
- Absacken der TLA-Lösung mit nachfolgender ödematöser Schwellung von Gesicht und Hals
- In seltenen Fällen einige Stunden anhaltende Nervenlähmung mit Sprach- und Schluckbeschwerden

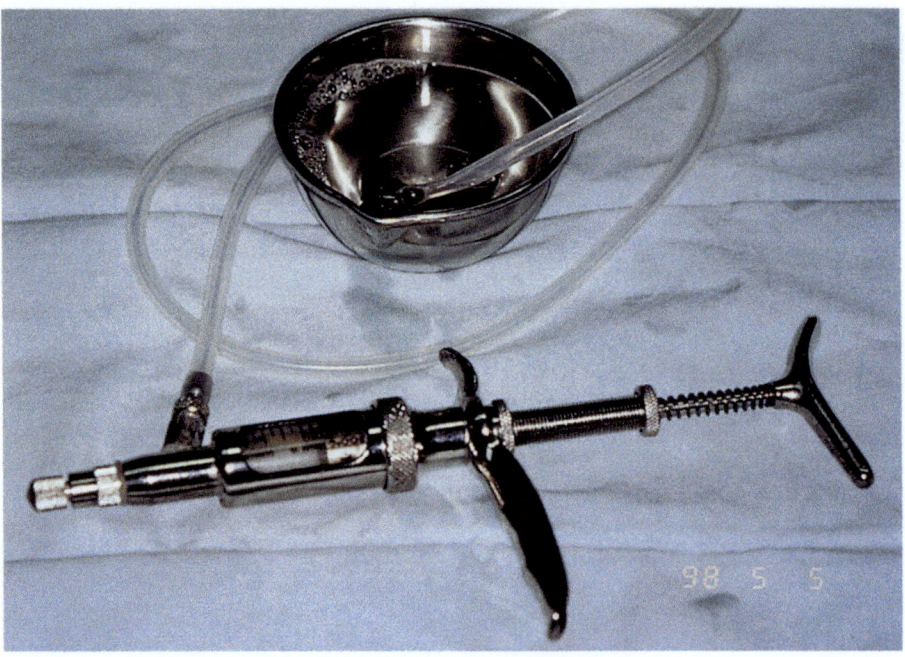

Abb. 1. Saugpumpspritze zur Infiltration der Tumeszenzlösung

Dermabrasion

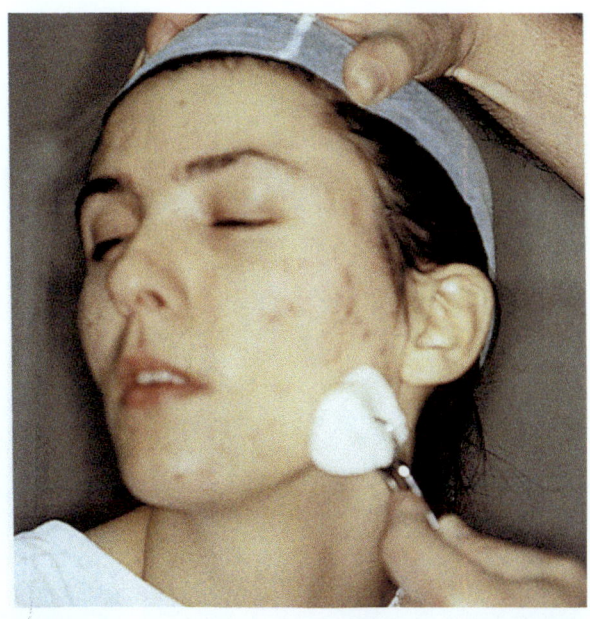

Abb. 2. Entfetten der Gesichtshaut

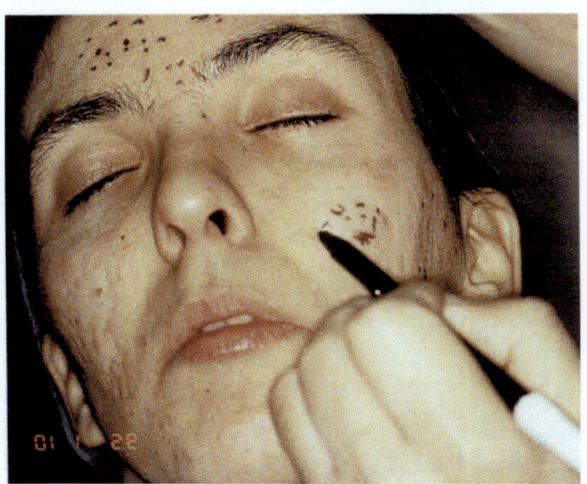

Abb. 3. Präoperative Markierung mit einem Stift

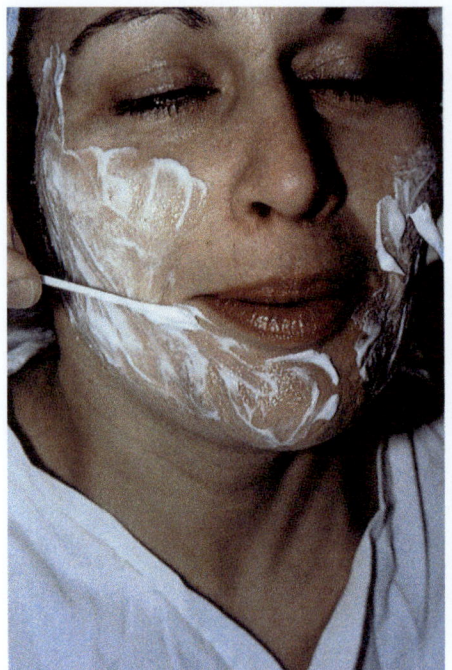

Abb. 4. Auftragen der EMLA-Creme

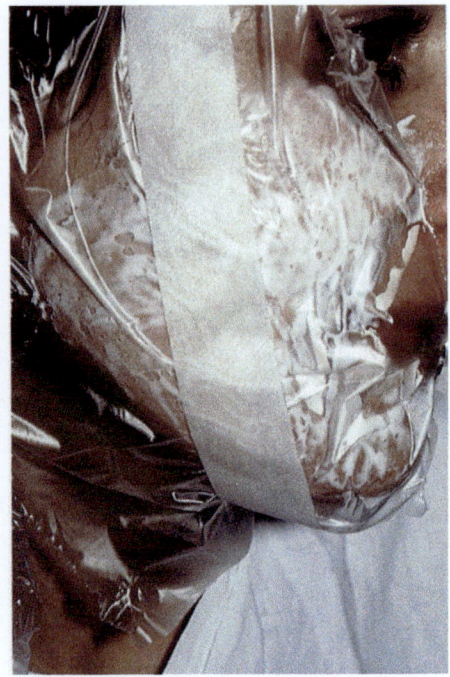

Abb. 5. Okklusion mit Einmalhandschuhen und Pflaster

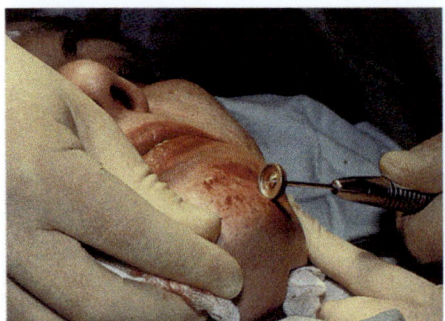

Abb. 6. Schleifen ohne Vereisung

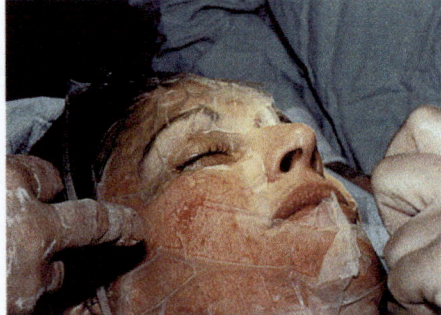

Abb. 7. Nach dem Abwischen des Debris Anbringen eines semipermeablen Verbands

Dermabrasion

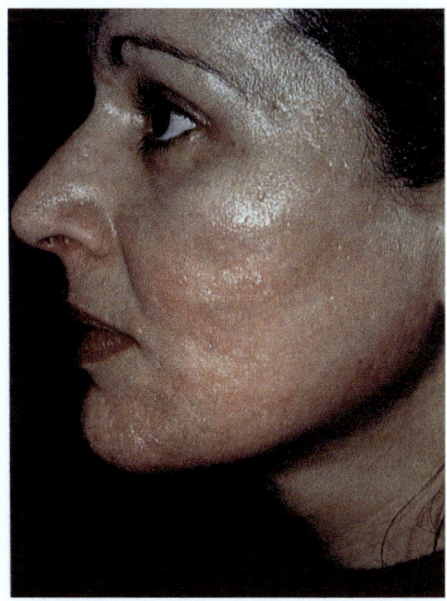

Abb. 8. 1 Monat nach der Operation. Noch geringes Erythem

Literatur

1. Coleman WP, Klein J (1992) Use of the tumescent technique for scalp surgery, dermabrasion and soft tissue reconstruction. J Dermatol Surg Oncol 18: 130-135
2. Dzubow L M (1994) Dermabrasion, taking the frost off the fraise. J Dermatol Surg Oncol 20:786 4
3. Field,L (1994) Verbal communication and clinical demonstration, Lisbon, Portugal April 1994
4. Goodmann, G (1994) Dermabrasion using tumescent anesthesia. J Dermatol Surg Oncol 20:802-807 5
5. Klein J (1987). The tumescent technique for liposuction surgery. Am J Cosmet Surg 4:263-267 3
6. Petres J, Rompel R (1996) Methoden der oberflächlichen Gewebsabtragung. In: Petres J, Rompel R (Hrsg) Operative Dermatologie. Springer Berlin Heidelberg New York Tokyo, S 37-41

12.10 Laser Skin Resurfacing

A. Fratila, B. Sommer

Die großflächige Ablation der aktinisch geschädigten Epidermis, z.B. mittels des UltraPulse-5000-CO_2-Lasers (Fa. Coherent) und neuerdings auch mittels des Er:YAG Lasers, das sogenannte Laser Skin Resurfacing, hat sich in den letzten Jahren als alternative Behandlungsmethode zur mechanischen Gewebeablation – hochtourige Dermabrasion – etabliert. Sowohl der CO_2-Laserstrahl mit einer Wellenlänge von 10600 nm als auch der Er:YAG-Laserstrahl mit einer Wellenlänge von 2940 nm werden vom wasserhaltigen Gewebe bevorzugt absorbiert, und zwar unabhängig von dem Vaskularisierungs- oder Pigmentierungsgrad der Epidermis. So können alle intraepidermalen Hautveränderungen wie z.B. Hyperpigmentierungen, Lentigines, pigmentierte Akanthopapillome, aktinische Keratosen und nicht zuletzt die Cheilitis actinica präzise und komplett abladiert werden.

Aber auch tiefe Falten, v. a. bei Elastosis solaris, oder die sog. Schlaffalten und teilweise einige Mimikfalten wie z.B. die periorbitalen Falten – Krähenfüße – und die Oberlippenfalten sprechen gut auf das Laser Skin Resurfacing an. Nicht geeignet dafür sind dagegen die Mimikfalten im Bereich von Stirn und Glabella.

Die Indikation zum CO_2 Laser Skin Resurfacing oder aber zum Er:YAG Laser Skin Resurfacing ist sowohl nach der Art der Hautveränderungen als auch nach ihrer Lokalisation bzw. Ausdehnung und insbesondere nach dem Hauttyp des Patienten/der Patientin zu stellen. Patienten mit Hauttyp I–II nach Fitzpatrick und Hauttyp III–IV nach Glogau sind ideale Indikationen für ein CO_2Laser Skin Resurfacing. Durch die großflächige Ablation der lichtgeschädigten Epidermis kann aus medizinischer Sicht sowohl eine ausreichende Behandlung erreicht, als auch ein gleichmäßiges kosmetisches Ergebnis erzielt werden.

Indikationen des Laser Skin Resurfacing

Medizinisch
Aktinische Keratosen
Cheilitis actinica
Morbus Hailey-Hailey

Kosmetisch
Skin Resurfacing zur Hauterneuerung

Bei dem UltraPulse-5000-CO_2-Laser wird die sehr hohe Laserenergie für eine extrem kurze Zeit mit Hilfe eines Scanners großflächig appliziert, so daß der Großteil der

Energie im Verdampfungsprozeß der Oberhaut verbraucht wird und die thermische Diffusion im Gewebe während des Skin resurfacing auf ein Minimum reduziert ist. Mit Hilfe von sehr kurzen, energiereichen Pulsen gelingt eine präzise und verbrennungsfreie Gewebeabtragung. Der Ablationseffekt ist sehr gut steuerbar und dank der koagulierenden Eigenschaften des CO_2-Laserstrahls verläuft die Operation unblutig. Der Eingriff ist aber sehr schmerzhaft und erfordert eine gute Anästhesie des zu behandelnden Areals. Eine großflächige Laserbehandlung v. a. bei empfindlichen Patienten sollte deshalb besser in Vollnarkose durchgeführt werden.

Das Skin Resurfacing mit dem Er:YAG Laser ist eine gute Behandlungsalternative für Patienten aller Hauttypen, vor allem Hauttyp III und IV nach Fitzpatrick aber auch Hauttyp II nach Glogau. Bei Anwendung eines Scanners erfolgt die Ablation fast ohne Kumulation von Hitze in den umliegenden Geweben. Der Arbeitsvorgang selbst ist vergleichbar schnell. Leider ist die Operation blutig, wenn eine gewisse Ablationstiefe erreicht ist und die Gefäße der papillären Dermis eröffnet sind, was die Fortführung der Behandlung etwas erschwert.

Um die Vollnarkose bei dem großflächigen Skin Resurfacing mit dem UltraPulse 5000 CO_2-Laser zu umgehen und die lästige Blutung bei dem Skin Resurfacing mit dem Er:YAG-Laser zu reduzieren, stellt die Tumeszenz-Lokalanästhesie für den operativ tätigen Dermatologen eine Bereicherung dar, v. a. bei fehlender Möglichkeit für die Durchführung einer Vollnarkose in der Praxis.

12.10.1 Technik

Bei der Infiltration der Tumeszenzlösung im Gesichtsbereich sind einige Besonderheiten zu beachten:

Die Konzentration der TLA-Lösung liegt für eine ausreichende Analgesie über der Konzentration, die für die Durchführung z.B. einer Liposuktion ausreicht, also höher als 0,05%. Für eine schmerzfreie Operation wird das Lokalanästhetikum nur auf ca. 0,2-0,5% verdünnt. Dabei soll natürlich darauf geachtet werden, daß die von Klein beschriebene Höchstmenge von 35 mg/kg KG nicht überschritten wird. Bei einer schlanken Patientin, die ca. 60 kg wiegt, bedeutet dies z.B. eine Gesamtmenge von ca. 500 ml 0,4%iger Lidocain Lösung, die ohne erhöhtes Risiko verabreicht werden kann. 500 ml sind mehr als ausreichend, um den ganzen Gesichtsbereich zu tumeszieren.

Es bestehen also ausreichende Sicherheitsreserven bezüglich der Menge des verwendeten Lokalanästhetikums, weil im Gesichtsbereich ohnehin viel weniger Tumeszenzlösung als an Abdomen oder Beinen Platz findet. Deshalb können bei empfindlichen Patienten auch zusätzlich regionale Blocks vor der Infiltration der eigentlichen TLA gesetzt werden, um die Infiltration angenehmer zu machen.

Mit Einmalkanülen der Größe 2 (21 gg., 0,80 x 40 mm) wird nun die TLA-Lösung in das subkutane Fett eingebracht. Dabei ist darauf zu achten, daß die Infiltrationsgeschwindigkeit so gering wie möglich gehalten wird, um Dehnungsschmerzen durch die Infiltration selbst zu vermeiden.

Auch im Gesichtsbereich wird ein praller, tumeszenztypischer Gewebeturgor angestrebt. Dieser wird allerdings im Vergleich zu anderen Körperregionen viel früher erreicht, so daß die Infiltration im Gesicht mit besonderer Vorsicht erfolgen sollte. Im Bereich der Lippen ist eine Überinfiltration zu vermeiden. Nach erfolgter Infiltration sollte eine Einwirkzeit von 15–25 min beachtet werden.

Das Laser Skin Resurfacing erfolgt nun im tumeszierten Gebiet analog zur Abtragung in Vollnarkose.

12.10.2 Spezifische Vorteile

Die TLA wird im subkutanen Raum eingebracht und dehnt diesen auf. Im Zusammenhang mit der Laserdermablation ergeben sich schon allein dadurch einige Vorteile:

Die Epidermis wird durch die Infiltration automatisch angehoben und der Abstand der Epidermis zum tiefen Gefäßplexus vergrößert sich. So wird dieser während des Eingriffs weitgehend geschont.

Die Reepithelisierung der Hautoberfläche nach Vaporisation der Epidermis erfolgt, wie die Erfahrungen bei der Rhinophymabtragung oder bei der Therapie der Vitiligo gezeigt haben, aus den Haarfollikeln und dem Talgdrüsenapparat. Unsere histologischen Untersuchungen zeigen, daß der CO_2-Laserstrahl auch die Epidermis in den Follikelostien vaporisiert. Die Reepithelisierung muß also auch hier aus den Follikeln erfolgen und sie wird umso schneller erfolgen, je mehr unverletztes Follikelepithel vorhanden ist. Die TLA-Lösung hat üblicherweise Raumtemperatur und ist etwas kälter als das umgebende Gewebe. Dadurch kann generell eine Wärmekonvektion bei Temperaturerhöhung der Epidermis erfolgen, die das darunterliegende Gewebe schützt. Zudem liegen die tiefen Anteile der Follikel im subkutanen Fettgewebe und sind im Bereich der Tumeszenz ganz von der kühleren Tumeszenzlösung umgeben. Dies ist auch eine gute Erklärung für die kürzere Erythemdauer bei Eingriffen in TLA im Vergleich zur üblichen Dermablation in Vollnarkose.

Im Rahmen einer Tumeszenz-Anästhesie werden lange Nervenabschnitte umflossen, was zu einer längeren Wirkungsdauer der Anästhesie führt (s. Kap. Pharmakologie). Wegen der langanhaltenden Wirkung der TLA fehlen die postoperativen Schmerzen weitgehend, und die Rekonvaleszenz wird so deutlich beschleunigt.

Vorteile der TLA bei Laserdermablation und Laser skin resurfacing

- Schutz des Gefäßplexus durch Wärmekonvektion
- Schutz der Haarfollikel und Talgdrüsen, dadurch schnellere Reepithelisierung
- Schnellere Abheilung
- Verkürzte Dauer der postoperativen Erytheme
- Weniger Blutung beim Laser Skin Resurfacing mit dem Er: Yag Laser
- Langanhaltende Analgesie und somit weniger postoperative Schmerzen
- Postoperative Komplikationen wie hypertrophe oder Keloidnarben, die u. a. auf Hitzeschädigung der tieferliegenden Strukturen zurückzuführen sind, dürften auch in „Übertherapierten" Arealen deutlich seltener vorkommen (diese Hypothese bedarf noch Langzeitbeobachtungen).

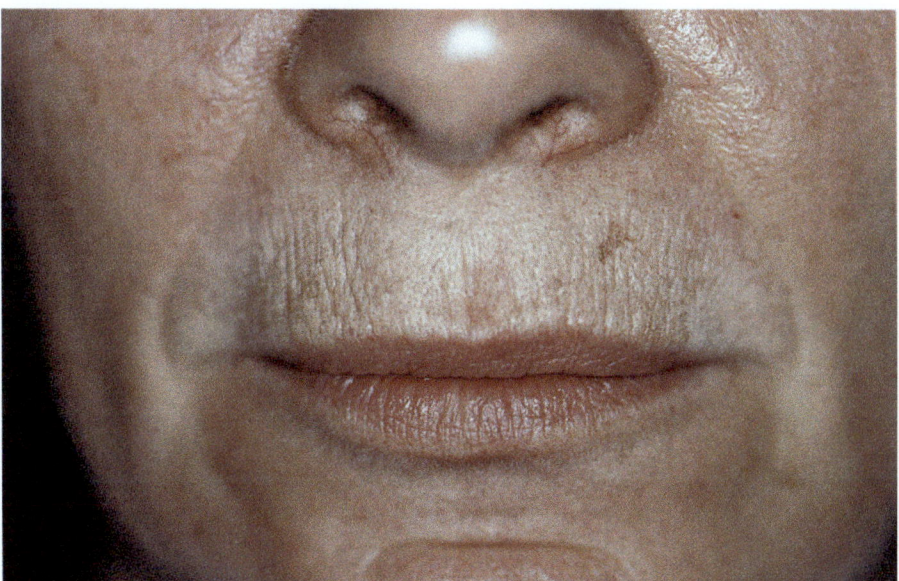

Abb. 1. 60jährige Patientin mit Hauttyp II nach Fitzpatrick und III nach Glogau mit ausgeprägter perioralen Faltenbildung und V.a. sklerodermiformes Basaliom Oberlippe links

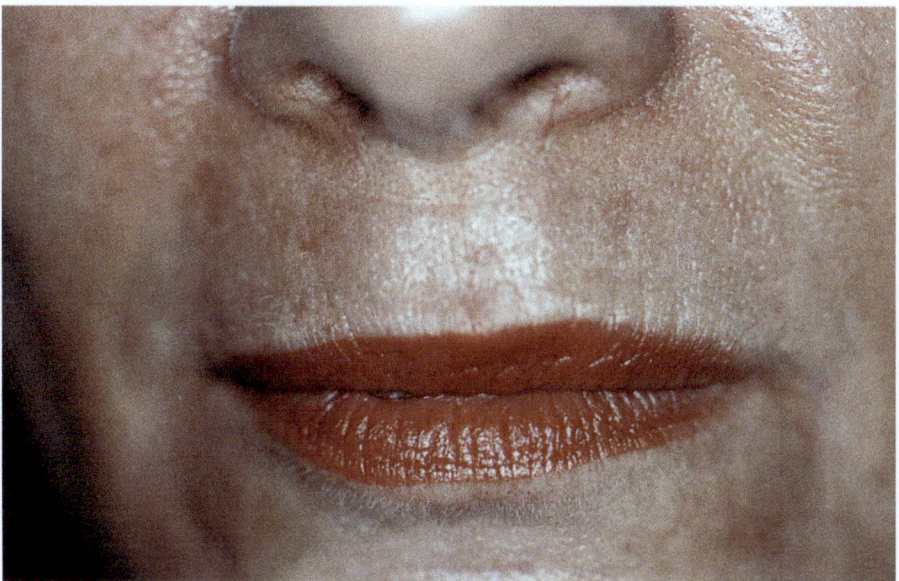

Abb. 2. Ergebnis 3 Wochen nach perioralem CO_2-Laser skin resurfacing in TLA in Kombination mit Dermabrasion und Er:YAG Laser Skin Resurfacing an der Oberlippe. Merke das fehlende Erythem und der natürliche Übergang zu der nichtbehandelten Haut an den Wangen

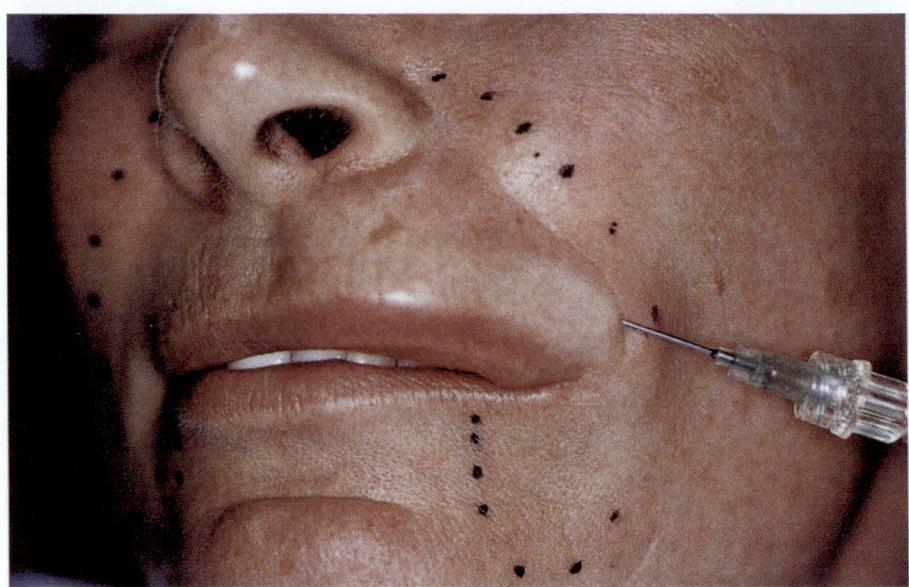

Abb. 3. Die TLA-Lösung wird mit Hilfe von Einmalkanüle der Größe 2 infiltriert

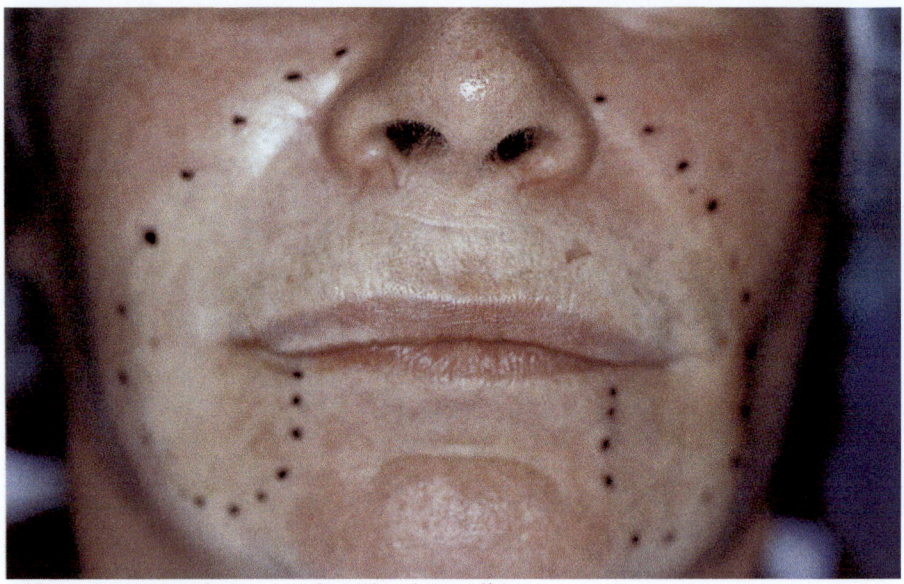

Abb. 4. Zustand nach TLA mit dem Blanching-Effekt

Laser Skin Resurfacing

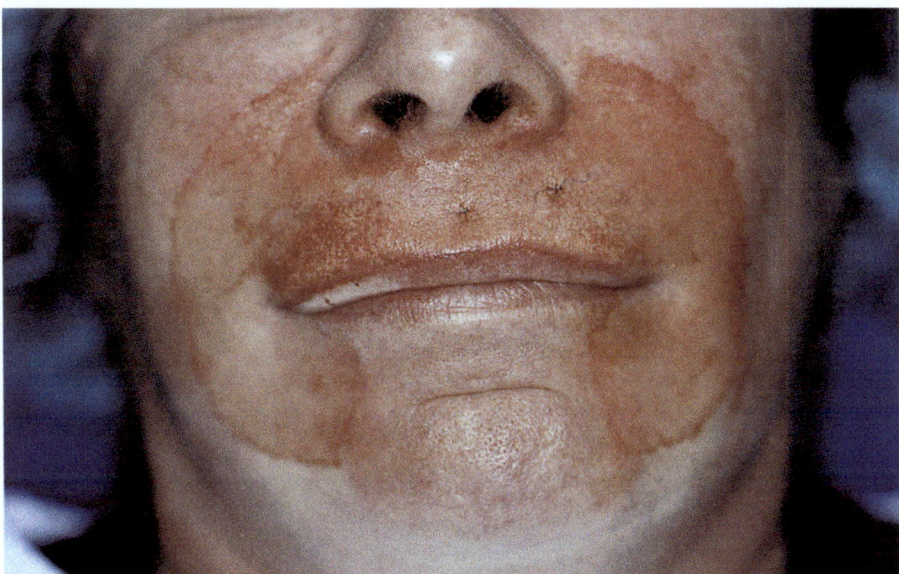

Abb. 5. Z.n. CO_2-Laser Skin Resurfacing in Kombination mit Dermabrasion an der Oberlippe rechts und Er:YAG Laser Skin Resurfacing an der Oberlippe links. Z.A. von Basaliomen sind 2 Gewebeproben an der Oberlippe entnommen worden

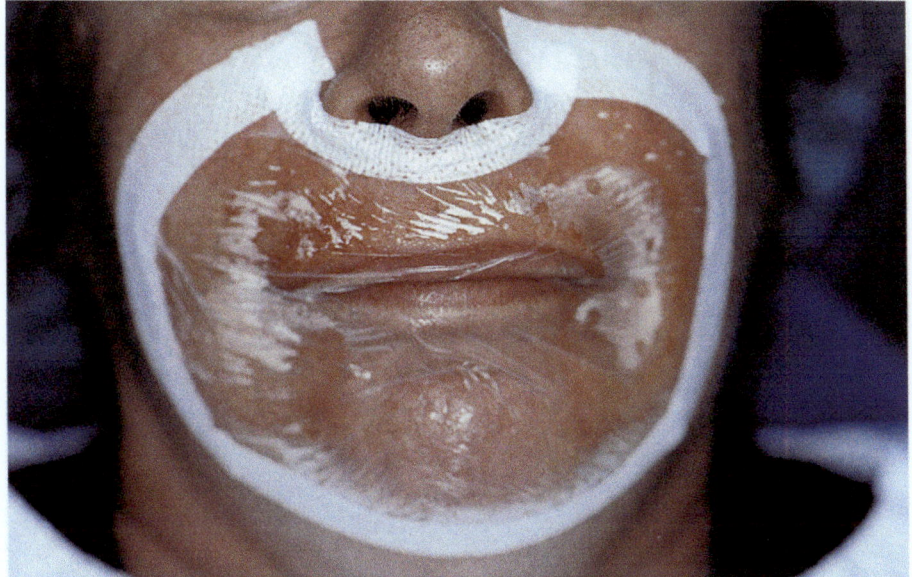

Abb. 6. Postoperativ semiokklusiver Verband mit Silon-TSR

Literatur

1. Alster TS, West TB (1996) Resurfacing of atrophic facial acne scars with a high-energy, pulsed carbon dioxide laser. Dermatol Surg 22: 151
2. Bernstein LJ, Kauvar ANB, Grossman MC, Geronemus RG (1997) The short- and long-term side effects of carbon dioxide laser resurfacing. Dermatol Surg 23: 519-525
3. Fitzpatrick RE (1997) Laser ablation. J Geriatr Dermat 5: 149-154
4. Fitzpatrick RE, Goldman MP (1994) CO_2 laser surgery. In: Goldman MP, Fitzpatrick RE (eds) Cutaneous laser surgery. The art and science of selective photothermolysis. Mosby, St. Louis pp 198-258
5. Fratila A, Uerlich M (1996) Chemical Peeling, Chemabrasion und Laser-Vaporisation in der Behandlung aktinisch geschädigter Haut. Fortschritte der operativen und onkologischen Dermatologie, Band 11: 55-59
6. Geronemus RG (1995) Laser Surgery 1995. Dermatol Surg 21: 399-403
7. Hruza GJ (1995) Skin resurfacing with lasers. Fitzpatrick´s J Clin Dermatol 3: 38-41
8. Kauvar ANB, Waldorf HA, Geronemus RG (1996) A histopathological comparison of "char-free" carbon dioxide lasers. Dermatol Surg 22: 343-8
9. Reid R (1991) Physical and surgical principles governing carbon dioxide laser surgery on the skin. Dermatol Clin 9: 297-316
10. Russel Ries W, Clymer MA, Reinisch L (1996) Laser safety features of eye shields. Lasers Surg Med 18: 309-15
11. Trelles MA, Trelles K, Cisneros JL, Trelles O (1996) Soins apres un resurfacing au laser. J Med Esth Chir Dermatol XXIII: 99-103
12. Waldorf HA, Kauvar ANB, Geronemus RG (1995) Skin resurfacing of fine to deep rhytides using a char-free carbon dioxide laser in 47 patients. Dermatol Surg 21: 940-6
13. Weinstein C, Alster TS (1996) Skin resurfacing with high energy, pulsed carbon dioxide lasers. In: Alster TS, Apfelberg DB (eds) Cosmetic Laser Surgery. Wiley-Liss, Inc, pp 34-49

12.11 Hyperhidrosis axillaris

E. Hasche

Patienten mit exzessivem axillärem Schwitzen haben häufig einen hohen Leidensdruck. Mit einer konservativen Therapie kann ihnen gewöhnlich nicht ausreichend auf Dauer geholfen werden, so daß ein operatives Vorgehen als erfolgsversprechende Therapiealternative empfohlen wird. Hierbei ist die möglichst vollständige Entfernung der verantwortlichen Schweißdrüsen notwendig.

Neben den zahlreich publizierten Exzisionsverfahren und der bereits etablierten Methode der subkutanen Kürettage mit dem scharfen Löffel besteht die Möglichkeit der subkutanen Schweißdrüsensaugkürettage in TLA bzw. die Verknüpfung der beiden Vorgehensweisen.

Für die Durchführung der subkutanen Schweißdrüsensaugkürettage sind neben der TLA spezielle Saugkanülen, wie sie für die Liposuktion verwendet werden, notwendig. Nach Durchführung der TLA werden durch eine stumpfe subkutane Mobilisation mit der Kanüle die axillären Schweißdrüsen über Miniinzisionen abgesaugt.

12.11.1 Technik

Vor der Operation wird die Markierung der meist elliptischen Hautbezirke beiderseits axillär vorgenommen. Hierzu sollte der Minor-Schwitzversuch durchgeführt werden, bei dem nach Einpinseln einer Jodtinktur und Aufstreuen von Weizenstärke die schweißabsondernden Areale schwarzblau angefärbt werden. Die Schweißareale stimmen meistens mit der Achselbehaarung überein, deren Grenze auch nach der Rasur gut sichtbar bleibt.

Die Operation erfolgt mit ausgelagerten oder hinter dem Kopf verschränkten Armen. Nach der Hautdesinfektion werden zunächst proximal, distal und apikal des markierten Areals Quaddeln mit 1%iger Prilocain (Xylonest)-Injektionslösung gesetzt. Von diesen Punkten ausgehend, wird die TLA mittels einer Infiltrationsspritze (s. Anhang C: Bezugsquellen) langsam subkutan eingebracht. Verwendet werden sollten hier Einmalkanülen der Größe 17, 24gg. x 1", 0,55 x 25 mm. Die Tumeszenz muß etwa 2 cm über das markierte Gebiet hinaus anästhesiert werden, um ein schmerzfreies Absaugen zu ermöglichen. Die ausreichende Infiltration zeigt sich am prall-elastischen und aufgrund der Epinephrinwirkung abgeblaßten Areal.

Nach einer Einwirkzeit von ca. 10–20 min wird über 3–5 mm große Inzisionen proximal, distal und apikal, eine 2- Hole-Standardsaugkanüle nach Klein (2,7 x 250 mm) eingeführt. Zunächst werden mit der Kanüle unter fächerförmiger subkutaner Mobilisation die tiefer subkutan gelegenen Schweißdrüsen, dann die oberflächlichen Drüsen dicht unter der Hautoberfläche mittels einer schabenden Technik vom Korium abgelöst. Zusätzlich kann mit einem kleinen scharfen Löffel vorsichtig an der Korium-Subkutis-Grenze entlang geschabt werden, um möglichst viele ekkrine Schweißdrüsenanteile zu entfernen. Während des Absaugens wird mit der freien Hand die darüberliegende Haut stabilisiert und die Eindringtiefe der Saugkanüle kontrolliert.

Die Inzisionen werden postoperativ z.B. mit Suture-strip verschlossen, das Einlegen einer Saugdrainage ist nicht erforderlich, wir verzichten ebenso auf die Hautnaht. Als Verband werden Mullkompressen und Zellstoffunterlagen verwendet. Perioperativ wird eine Antibiotikaprophylaxe durchgeführt. Der Patient ist postoperativ voll beweglich. Die Vermeidung von extremen Armbewegungen wird jedoch empfohlen. Einen Tag nach der Operation darf der Patient duschen.

12.11.2 Spezifische Vorteile

Große Schweißdrüsenareale können bequem lokal anästhesiert werden, eine Allgemeinnarkose ist nicht notwendig. Risiken der Allgemeinnarkose entfallen somit. Postoperativ besteht länger eine Schmerzfreiheit als bei einer reinen Lokalanästhesie, der Patient kann rasch mobilisiert werden. Das Blutungsrisiko ist aufgrund der Epinephrinwirkung und der Gefäßkompression sehr gering. Die Hämatombildung ist durch den Verdünnungseffekt der TLA und das intraoperative Absaugen verringert. Aufgrund der stumpfen Mobilisation ist die Traumatisierung des Gewebes geringer; die Entfernung der Schweißdrüsen erfolgt im Gegensatz zu den Exzisionsverfahren ohne auffällige Narben, die Inzisionsnarben sind mit 3–5 mm sehr klein. Tiefe axilläre Strukturen werden so geschont. Durch den minimalinvasiven Eingriff ist das Risiko von postoperativen Komplikationen stark vermindert. Die frühe Mobilisierung des Patienten ist möglich, die Rekonvaleszenzphase ist in der Regel kurz.

Vorteile der subkutanen Schweißdrüsensaugkürettage in TLA

- Minimalinvasives Vorgehen
- Kaum auffällige Närbchen
- Kaum Gewebetraumatisierung durch stumpfe Mobilisation und Schonung tieferer Schichten
- Auch große Areale können gut betäubt werden
- Prolongierte Analgesie führt zu besserer postoperativer Mobilisation
- Sehr geringes Blutungsrisiko, praktisch nie Hämatome

Nachteile der subkutanen Schweißdrüsensaugkürettage in TLA

- Herauslaufen der verbleibenden TLA-Lösung führt zu einem Durchnässen der Verbände für ca. 1 Tag

Hyperhidrosis axillaris

- Operationserfolg nicht immer garantiert durch Zurücklassen von funktionstüchtigen Schweißdrüsen
- Deshalb bei einem geringen Prozentsatz Nachoperationen nötig

Indikationsbewertung: Sehr gut für die TLA geeignet
Empfohlene TLA-Konzentration: 0,1-0,05%

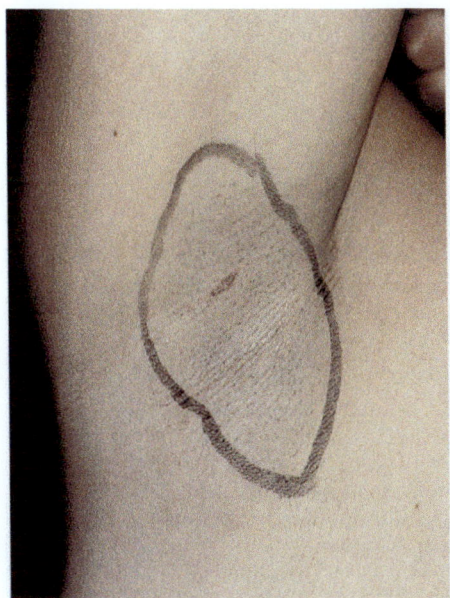

Abb. 1. Angezeichnetes Operationsgebiet

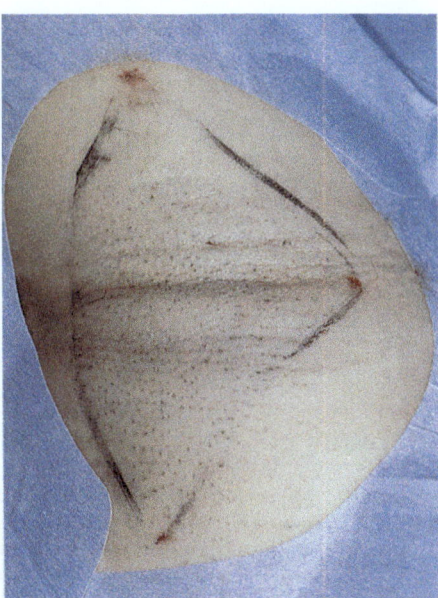

Abb. 2. Angezeichnetes Gebiet mit Tumeszenz

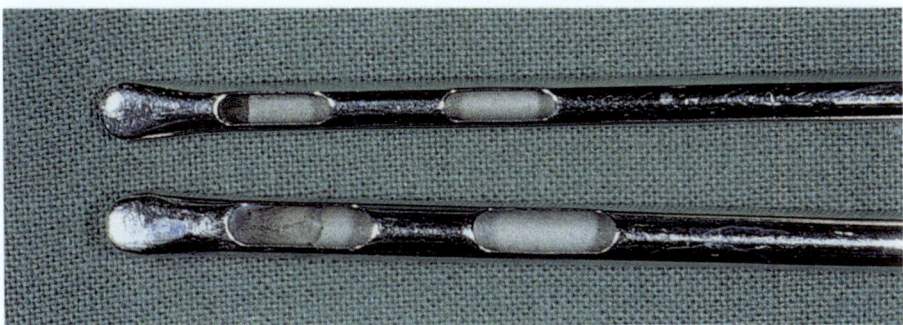

Abb. 3. Saugkanüle nach Klein

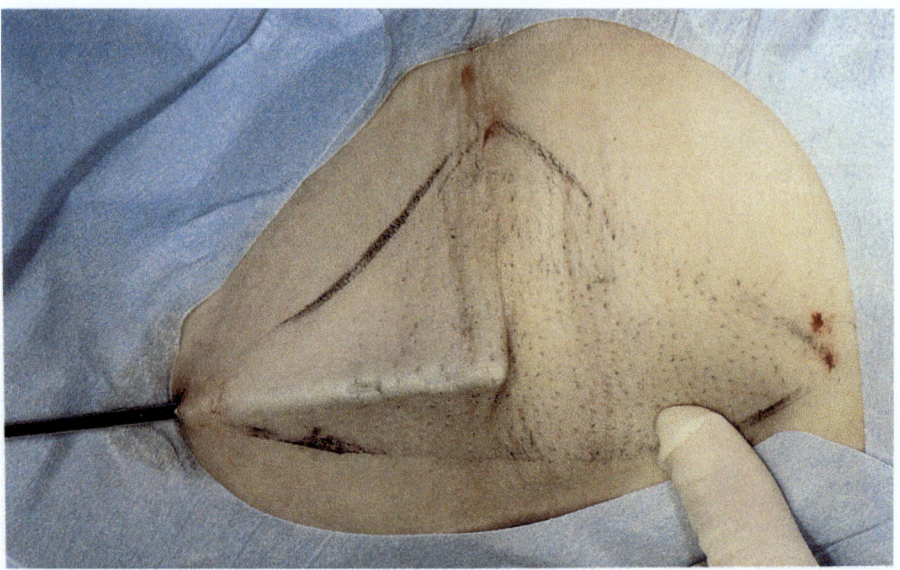

Abb. 4. Eingeführte Saugkanüle und fächerförmiges Absaugen unter palpatorischer Kontrolle

Literatur

Hartmann M, Petres J (1978) Operative Therapie der Hyperhidrosis axillaris. Hautarzt 29: 82 - 85
Hasche E, Hagedorn M, Satter G (1997) Die subkutane Schweißdrüsensaugkürettage in Tumeszenzlokalanästhesie bei Hyperhidrosis axillaris Hautarzt 48:817-819
Lillis PJ , Coleman, WP (1990) Liposuction for treatment of axillary hyperhidrosis. Dermatol Clin 8, 3: 479-82
Petres J, Rompel R (1996) Operationen bei Hyperhidrosis axillaris. In: Operative Dermatologie, Lehrbuch und Atlas. Springer, Berlin Heidelberg New York Tokyo S 402-405
Rompel R, Peros I, Petres J (1994) Langzeitergebnisse nach subkutaner Schweißdrüsenkürettage bei Hyperhidrosis axillaris. Zentralblatt Haut Geschlechtserk. 164: 169
Shenaq SM, Spira M (1988) Treatment of bilateral axillary hyperhidrosis by suction - assisted lipolysis technique. Ann Plast Surg. 21, 1: 99
Skoog T, Thyresson N (1962) Hyperhidrosis of the axillae. Acta chir scand 124: 531

12.12 Acne inversa

M. HAGEDORN

Die Acne inversa stellt eine chronisch rezidivierende Entzündung, gekennzeichnet durch Abszesse, Fisteln und Narben dar und befällt schwerpunktmäßig die intertriginösen Areale (axillär, submammär, inguinal, perianal, perineal, genitokrural und Oberschenkelinnenseiten). Im Gegensatz zur Acne vulgaris handelt es sich um eine Erkrankung der Terminalhaarfollikel mit sekundärer Einbeziehung der apokrinen Schweißdrüsen. Frühere Bezeichnungen, wie Aknetriade und Aknetedrade sowie Hydradenitis suppurativa ähnliche Entzündungen sollten der Einheitlichkeit halber nicht mehr verwendet werden. Häufigstes Erkrankungsalter ist die 2.–4. Lebensdekade, wobei das Geschlechtsverhältnis in etwa ausgeglichen ist. Die kausale Pathogenese ist weitgehend unbekannt, wobei eine Induktion durch Androgene, wie bei der Acne vulgaris, vermutet wird. Die formale Pathogenese entspricht der der Acne vulgaris mit follikulärer Hyperkeratose im Sinne einer Retentionshyperkeratose. Propionibakterien sind im Gegensatz zur Acne vulgaris nach eigenen Untersuchungen nur in 12% beteiligt, häufiger handelt es sich um eine Besiedlung mit Staphylokkokus albus und aureus und Darmkeimen. Der Pilonidalsinus ist pathogenetisch anders einzuordnen als die Acne inversa, bezüglich Klinik und Therapie besteht allerdings Übereinstimmung.

Ganz wesentlich im Pathomechanismus sind auf der einen Seite granulomatöse Entzündungsreaktionen mit Fremdkörperreaktionen und die durch die überschießende Epithelialisierung entstehenden Fistelgänge mit teilweise fuchsbauartigen Verzweigungen. Die Frage, ob die Muskelfaszie durchbrochen werden kann, wird in der Literatur unterschiedlich beantwortet. Unsere Erfahrungen sprechen dagegen.

Pathologisch-anatomisch findet man in den akuten Stadien Zeichen einer Follikulitis und Perifollikulitis; in späteren Stadien teils abszedierende, teils fibrosierende Entzündungen mit Epithelinseln, die das ganze Korium durchsetzen und bis ins subkutane Fettgewebe reichen.

Risikofaktoren für das Entstehen einer Acne inversa sind Adipositas, Acne vulgaris und Nikotinabusus.

Prädilektionsstellen der Acne inversa sind axillär, inguinal, perigenital und perianal in absteigender Reihenfolge, wobei Männer häufiger axilläre Abszesse aufweisen, während bei Frauen die Inguinalregion bevorzugt betroffen wird.

Die Symptomatik ist gekennzeichnet durch Schmerzen bei floriden Abszessen und durch den eitrig-fötiden Geruch mit Verschmutzung der Wäsche. Vermehrt wird auch über Juckreiz geklagt, und durch die Narbenzüge können Bewegunseinschränkungen resultieren.

Die Therapie der Wahl ist die Exzision der erkrankten Areale, wobei nach eigener Untersuchung im Durchschnitt 7,2 Jahre vergehen, bis die adäquate Therapie durchgeführt wird. Der Sicherheitsabstand sollte 1–3 cm betragen, wobei die befallenen Hautareale vollständig bis zur Faszie entfernt werden müssen. Die Heilung per secundam hat sich allen anderen Verschlußmethoden, was die Rezidivrate angeht, als überlegen erwiesen [1].

Die Acne inversa kann sowohl in Vollnarkose als auch in LA operiert werden. Die TLA ist aber nach unserer Erfahrung die geeignetste Anästhesieform. Ist eine Vollnarkose aus anderen Gründen notwendig, sollte dennoch zusätzlich eine Tumeszenz-Anästhesie aus den später zu erläuternden Gründen gesetzt werden. Bei umfangreichem Befall axillärer und inguinaler Regionen hat es sich bewährt, zuerst mit einer Lokalisation (auch beidseitig) zu beginnen und nach 1–2 Wochen die andere Lokalisation zu operieren [2].

12.12.1 Technik

Operationsplanung und Infiltration

Bei der Operationsplanung wird das Ausmaß des zu exzidierenden Areals von der Klinik bestimmt, wobei die Narbenstränge z. T. nur durch Palpation ermittelt werden können. Die Lagerung erfolgt je nach Lokalisation in Steinschnittlage (inguinal, perianal, perineal, perigenital und Oberschenkelinnenseiten) oder mit ausgelagerten Armen (axillär und submammär). Ausgehend von der Sicherheitszone werden zirkulär arealabhängig mehrere LA-Quaddeln mit einer feinen Kanüle (Mikrolance) gesetzt. Über diese betäubten Stellen wird dann mit einer 7 cm langen „Einer"-kanüle (s. auch Kap. Technik der Infiltration) das Areal fächerförmig unterspritzt, wobei die Spitze der Nadel auf das tiefe subkutane Fettgewebe gerichtet sein soll. Die Unterspritzung muß so lange durchgeführt werden, bis sich das ganze zu exzidierende Areal aufbläht, weiß wird und prall gespannt erscheint. Eine Infiltration direkt in das entzündliche Gewebe kann durch diese Form der Ringwallanästhesie vermieden werden und ist in chronischen Stadien wegen der ausgeprägten Fibrose meist auch nicht möglich. Durch diese Vorgehensweise lockert sich das Fettgewebe und läßt sich dann operativ meist stumpf von der Faszie ablösen. In der Regel wird aus den Fisteln Eiter durch den Druck von unten exprimiert.

Nach einer Einwirkungszeit von 20 min kann das Areal exzidiert werden, wobei die stumpfe Präparation zur Tiefe zu bevorzugen ist. Evtl. bei der Operationsplanung nicht ertastete Narbenzüge können jetzt auch besser zur Seite nachverfolgt werden. Blutungen müssen sehr exakt gestillt werden, weil durch den Adrenalinzusatz in der Tumeszenzlösung eine Konstriktion der Gefäße erfolgt. Bewährt haben sich Umstechungen mit Catgut oder die Blutstillung mittels bipolarer Koagulationspinzette.

Verband und postoperativer Verlauf

Die Wunde soll per secundam heilen, weil dann im Narbengebiet nicht mit Rezidiven zu rechnen ist; in diesem Fall existieren dort keine Terminalhaarfollikel mehr. Als Erstverband werden Betaisodona-Salbe und Kugeltupfer und Kompressen verwendet, wobei der Verband mit Fixomull fixiert werden kann. Während der ersten Tage wird diese Verbandstechnik täglich so beibehalten, um nach ca. 3–5 Tagen granulationsfördernde Substanzen einzusetzen. Wir haben gute Erfahrung mit 0,1%iger Zink Chlorid-Lösung gemacht, wobei der Wundgrund über eine „pipeline" (Venofix R, butterfly, 0,8 x 20 mm) ständig feucht gehalten wird. Bei überschießender Granulation wird Unguentum nigrum oder Dermazellon-Salbe verwendet. Diese Salben-Therapie wird bis zur vollständigen Wundheilung, die je nach Größe des Defektes mehrere Wochen dauern kann, durchgeführt. In Einzelfällen kann nach guter Wundgrundkonditionierung der Defekt mittels „mesh graft" gedeckt werden.

Von besonderer Bedeutung ist die physikalische Therapie, mit der unmittelbar nach der Operation begonnen werden sollte, um Bewegungseinschränkungen, die schließlich teilweise vorher schon bestanden haben, entgegenzuwirken.

12.12.2 Spezifische Vorteile

Vorteile der TLA bei Acne inversa

- Keine Vollnarkose notwendig auch bei beidseitigem Befall
- Wesentlich bessere, überwiegend stumpfe intraoperative Präparation möglich
- Weniger Blutungen
- Dadurch auch erleichterte Sicht intraoperativ
- Frühere Mobilisation

12.12.3 Spezifische Nachteile

Nachteile der TLA bei Acne inversa

- Ganz exakte Blutstillung erforderlich um Nachblutungen zu verhindern
- Geringfügig erschwerte intraoperative Palpation durch prallen Hautturgor

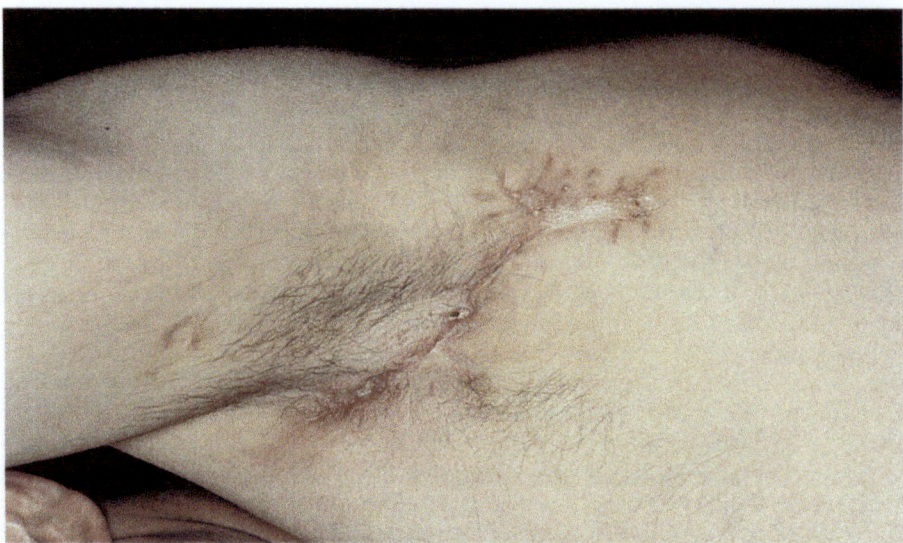

Abb. 1. Acne inversa, hier Lokalbefund links axillär. Teils abszedierende, teils fibrosierende großflächige und tiefreichende Entzündungen

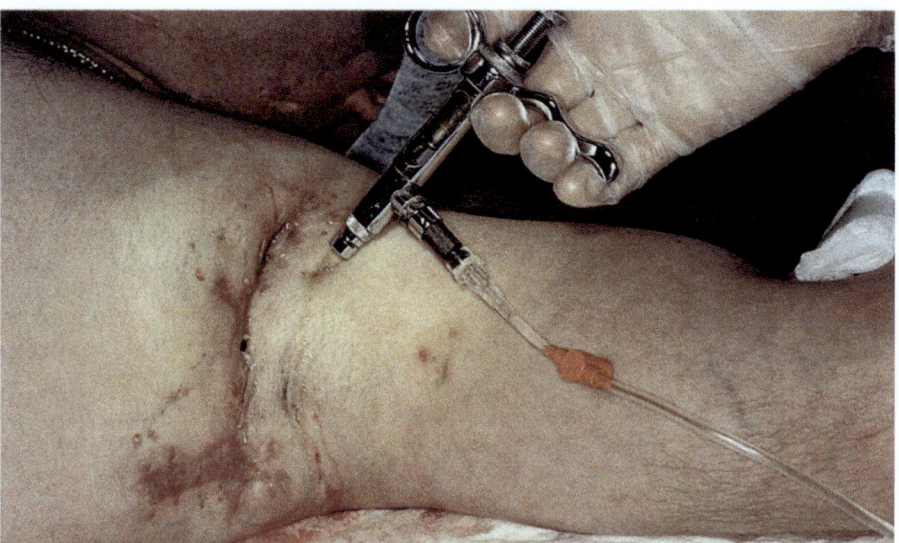

Abb. 2. Infiltration der Tumeszenzlösung an der Peripherie der Läsion

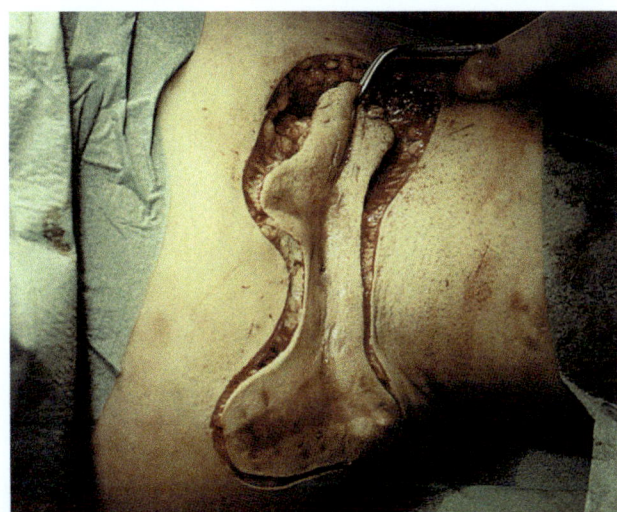

Abb. 3. Beginn der großzügigen lokalen Exzision

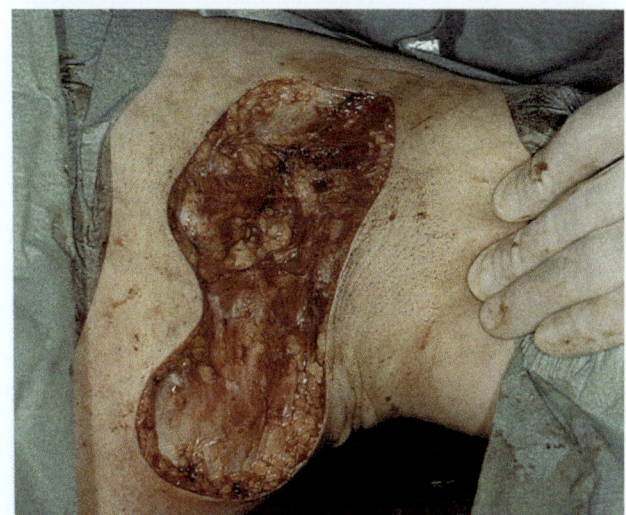

Abb. 4. Zustand am Ende der Operation. Keine Vernähung; die Wundheilung per secundam ist allen anderen Verschlußmethoden, was die Rezidivrate angeht, überlegen

Literatur

1. Becker C (1998) Ergebnisse der operativen Therapie bei Patienten der Hautklinik Darmstadt mit Acne inversa. Inaugural-Dissertation der Johann Wolfgang Goethe Universität Frankfurt/ Main
2. Hagedorn M, Becker C, Sattler G, Hasche E (1998) Operationsergebnisse der Acne inversa in Tumeszenzlokalanästhesie. In Vorbereitung

12.13 Haartransplantation

M. SANDHOFER

Die Wichtigkeit einer guten und schmerzlosen LA bei ästhetischen Eingriffen am behaarten Kopf kann nicht genug betont werden. Die Beherrschung einer wirkungsvollen Technik bedeutet ohne Zweifel einen großen Vorteil. Sehr häufig erscheinen nämlich Patienten zu einem Zweiteingriff nicht mehr, wenn sie bei der ersten Transplantation Schmerzen erdulden mußten.

Um eine ausreichende LA zu erzielen, werden häufig supraorbitale und supratrochleare Nervenblockaden durchgeführt. Zusätzlich werden sowohl Spender- als auch Empfängerzonen mit multiplen LA-Injektionen versorgt. Diese Prozeduren werden meist mit signifikantem Mißempfinden seitens der Patienten toleriert, die Injektionen müssen auch bei baldigem Nachlassen der Wirkung wiederholt werden. Prä- und perioperative Sedierung mit dem dazugehörigen Monitoring sind absolut erforderlich. Auch ist die reichliche Blutversorgung des Skalps bei der gesamten Prozedur oft sehr hinderlich, manifestiert durch Blutungsneigung, wiederholtem Ausschwemmen der Grafts und postoperativer Nachblutung und Blutergüssen. Im Rahmen der Haartransplantation und der Skalpchirurgie müssen große Flächen anästhesiert werden. Die herkömmlichen Techniken finden ihr Limit sowohl in der Toxizität des Lokalanästhetikums – zumeist Lidocain – und in der konzentrierten Anwendung des Vasokonstriktors.

Nachdem bereits verschiedene Autoren auf die Möglichkeit eines Einsatzes der TLA bei Eingriffen am Kapillitium vor Jahren hingewiesen haben [1,2,8,10] haben in den letzten beiden Jahren Hunstad [4] und Field [3] die wirkungsvolle Applikation der TLA im Detail dargelegt. Als jahrelanger Anwender der TLA bei Liposuktion, Phlebochirurgie und anderen dermatochirurgischen Eingriffen [9] haben wir in den letzten Jahren die TLA sowohl bei Haartransplantationen als auch bei Skalpreduktionen eingesetzt; unsere Anwendungstechnik sei im Anschluß erörtert.

12.13.1 Technik

Während einer Periode von 3 Jahren wurde eine Anzahl von Haartransplantationen und Skalpreduktionen durchgeführt. Die TLA wurde vorher bereits bei einer Unzahl von anderen Indikationen mit einer exzellenten Patientenakzeptanz durchgeführt, wobei besonders die peri- und postoperative Analgesie und die vorzügliche Hämostase zum Tragen kamen. Anfänglich wurde die TLA in Verbindung mit einer Sedierung kombiniert (Midazolam), im letzten Jahr wurde nur noch unter Tumeszenztechnik operiert.

Haartransplantation

Die eingesetzte Instrumentation besteht aus einer Rollpumpe nach Klein, einer Handpumpe mit einem 3-Weghahn und schließlich aus stumpfen Infiltrationsnadeln mit mehreren Öffnungen (s. Abb. Kap. Technik der Infiltration).

Wir verwenden dabei eine 0,1 bis 0,25%ige Xylocainlösung aufgelöst in 250 oder 500ml, in auf Körpertemperatur gebrachten NaCl-Infusionsflaschen [5]. Den Vasokonstriktor setzen wir in einer Konzentration von 1:250 000 oder 1:1 000 000 bei, auch das Natriumbikarbonat wird entsprechend der orginal Klein–Lösung beigefügt. Die Menge der Tumeszenzlösung richtet sich natürlich nach der Infiltrationsfläche; die Dosis von 500ml dieses Gemisches wurde in keinem unserer Fälle überschritten. Sie liegt somit weit unter der toxischen Dosis [7].

Die Patienten werden kurzzeitig in Pronationsposition gelagert, die Spenderzone wird präpariert und markiert. Im lateralen Bereich der Zone wird ein kleines Areal mit gepufferter 1%iger Lidocainlösung mit Epinephrin (1:1 000 000) unterspritzt (Abb. 1). Nach Stichinzision (11er-Klinge) wird die TLA Infiltrationskanüle eingeschoben (Abb 2). Unter hohem Druck wird jetzt manuell die Lösung subkutan eingebracht. Nachdem eine pralle Konsistenz erreicht ist, wird die Infusionsnadel Schritt für Schritt in die anästhesierten Areale nachgeschoben. Die Kanüle wird dann in einem zweiten Schritt unter die Galea geschoben, um das hier vorhandene aufgelockerte Bindegewebe wieder Schritt für Schritt zu tumeszieren. Nach 7 min setzt die Hämostase voll ein, dokumentiert durch den lokalen Blanching-Effekt. Die Entnahme der Spenderhaare und der doppelte Wundverschluß folgen.

Je nach weiterer Indikation wird in Pronationsstellung (Transplantation oder Reduktion des Vertex) oder in Supination (frontale und parietale Grafts und Reduktion) zweischichtig mittels Druckpumpe die Tumeszenzlösung infiltriert. Wieder wird ein kleines Areal 1 cm hinter der beabsichtigten Frontlinie oder zentral am Vertex mit 1%igem Lidocain (z.B. Xylocain) mit Vasokonstriktor infiltriert (Abb. 1). Danach wird mit einem Mandrin die Subkutanschicht punktiert und die stumpfe, an der Spitze mehrfach gelöcherte Infiltrationskanüle eingebracht (Abb. 4). Es folgt die Hochdruckinfiltration des gesamten zu transplantierenden oder reduzierenden Areals subkutan, wobei wieder in die aufgefüllten Areale die Kanüle nachgeschoben wird. Schließlich wird ebenfalls subgaleal maschinell mit Hochdruck infiltriert. Im Falle der Transplantation wird ca. 2 cm über die zu operierenden Areale hinausinfiltriert. Bei der Reduktion wird noch der Effekt der Hydrodissektion ausgenützt, insbesonders zwischen Periost und Galea. Zusätzlich erfolgt eine Dissektion mit stumpfen entenschnabelartig endenden Infiltrations- oder Dissektionskanülen (Abb. 4). Nach Eintreten des Hämostaseeffekts, manifestiert durch das Blanching, können nach einigen Minuten die Slits und Slots an der Empfängerstelle ideal gesetzt werden (Abb. 5). Ebenso kann die Reduktionsoperation mit allen ihren Schritten gestartet werden (Abb. 6, 7).

Vom Einbringen der TLA Lösung an bis zum Einsetzen der Micrografts an der Front sollte mindestens 45 min gewartet werden, zumal durch den verstärkten Turgor der Implantationsvorgang in die Slits erschwert werden kann.

12.13.2 Spezifische Vorteile

Die zweischichtige Infiltrationstechnik subkutan und subgaleal, wobei besonders im Empfänger- und Reduktionsbereich mit viellöchrigen, stumpfen Infiltrationskanülen unter Hochdruck gearbeitet wird, stellt den entscheidenden Vorteil in der Operationstechnik dar.

Mit dieser Anwendungstechnik nach Hunstad und Field [3, 4] kann eine komplette und langanhaltende Anästhesie erzielt werden. Diese betrifft sowohl die Spender- als auch die Empfängerzone. Nach zweischichtiger Hochdruckinfiltration muß nur noch sehr selten die TLA bei sog. hot spots wiederholt werden, zusätzliche Blockaden mit normal konzentrierter LA sind nicht nowendig.

Die Wirkungsweise kann man sich damit erklären, daß der direkte Effekt des Lokalanästhetikums an den Nervenendigungen entsteht, andererseits kommt es durch die massive Anflutung zur Interaktion der Tumeszenzlösung mit dem neurovaskulären System subkutan.

Die Blutungsneigung ist mit der TLA deutlich reduziert. An der Spenderstelle genügt meistens eine geringe elektrokaustische Blutungsstillung, an den Empfängerstellen sind Blutungen eher die Seltenheit. Als besonders angenehm und zeitsparend erweist sich dieser Exsanguinationseffekt seitens der unter Hochdruck eingebrachten Tumeszenzlösung auch bei der Scalpreduktion. Auch hier genügt ein geringer Einsatz des Kauters. Hingewiesen sei noch auf den Aufdehnungseffekt durch die Ballonierung, was die Reduktionsmöglichkeit deutlich verbessert. Durch das Aufpumpen des Subkutanraums kommt es zur Elevation der Dermis vom tiefen Gefäßplexus um mehrere Millimeter. Bei der Inzision der Empfängerstellen werden dadurch mit Sicherheit weniger subkutane wandstarke Arteriolen verletzt, egal ob man nun Slits, Slots oder Holes setzt. Im Gegensatz zu den hoch gelegenen, dünnwandigen Kapillaren sind nämlich die tieferen muskelstarken Gefäße nicht zu einer Neoangiogenesis in der Lage. Durch die Elevation und die geringere Verletzung der wandstarken, tief gelegenen Gefäße trägt damit die Tumeszenz dazu bei, einen irreversiblen Schaden in der Nutrition der Empfängerzone zu verhindern.

Sehr wichtig ist es jedoch, einige Minuten nach Setzen der TLA zu stanzen, zumal das massive Ödem nach 45 min verschwindet.

Zusammenfassend läßt sich sagen, daß die TLA eine hervorragende, großflächige Anästhesieform für alle Arten der Chirurgie des behaarten Capillitiums ist. Ihre Anwendung selbst gewährt uns eine bessere Vasokonstriktion, eine länger anhaltende Anästhesie und für den Patienten mehr Komfort als die traditionellen Methoden.

Vorteile der TLA bei der Haartransplantation

- Wirkungsvolle und langandauernde LA, Applikation ist nicht schmerzhaft
- Kaum Blutungsneigung während des gesamten Eingriffs
- Durch den Ballonierungs- und Elevationseffekt werden die wandstarken Aterlolen in der tiefen Subkutis nicht verletzt. Daher soll die Stanzung der Empfängerareale bald nach Einbringung der Tumeszenz durchgeführt werden

- Geringer Verbrauch der absoluten Lokalanästhesiemenge, die Toxizitätsgrenzen werden keinesfalls erreicht
- Eine Sedierung ist nicht unbedingt notwendig
- Zeitersparnis in der gesamten Prozedur
- Die TLA verbessert den Haarwinkel zur Gewinnung in der Spenderzone. Durch Ballonierung der Subkutis wird die Präparation der Grafts erleichtert
- Subjektives perioperatives Empfinden der Patienten wesentlich angenehmer mit TLA als mit herkömmlichen Methoden
- Die Hydrodissektion und Exsanguination der unter Hochdruck eingebrachten Tumeszenzlösung erleichtern wesentlich die Skalpreduktion. Der Einsatz von Dissektionskanülen macht die Präparation leichter, durch Ballonierung und den damit entstandenen Dehnungseffekt können größere Areale reduziert werden

Nachteile der TLA bei der Haartransplantation

- Längere Einwirkzeit zum Erreichen einer Anästhesie
- Bei zu frühem Operationsbeginn erschwerter Implantationsvorgang durch verstärkten Turgor des Empfängerareals

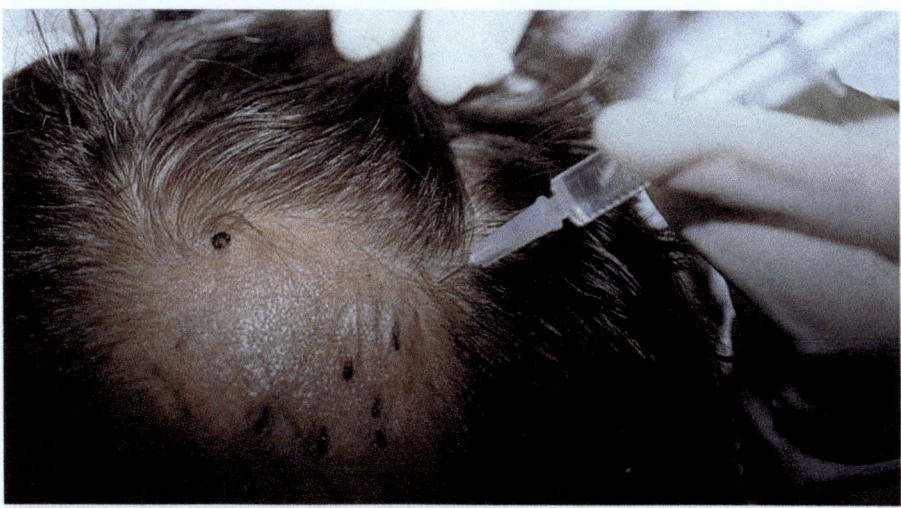

Abb. 1. Erstinfiltration punktförmig mit 1%igem Lidocain am Vertex

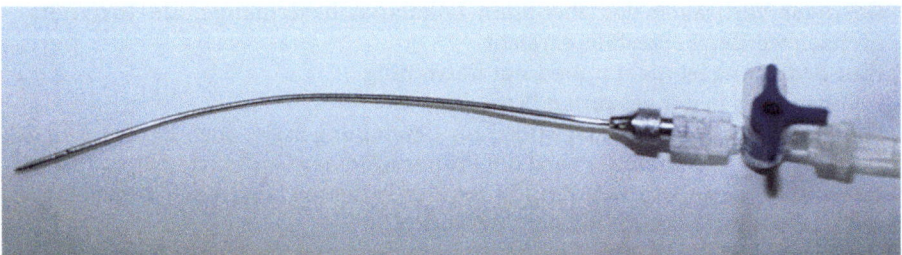

Abb. 2. Gebogene viellöchrige Infiltrationskanüle vor der Hochdruckinfiltration

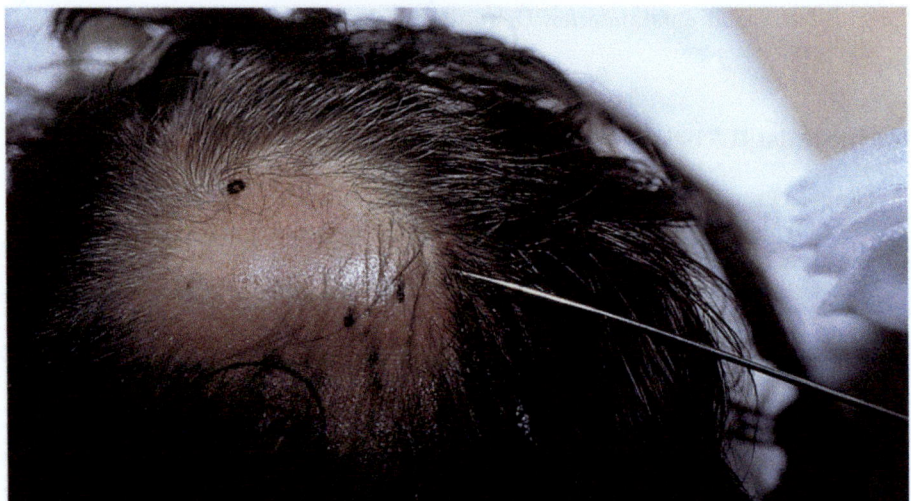

Abb. 3. Maschinelle Infiltration der TLA-Lösung am Vertex

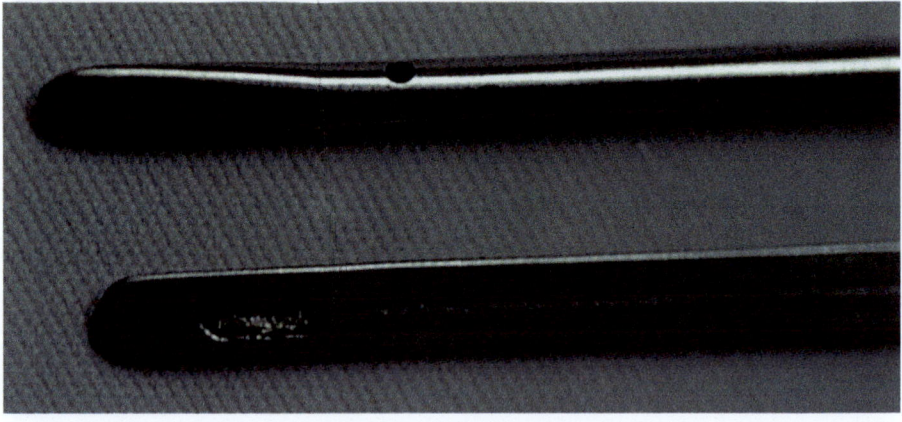

Abb. 4. Entenschnabelartige Infiltrations- und Dissektionskanülen für die Skalpreduktion (Fa. Byron, USA)

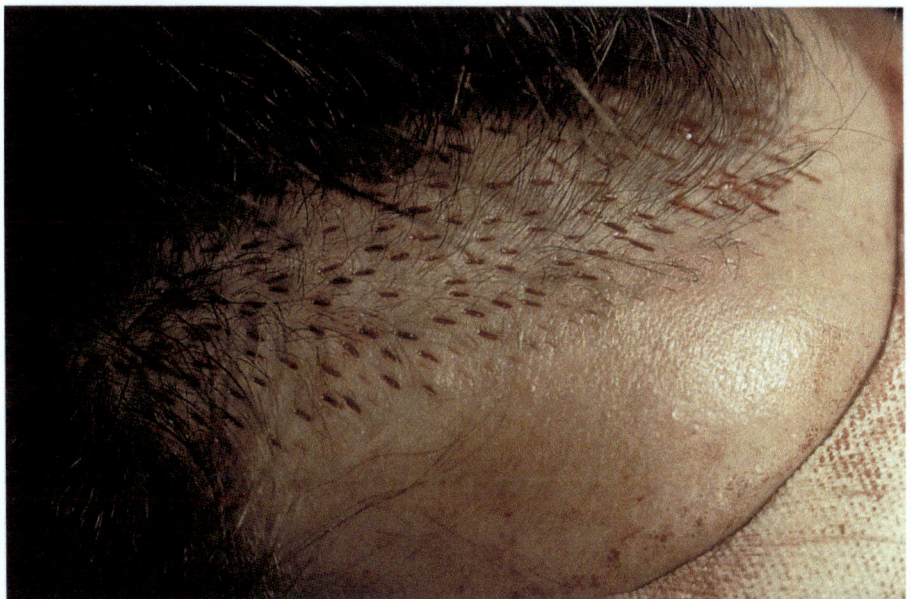

Abb. 5. Slot und slits an der tumeszierten Frontlinie

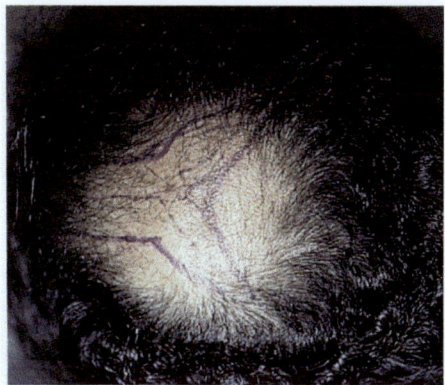

Abb. 6. Geplante Skalpreduktion

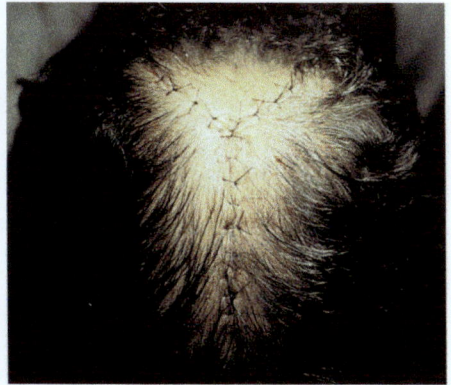

Abb. 7. Status post Skalpreduktion unter TLA

Literatur

1. Coleman WP, Klein JA (1992) Use of tumescent technique for scalp surgery, dermabrasion and soft tissue reconstruction. Dermatolog. Surg 18:130-5
2. Coleman WP (1993) Tumescent anasthesia for surgery of the scalp. In: Stough DB, Haber RS Hair replacement. Surgical and Medical. Mosby pp 93-6
3. Field LM, Namias A (1997) Bilevel tumescent anesthestic infiltration for hair transplantation. Dermatolg. Surg 23:289-90

4. Hunstad JP (1996) The tumescent technique facilitates hair micrografting. Aesth.Plast. Surg 20:43-8
5. Kaplan B, Moy RL (1996) Comparsion of room temperature and warmed local anesthetic solution for tumescent liposuction. Dermatolog. Surg 22:707-9
6. Klein JA (1987) The tumescent technique for liposuction surgery. American J. Cosmetic Surg 4:263-7
7. Klein JA (1990) Tumescent technique for regional anesthesia permits lidocain doses of 35 mg/kg for liposuction. Dermatolog. Surg 16:248-63
8. Klein JA (1997) Anesthesia for dermatologic cosmetic surgery. In: Coleman WP, Hanke CW, Alt TH and Asken S. Cosmetic surgery of the skin - Principles and techniques. Mosby
9. Sandhofer M (1998) Tumeszenz-Lokalanästhesie in der dermatolog. Praxis. In: Konz B. 20. Jahrestagung der Vereinigung operativer Dermatologen in München. Blackwell, im Druck.
10. Swinehart JM (1991) Color atlas of hairrestoration surgery. Appleton Lange, Stamford, Connecticut pp. 134, 253, 258

12.14 Mammachirurgie

R.P. KUNER

„Body-sculpturing":
Tumeszenzliposuktion im Rahmen der autologen Brustrekonstruktion

Seit der Erstbeschreibung von Giorgio und Arpad Fisher [5], und Yves Illouz [7] hat die Liposuktion eine rasante Entwicklung und technische Veränderung durchlaufen und ist mittlerweile in den USA die am häufigsten angewandte ästhetische Operation.

"Body-sculpturing" und Liposuktionen, auch sog. Problemzonen, sind zu Standardeingriffen mit planbarem Ergebnis und kalkulierbarem Risiko geworden.

Ein besseres Verständnis der Anatomie des Fettgewebes sowie Verbesserungen in der Kanülen- und Absaugetechnologie haben zu immer neueren Indikationen und Anwendungen geführt.

Als besonders risikoarme und atraumatische Methode hat sich die von J. Klein [8] in den USA und von G. Sattler [12] in Deutschland weiterentwickelte und propagierte Liposuktion in TLA erwiesen.

Die Liposuktion als additive Methode bei der Durchführung einer Brustreduktionsplastik hat sich Mitte der 80er Jahre etabliert [15] und ist inzwischen bei mehreren Operationstechniken in das Konzept integriert [10, 11, 13, 14]. Zum einen läßt sich das Brustgewebe nach der Fettaspiration und damit der Ausdünnung besser modellieren und der Nippel-Areola-Komplex leichter und spannungsfreier transpositionieren, zum andern kann die ästhetische Brustkontur durch Absaugen von überschüssigen Fettdepots zwischen vorderer und hinterer Axillarlinie sowie des Processus axillaris wesentlich verbessert werden. Diese Bereiche liegen bei der narbenschonenden Operationstechniken in der Regel außerhalb des Resektionsgebietes und sind dadurch für das Lipocontouring prädisponiert.

Für die "suction alone mammaplasty" [2] besteht jedoch nur ein limitiertes Indikationsspektrum bei normaler Brustwarzenposition ohne wesentliche Ptosis und überwiegend lipomatöser Mammahyperplasie.

Andere Indikationen für die "suction alone mammaplasty" sind die Korrektur kongenitaler Mammaasymmetrien [11], sowie die Gynäkomastie [14].

Im Rahmen der autologen Brustrekonstruktion hat die Liposuktion in LA beim sog. "refinement" oder "touch-up" hervorragende Bedeutung.

Die Einführung des TRAM-Lappens (transvers rectus abdominis myocutaneous flap, untere Rectuslappenplastik) als Methode zur komplett autologen Brustrekonstruktion hat die plastische Mammachirurgie revolutioniert [6]:

Konnten anfänglich Patientinnen mit Silikonimplantatrekonstruktion nicht mehr als einen „Brusthügel", der BH oder Badeanzug ausfüllt, erwarten, so erlaubt heute die Eigengeweberekonstruktion mit dem TRAM-Dermofettlappen die Nachbildung einer annähernd symmetrischen und natürlich imponierenden Brust.

Im Gegensatz zum Brustimplantat hat die TRAM-rekonstruierte Brust viele wichtige Vorteile: eine weiche Konsistenz ohne Verkapselungstendenz im Verlauf der Jahre; sie ist warm und beweglich wie die kontralaterale Brust, die Ästhetik verbessert sich im Verlauf der Zeit, wenn die Narben abblassen und die Brust eine mehr und mehr natürliche Ptosis und Form annimmt.

Da die formrekonstruierte Brust fast ausschließlich aus Fettgewebe besteht, kann durch Aspirationslipektomie die Größe verändert, das Aussehen verbessert und die Form so gestaltet werden, daß eine annähernde Symmetrieherstellung zur kontralateralen Seite möglich wird.

Drever [3, 4] hat den Begriff der Torsoplastik geprägt, da die TRAM-Lappenplastik, gestielt oder als freies Transplantat, immer 2 Aspekte beinhaltet. Zum einen den Unterbauch-Dermofetttransfer zur autologen Brustrekonstruktion, zum anderen aus der resultiernde Dermolipektomie des Abdomens, die Bauchdeckenplastik, die häufig zusätzlich zu einer ästhetischen Verbesserung der Heberegion führt.

12.14.1 Technik

Die TRAM-Rekonstruktion und/oder Torsoplastik wird in der Regel in zwei Operationsschritten durchgeführt: im 1. Schritt der Rektuslappentransfer zur Thoraxwand, mit Modellierung der Dermofettinsel zu einer neuen autologen Brustform. 3–6 Monate später erfolgt das TRAM-Refinement, die Nippel-Areola-Komplexrekonstruktion sowie, falls erforderlich, die kontralaterale Reduktionsmastopexie zur Symmetrieoptimierung.

Anfänglich nur über die A. epigastica superior beim gestielten TRAM, oder über die mikrovaskuläre Anastomose der A. epigastica inferior beim freien TRAM ernährt, erfolgt die zusätzliche Vaskularisation des Transplantatlappens im Verlauf der Monate über pektorale Perforatoren sowie über transkutane Gefäße. Trotzdem bleibt die formrekonstruierte, körpereigene Brust hinsichtlich der Durchblutungsverhältnisse fragil, so daß die sekundäre Modellierung und Formveränderung zur Vermeidung von Lipo- oder Hautnekrosen nicht unbegrenzt möglich ist.

Da in der Primärrekonstruktion, soweit onkologisch vertretbar, aus ästhetischen Gesichtspunkten häufig hautmantelerhaltende (skin sparing mastectomy) Ablatioschnittführungen gewählt werden, gehört die bildgebende mammographische Überwachung des prinzipiell rezidiv gefährdeten Weichteilmantels der formrekonstruierten Brust zum onkologischen Standard.

Alle Maßnahmen, die negativ mit der bildgebenden Überwachbarkeit interferieren, sollten, wenn möglich, beim ästhetischen Refinement unterbleiben oder minimiert werden.

Traumatisierende Liposuktionen mit Blutungen können zum einen zur stärkeren Fibrosierung und Narbenbildung, zum anderen zu Liponekrosen mit konsekutiven Mikroverkalkungen führen [1]. Sowohl intramammäre Narben wie Mikroverkalkungen/Liponekrosen können zu Unsicherheiten im mammographischen follow-up wie zu unnötigen zusätzlichen diagnostischen Eingriffen führen.

Unter dem Aspekt der höchstmöglichen Gewebeschonung des Transplantatlappens und atraumatischen Liposuktion mit dünnen stumpfen Kanülen wenden wir seit 7/97 konsequent die von Sattler [12] beschriebene Tumeszenzliposuktionstechnik bei allen sekundären TRAM-Refinementoperationen, bei denen eine Form- oder Volumenänderung erforderlich ist, an.

Durch die subkutane Injektion der Tumeszenzlösung wird ein hinreichend hoher Gewebedruck aufgebaut; das aufgeschwemmte Fettgewebe kann ohne wesentliche Scherkräfte unter weitgehender Schonung des subkutanen Halteapparates sowie insbesondere der Blutgefässe des TRAM-Lappens mit einer 3mm 24-Lochkanüle abgesaugt werden.

Im Rahmen der präoperativen Planung werden die abzusaugenden Areale bei stehender Patientin eingezeichnet und markiert, der Eingriff findet in der Regel in LA statt. Der persönlichen Erfahrung des Operateurs kommt in der Volumen- und Mengenbeurteilung des zu aspirierenden Fettgewebes wesentliche Bedeutung zu. Nach der lokalen Unterspritzung ist das Gewebe überexpandiert, so daß eine genaue intraoperative Beurteilung nicht mehr möglich ist. Überkorrekturen sind zu vermeiden.

Indikationen der Tumeszenzliposuktion bei der autologen Brustrekonstruktion

- Volumen- und Größenreduktion
- Formveränderung
  - Upperfillingkorrektur
  - lateraler "breast flow" - Korrektur
- Konturverbesserung
  - laterale Thoraxwand
  - Epigastrium
  - Processus axillaris
  - Heberegion mit dogears
- Konturierung der Inframammärfalte
- Kontralaterale Liposuktionsreduktionsplastik

12.14.2 Spezifische Vorteile

Vorteile der Tumeszenzliposuktion bei der autologen Brustrekonstruktion

- Atraumatische Liposuktionstechnik ohne Blutungs- und Liponekroserisiko
- Feines Lipocontouring mit 3mm Kanülen möglich
- Keine Gefahr der Thermonekrose wie bei Ultraschallliposuktion
- Technisch wenig aufwendiges, billiges Verfahren

12.14.3 Spezifische Nachteile

Nachteile der Tumeszenzliposuktion bei der autologen Brustrekonstruktion

- Längere Operationszeit durch Einwirkzeit der Tumeszenzlösung
- Gefahr der Überkorrektur beim Lipocontouring durch „gequollenen" Operationssitus, Lernkurve

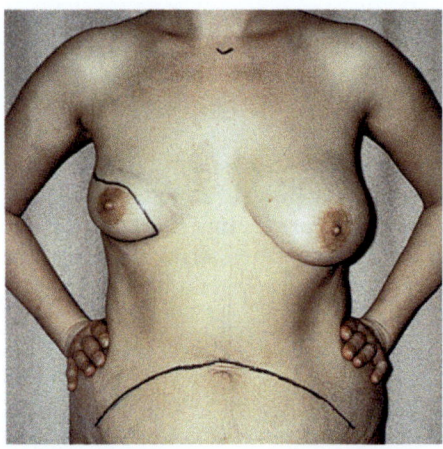

Abb. 1. 38jährige Patientin mit ausgedehntem DCIS der rechten Mamma, präoperativ Anzeichnung vor Ablatio mammae rechts, deutliche Anisomastie rechts

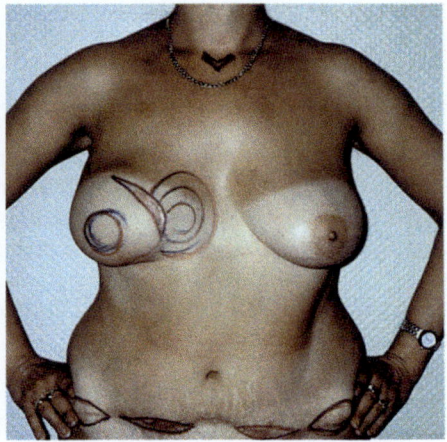

Abb. 2. 6 Monate nach TRAM-Operation, präoperativ vor TRAM-Refinement, Nippel-Areola-Rekonstruktion (NAK) und Tumeszenzliposuktion der Mamma zur sekundären Brustkontourierung und Kontourierung der abdominalen Heberegion

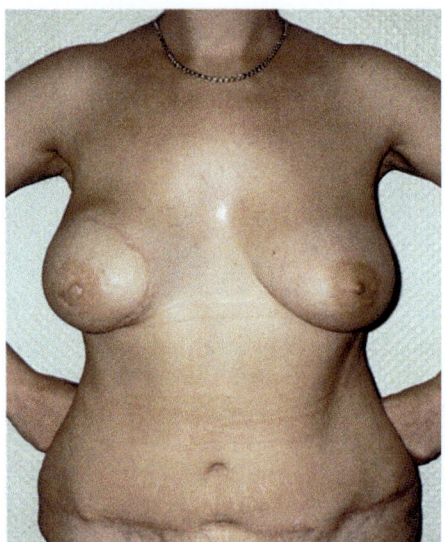

Abb. 3. 3 Monate postoperativ nach TRAM-Refinement, NAK-Rekonstruktion und Liposuktion

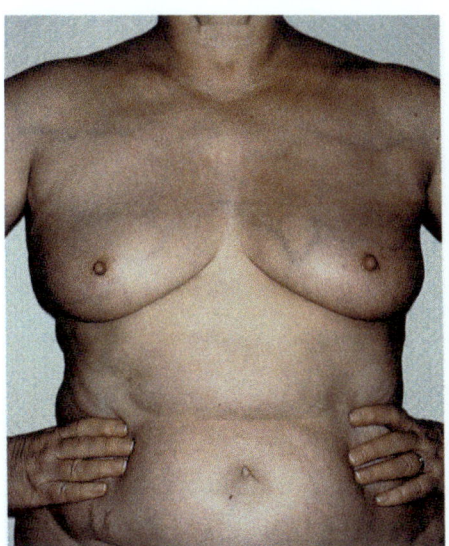
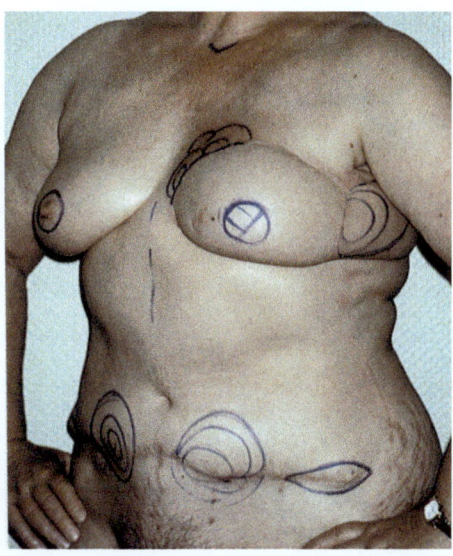

Abb. 4. 56jährige Patientin mit stammbetonter Adipositas, Zustand nach kombinierter primärer Radiochemotherapie eines lokal fortgeschrittenen Mammakarzinoms links

Abb. 5. 6 Monate nach TRAM-Operation, präoperativ vor Refinement, Nippel-Areola-Rekonstruktion (NAK) und Tumeszenzliposuktion der Mamma links sowie der abdominalen Heberegion

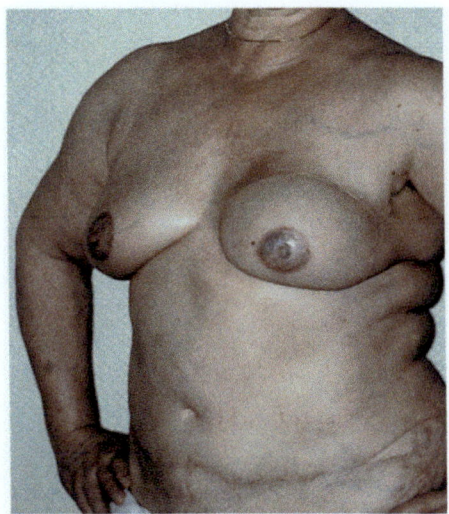

Abb. 6. 3 Monate nach TRAM-Refinement, Tumeszenzliposuktion und NAK-Rekonstruktion mit Tätowierung

Literatur

1. Abboud M, Vadoud-Seyedi J, De Mey A, Lejour M (1995) Incidence of calcifications in the breast after surgical reduction and liposuction. Plast Reconstr Surg 96(3) :620 – 626
2. Courtiss EH (1993) Reduction mammoplasty by suction alone. Plast Reconstr Surg 92 : 1276
3. Drever JM (1990) Suction lipectomy : an excellent adjutant to improve the results of breast reconstruction with RAM flaps. Aesthetic Plast Surg 14 (4) : 275 – 279
4. Drever JM (1996) Lipocontouring in breast reconstructive surgery. Aesthetic Plast. Surg 20(4) : 285 – 289
5. Fischer A, Fischer G (1976) First surgical treatment for molding bodys cellulite with three 5 mm incisions. Bull Int Acad Cosmet Surg 3:35
6. Hartrampf CR, Scheflan M, Black P (1982) Breast reconstruction with a transverse abdominal island flap. Plast Reconstr Surg 69 : 216
7. Illouz Y (1983) Body contouring by liposysis: a 5 year experience with over 3000 cases. Plast Reconstr. Surg 72:511-5244
8. Klein JA (1993) Tumescent technique for local anaesthesia improves safety in large volume liposuction. Plast Reconstr Surg 92 : 1085 – 1098
9. Lejour M, Abboud M (1990) Vertical mammaplasty without inframammary scar and with breast liposuction. Perspect Plast Surg 4 : 67
10. Maillard GF, Scheflan M, Bussien R (1997) Ultrasonic assisted lipectomy in aesthetic breast surgery. Plast Reconstr Surg 100(1) : 238 – 241
11. Matarasso A, Courtiss EH (1991) Suction mammaplasty : the use of suction lipectomy to reduce large breasts. Plast Reconstr Surg 87(4) : 709 – 717
12. Sattler G (1998) Lokalanästhesie, Regionalanästhesie, Tumeszenzanästhesie: Techniken und Indikationen. Z Hautkr 5:316
13. de Souza Pinto E, Erazp PJ, Muniz AC, Prado Filho FS, Alves MA, Salazar GH (1996) Breast reduction: shortening scars with liposuction. Aesthetic Plast Surg 20(6) : 481 – 488
14. Stark GB, Grandel S, Spilker G (1992) Tissue suction of the male and female breast. Aesthetic Plast Surg 16(4) : 317 – 324
15. Teimourian B, Massac E Jr, Wiegering CE (1985) Reduction suction mammoplasty and suction lipectomy as an adjunct to breast surgery. Aesthetic Plast Surg 9(2) : 97 – 100

12.15 Arthroskopie

R. ERNST

In den letzten 2 Jahrzehnten haben die diagnostische Arthroskopie und die arthroskopisch durchgeführten Operationen einen rasanten Aufschwung genommen. Mit der großen Verbreitung des Verfahrens kam auch in zunehmendem Maße die LA zur Anwendung. Das Kniegelenk bietet sich aufgrund seines anatomisch spezifischen Baus dafür an. Aufgrund der Erfahrung in der Anwendung der TLA in der Varizenchirurgie war es naheliegend, auch diese Art der örtlichen Betäubung bei der Kniegelenksspiegelung anzuwenden.

Wichtig für den Patienten und letztlich auch für den Operateur ist eine bequeme, entspannte Lagerung, welche in der Liegestuhlposition erreicht wird. Vor dem Setzen der TLA wird eine i.v.-Verweilkanüle gelegt und der Patient an den Monitor angeschlossen (Puls, Blutdruck, EKG). Dabei ist darauf zu achten, daß der EKG-Monitor außerhalb des Gesichtsfelds des Patienten plaziert wird.

12.15.1 Technik

Nach Rasur und Desinfektion mit z.B. Betaisodona-Lösung erfolgt zunächst die Punktion eines etl. vorhandenen Ergusses über den Rezessus suprapatellaris, um eine Wirkungsabschwächung der TLA-Lösung zu vermeiden. Hierbei wird die Patella leicht nach lateral gedrängt und die Kanüle in die dadurch entstehende, gut tastbare dreieckige Vertiefung eingebracht. Nach der Punktion wird über dieselbe Punktionsnadel die TLA-Lösung intraartikulär appliziert (Menge: ca. 50–80 ml). Danach werden die beiden Standardzugänge paraligamentär anterolateral, als auch anteromedial auf Höhe der Patellaspitze mit jeweils 10–20 ml schrittweise infiltriert (verwendete Kanüle 0,9 x 70 mm).

Zunächst wird die Haut gequaddelt, dann erfolgt die Inzision der Subkutis und anschließend der extraartikulären kapsulären Anteile. Dies ist gut spürbar am Wechsel der Widerstände beim Einbringen der Kanüle, bedingt durch die verschiedenen Gewebeschichten. Während einer Einwirkzeit von ca. 10–20 min soll der Patient selbständig das Kniegelenk mehrmals beugen und strecken, um damit eine gleichmäßige intraartikuläre Verteilung der TLA-Lösung zu bewirken. Diese Zeit wird genützt für die Lagerung, nochmalige Desinfektion und sterile Abdeckung des Operationsgebiets.

Der Oberschenkel wird am Übergang mittleres/distales Drittel mit einem Beinhalter fixiert. Wichtig ist eine gute Polsterung (am besten geeignet dafür ist eine angewickelte Schaumstoffbinde mit einer Stärke von 3 mm und einer Länge von 3 m), damit bei der Arthroskopie keine haltungs- und lagerungsbedingten schmerzhaften Druckstellen entstehen können. Der Beinteil des Operationstischs wird auf der Seite des zu operierenden Beines entfernt bzw. abgeknickt, so daß eine Flexion bis über 90 Grad gut möglich ist. Das gegenseitige Bein wird in 45 Grad-Stellung gelagert. Es ist darauf zu achten, daß sich beide Hüftgelenke ebenfalls in leichter Flexionsstellung befinden, um den Musculus rectus femoris möglichst wenig vorzuspannen. Der Lendenwirbelsäulenbereich wird leicht unterpolstert. Damit ist die bequeme Liegestuhlposition gewährleistet.

Die anschließende nochmalige Desinfektion mittels Betaisodona-Lösung und sterile Abdeckung mit Einmalmaterial wird vom Operateur durchgeführt, wobei der Patient selber aktiv mithelfen kann, da die Motorik der unteren Extremität funktioniert.

Die Arthroskopie erfolgt über die eingangs erwähnten beiden Standardzugänge. Mittels einer 11er-Skalpellklinge werden anteromedial und anterolateral Stichinzisionen durchgeführt. Sie dienen auf der einen Seite zur Einbringung des Arthroskopierschafts mit Optik und auf der anderen Seite für das jeweilige Arbeitsinstrument. Das Bein wird vom Operateur selbst über den eigenen Beckenkamm gehalten. So kann unter beliebiger Flexionsstellung der entsprechende Gelenksabschnitt im Sinne eines Varus- oder Valgusstresses erweitert werden ohne Inanspruchnahme einer zusätzlichen Assistenz.

Als Spüllösung und optisches Medium kommt wiederum die TLA-Lösung zur Anwendung. Der Zu- und Abfluß erfolgt über den Arthroskopieschaft selbst. Ein eigener Zugang ist somit nicht erforderlich. Der Aufbau des intraartikulären Überdrucks erfolgt durch die gleiche Rollpumpe, die auch für die Infiltration bei der Liposuktion oder der Varizenchirurgie verwendet wird.

Die TLA-Lösung gewährleistet für die gesamte Operationsdauer eine ausreichende Analgesierung, die auch mehrere Stunden postoperativ anhält.

Durch den Zusatz von Suprarenin entfällt auch der Einsatz einer Blutsperre, da es nicht zu einer Trübung der Sicht durch aufgetretene Mikroblutungen kommt.

Bei der durchgeführten Arthroskopie in TLA zeigt es sich, daß trotz fehlender Muskelerschlaffung ein ausreichendes Aufklappen des Gelenkspalts möglich ist. Auch Resektionen im hinteren Bereich sind praktisch immer machbar. Bei entsprechender Betreuung während der Arthroskopie und präoperativen Aufklärung können die Patienten soweit entspannen, daß eine Gesamtinspektion des Knieinnenraumes gut gelingt.

In seltenen Fällen kann bei Bedarf 10 mg Diazepam über die Verweilkanüle appliziert werden.

Sämtliche Standardeingriffe wie Meniskusresektion, Knorpelglätttung, Entfernung freier Gelenkskörper, Kreuzbandstumpfglättungen, Plicaresektion sowie partielle Synovektomien sind schmerzfrei möglich. Der Patient kann natürlich auf Wunsch den Eingriff am Arthoskopiemonitor verfolgen, was üblicherweise für Krankheitseinsicht und Compliance förderlich ist.

Als Abschluß des operativen Vorgehens erfolgt noch eine gründliche Spülung mittels der TLA-Lösung. Nach dem Eingriff werden die Zugänge durch Einzelknopfnähte verschlossen und mit sterilen Einzelpflastern abgedeckt. Darüber wird ein elastischer Kniestrumpf angelegt. Der Patient kann nun selbständig vom Operationstisch aufstehen und sich anziehen. Er wird angehalten, das Bein zu Hause hochzulagern, Eisbeutel aufzulegen und leichte Spannungsübungen des

M. quadriceps femuris durchzuführen und das Knie mittels Stützkrücken für 24 h zu entlasten. Kontrolle und Verbandswechsel erfolgt am 2. postoperativen Tag. Ein evtl. aufgetretener Reizerguß kann ohne weiteres abpunktiert werden. Die Nahtentfernung erfolgt nach einer Woche. Eine medikamentöse Thromboseprophylaxe ist nicht erforderlich.

Tabelle 12.15.1. Bisher in TLA durchgeführte Eingriffe

Gesamtzahl der in TLA durchgeführten arthroskopischen Eingriffe	132
Partielle mediale Meniskektomie	73
Laterale partielle Meniskektomie	14
Knorpelglättungen	21
Freie Plicaresektionen	9
Freie Gelenkskörperentfernung	4
Diagnostische Arthroskopie	8
Resektion von Kreuzbandfasern bei partiellen Rupturen	3

12.15.2 Spezifische Vorteile

Vorteile der TLA bei der Arthroskopie

- Gute Analgesie
- Wegfallen des Narkoserisikos
- Sofortige Mobilisation
- Keine Blutsperre während des operativen Eingriffs
- Minimiertes Thromboserisiko
- Ambulante Durchführung möglich
- Reduzierung des zeitlichen, finanziellen und personellen Aufwandes
- Sprech- und Sichtkontakt des Patienten mit dem Operateur während der Operation

Basisvoraussetzung für die Arthroskopie in TLA sind

1. Eine entsprechend genaue Aufklärung des Patienten
2. Eine gute Compliance des Patienten
3. Ein routinierter und gut eingespielter Ablauf der gesamten Operation
4. Eine gute Betreuung des Patienten vor, während und nach dem Eingriff
5. Ein ausreichend erfahrener Operateur

Es soll daher nochmals betont werden, daß diese Methode für Anfänger nicht zu empfehlen ist; in der Hand des erfahrenen Operateurs bietet die TLA unschätzbare Vorteile.

12.16 Sentinel-Lymphknoten-Biopsie

H. Breuninger

Die elektive regionäre Lymphknotendissektion (ELND) ist in ihrer Wertigkeit beim Melanom der Haut umstritten, allenfalls können gewisse Subgruppen von Patienten von dieser Maßnahme profitieren. Deshalb hat sich die ELND nicht durchgesetzt, da doch vielen Patienten damit ein „Overtreatment" zugemutet wurde mit entsprechender Morbidität. Nachdem in Studien zur Lymphabstromszintigraphie festgestellt werden konnte, daß sich relativ konstant ein sog. Pförtnerlymphknoten (Sentinel-Lymphknoten) fand, der eine hohe Sensitivität hinsichtlich einer stattgefundenen Mikrometastasierung aufwies, war man nun in der Lage, die Patienten mit einer solchen Mikrometastasierung besser zu selektionieren. Obwohl eine Bewertung hinsichtlich des prognostischen Vorteils dieser Methode noch nicht möglich ist, kann man sie dennoch schon heute empfehlen, da mit Ihrer Hilfe das Staging bei einer Melanomerkrankung hinsichtlich einer stattgefundenen Mikrometastasierung präzisiert werden kann.

Auf diesem Hintergrund ist ein möglichst wenig belastendes und auch kostengünstiges Verfahren von Bedeutung. Durch den konsequenten Einsatz der subkutanen Infusionsanästhesie (SIA) (s. Kap. Technik der subkutanen Infusionsanästhesie) oder auch anderer Tumszenzanästhesieverfahren, ist es möglich dieses Ziel zu erreichen.

12.16.1 Technik

Als LA-Lösungen kommen zum Einsatz die 0,1 oder die 0,2%ige Prilocainlösung (s. Kap. Rezepturen). Zu berücksichtigen sind die Höchstmengen. Zur Infusion benutzt man am besten 2 Infusomaten, einen um das Tumorareal bzw. die Stelle der Nachexzision zu infundieren und einen zweiten um das Areal der Sentinel-Lymphknoten-Biopsie zu infundieren. Falls mehrere Stationen betroffen sind, können auch weitere Infusomaten zum Einsatz kommen, da die SIA durch die selbsttätige Infusion das Anästhesieren an mehreren Stellen erlaubt. Vor Beginn der Infusion am Ort der Sentinel-Lymphknoten-Biopsie sollte mit der 99 m Technetium kollimierten Meßsonde (bei uns wurde das C-Trak-System der Firma Care Wise verwendet) die genaue dreidimensionale Lage des Sentinel-Lyphknotens festgestellt werden, um die SIA möglichst exakt an den Ort des zu entnehmenden Lymphknotens zu bringen (Abb. 1).

Zunächst wird ein superfizielles Depot von ca. 60–80 ml Anästhesielösung und einem flow von 600 ml/h gesetzt (Nadel 23 gg.). Danach erfolgt die tiefe Infusion mit einer Spinalnadel von 120–200 ml mit ähnlichem flow (Abb. 7, Kap. Tech-

Sentinel-Lymphknoten-Biopsie

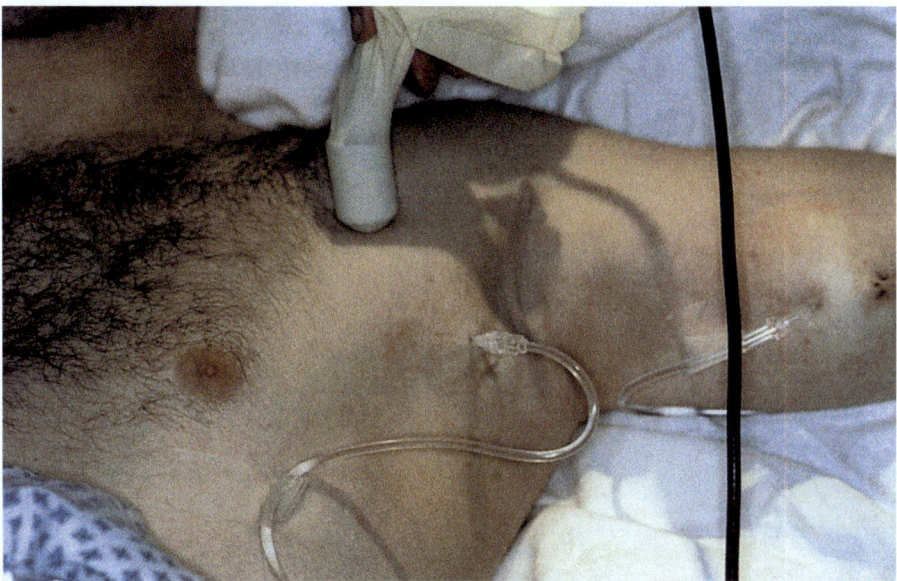

Abb. 1. Dreidimensionale Ortung des Sentinel-Lymphknotens mit der Gammasonde um die Spitze der Infusionsnadel (Sprotte) möglichst punktgenau zu plazieren

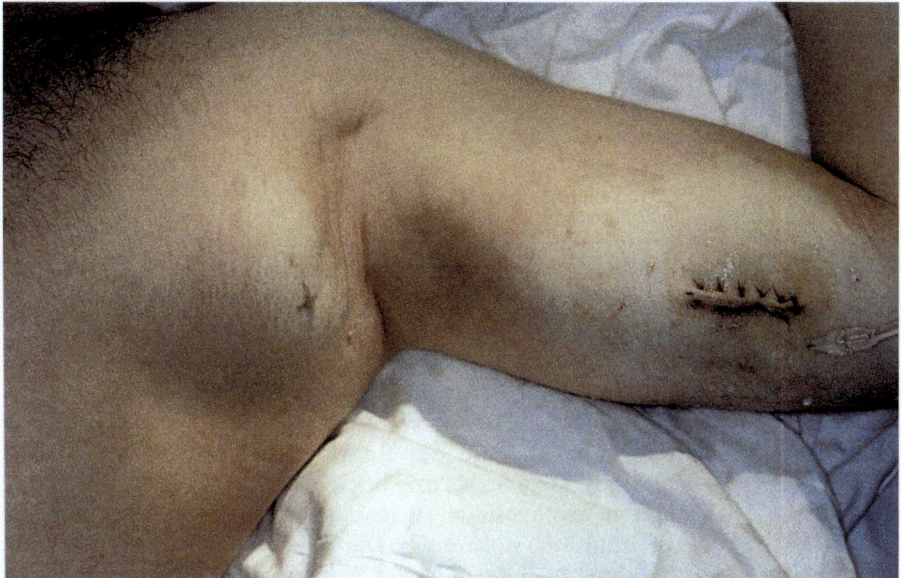

Abb. 2. Durchgeführte parallele SIA der Axilla und des Tumorareals am Oberarm durch 2 Infusomaten gleichzeitig

nik der subkutanen Infusionsanästhesie). Ein fächerfömiges Umsetzen der Nadel von Zeit zu Zeit ist bei tiefer Lage in der Axilla günstig, in der Leiste nicht unbedingt notwendig. Jederzeit ist auch eine handgeführte Infusion mit 1500 ml /h möglich, um die Prozedur abzukürzen. Am Ende der Infusion (Abb. 2) ist eine Wartezeit bis zur Durchführung wie bei konventioneller Tumeszenz-Anästhesie notwendig, allerdings kann sie durch die stattgefundene langsame Infusion kürzer sein (ca: 30 min). Zirka 10 bis 15 min vor der Operation wird am Tumorareal, welches bereits anästhesiert ist, noch Patentblau intradermal eingebracht, da durch die Anfärbung des Sentinel-Lymphknotens das Auffinden desselben in Kombination mit der Gammasonde erleichtert wird (Abb. 3).

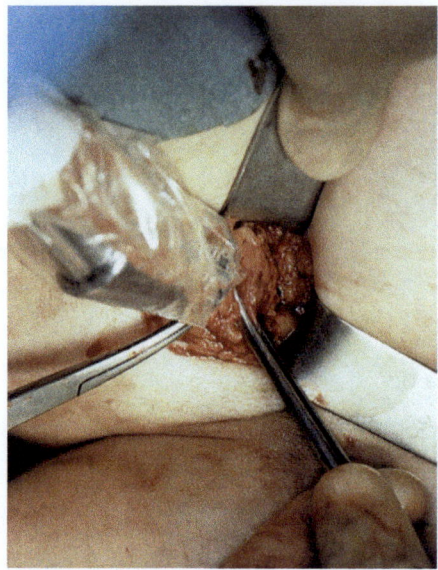

Abb. 3. Entfernung des Sentinel Lymphknotens mit Hilfe von Patentblau und der Gammasonde

12.16.2 Spezifische Vorteile und Nachteile

Die SIA wurde bei uns seit einem Jahr bei 58 Sentinel-Lymphknoten-Biopsien angewandt. Dabei mußte in der Leiste 3 mal, in der Axilla 7 mal lokal nachgespritzt werden, was problemlos möglich war, da es sich nur um kleine Areale handelte. Je größer die Erfahrung wurde, umso seltener war dies notwendig. Eine präoperative Medikation erfolgte in der Regel durch 1mg Flunitrazepam (Rohypnol) oral, die perioperative Sedierung duch Diazepamanaloga wurde nur auf Wunsch des Patienten durchgeführt. In einem Fall war noch zusätzlich die Gabe von Piritramid (Dipidolor) notwendig. Die Akzeptanz und Zufriedenheit mit der Sentinel-Lymphknoten-Biopsie in SIA war insgesamt sehr hoch, sogar auch im letztgenannten Fall. Das Verfahren ist kostengünstig, wenig eingreifend für den Patienten, erlaubt die oft notwendigen Umlagerungen durch die unterschiedlichen Lokalisationen von Tumor und Sentinel-Lymphknoten ohne Probleme in Mitarbeit des Patienten und es erhöht die Planungsfreiheit unabhängig vom Anästhesisten.

Literatur

1. Baas PC et al. (1992) Groin dissection in the treatment of lower-extremity melanoma. Short term and long-term morbidity. Arch Surg 127:281-6
2. Cascinelli N, Belli F (1993) The case for minimal margins and delayed regional node dissection for high-risk cutaneous melanoma. Curr Opin Gen Surg:310-5
3. Eggermont A (1997) Is regional therapy worthwile? Melanoma Res 7 (Suppl.1):22.
4. Karakousis CP (1996) Surgical treatment of malignant melanoma. Surg Clin North Am 76:1299-1312
5. Morton DL, Wen DR, Wong JH et al. (1992) Technical details of Intraoperative lymphatic mapping for early stage melanoma. Arch Surg 127(4): 392-399
6. Reintgen D (1998) Sentinel node biopsy:the accurate staging of the patient with melanoma. Seventh world congress of cancers of the skin. Rome 22-25 Aprile 1998

12.17 Phlebochirurgie

12.17.1 Krossektomie und Stripping der Vena saphena magna

B. SOMMER, G. SATTLER

Die Varikose ist weder eine Wohlstandserkrankung noch eine nur ästhetisch störende Veränderung, da ein permanenter Hochdruck im venösen System immer zu einer Störung der gesamten Hämodynamik führt. So kann eine oberflächliche Throbophlebitis über insuffiziente Perforansvenen letztlich auch das tiefe venöse System betreffen [19].

Volkswirtschaftlich gesehen gehören Venenerkrankungen in den Industrienationen zu den teuersten Erkrankungen [3, 5]. Spätfolgen wie Ulcus cruris nehmen in der stationären Behandlungsdauer eine Spitzenstellung ein.

Der Trend zur minimalinvasiven Chirurgie ist auch in der Varizenchirurgie ungebrochen. Seit der Erstbeschreibung der operativen Unterbindung der insuffizienten V. saphena magna durch Trendelenburg [21], der Methode der Exhairese [1] und der Ligatur der subkutanen Venen des sog. Venensterns in der Leiste [2] wurden kontinuierlich Verbesserungen des therapeutischen Vorgehens erarbeitet. Das moderne Therapiekonzept sieht heute vor, daß die selektive, stadiengerechte und dem jeweiligen individuellen Befund angepaßte Varizenchirurgie den radikalen schematisierenden Verfahren unbedingt vorzuziehen ist [16]. In demselben aktuellen Standardwerk werden allerdings nur die alleinige Krossektomie oder andere streng lokalisierte phlebochirurgische Eingriffe als für die Infiltrationsanästhesie geeignet empfohlen.

Andererseits liegen Berichte über komplette Strippingoperationen in LA vor [4, 12, 24], wobei die Operateure die offensichtlichen Vorteile der Tumeszenztechnik noch nicht nutzen.

Die Indikationen zu Krossektomie und Stripping der V. saphena magna basieren auf einer exakten präoperativen Diagnostik: Anamnese, Inspektion und Palpation müssen durch cw-Dopplersonographie und Duplexsonographie ergänzt werden [13]. In den meisten Fällen wird noch eine aszendierende Preßphlebographie zur Darstellung der Suffizienz des tiefen Venensystems durchgeführt.

12.17.1.1 Technik

Setzen der TLA

Bei Eingriffen in LA ist die präzise Einzeichnung des Venenverlaufs und der geplanten Inzisionsorte wichtiger als bei der Operation in Allgemeinnarkose, da die Anästhesie nur in dem eingezeichneten Gebiet gesetzt wird.

Für die Anästhesie können verschiedene Konzentrationen des LA eingesetzt werden. Mit höherer Konzentration der LA verkürzt sich die Wartezeit bis zum Beginn der Operation [17]. Aber auch der Einsatz der 0,05%igen Lösung ist problemlos möglich. Für die Anästhesie der V. saphena magna und der Seitenäste sind üblicherweise ca. 350-700 ml TLA-Lösung ausreichend. Da bei einem 70 kg schweren gesunden Menschen ca. 6000 ml TlA-Lösung problemlos appliziert werden können (s. Kap. Pharmakologie), ist im Prinzip jede Ausdehnung der Varikosis und auch gleichzeitige Operation von V.saphena magna und parva an beiden Beinen möglich. Eingeschränkt wird die Operationsplanung nur durch die Abschätzung der psychischen Belastung des Patienten durch den langen Eingriff und das geschätzte Auftreten von Komplikationen oder anderen Venenverläufen als präoperativ angenommen.

Am besten hat sich der kombinierte Einsatz von Pumpspritze und Rollpumpe bewährt: Beginn mit manueller Infiltration im medialen Kniebereich, da dieser erfahrungsgemäß schmerzhaft sein kann. Danach Infiltration der Magnakrosse; bei versehentlicher intravasaler Lage der Kanüle werden so nur höchstens 2 ml der Lösung intravasal appliziert. Zudem wird die Infiltrationskanüle ständig in Bewegung gehalten, um eine gleichmäßige Infiltration zu gewährleisten. Der interstitielle Druck liegt bei der Tumeszenztechnik weit über dem Innendruck der venösen Gefäße, so daß diese kollabieren.

Wichtig ist das Einbringen der TLA-Lösung auch in die Tiefe der Krosse, um ein schmerzloses Operieren in diesem Bereich zu ermöglichen. Nun kann recht rasch mit der Rollpumpe mechanisch der Verlauf der Vene infiltriert werden. Dabei sollen folgende Areale anästhesiert werden: Ca. 3 cm ventral der V. saphena magna im Oberschenkelbereich und bis zu 6 cm dorsal wegen des dort zu erwartenden Zugs der Seitenäste. Im Unterschenkelbereich bis zu 5 cm ventral und ca. 3 cm dorsal des Venenstamms und zu erwartender Seitenäste.

Erste, bisher noch unpublizierte eigene Daten, weisen darauf hin, daß in bestimmten Fällen eine Kombination von Femoralisblock und Tumeszenztechnik sinnvoll ist. So lassen sich die Vorteile des Blocks, nämlich gute Anästhesie der Extremität, mit denen der Tumeszenz, wie Schienung der Vene, Blutungsarmut usw. verbinden. Der Plasmaspiegel wird wegen der, relativ zu anderen Eingriffen als gering anzusehenden Menge an TLA-Lösung nicht nennenswert erhöht, so daß die introperative Sicherheit als gegeben angesehen wird.

Tips & Tricks

- *Tiefe Infiltration im Krossenbereich, normale subkutane Infiltration im Venenverlauf*
- *Schmerzhaft sind Knieinnenseite und Schienbeinkante, dort langsamere Infiltration*
- *Lieber reichlich Lösung infiltrieren, um Schmerzen durch präoperativ nicht darzustellende Seitenäste, die abgerissen werden, zu vermeiden*
- *Sedierung und Analgesie bei nervösen Patienten immer erwägen*
- *Spezieller Kompressionsstrump direkt postoperativ ermöglicht bessere Frühmobilisation*

Krossektomie

Die Krossektomie der Vena saphena magna kann in zwei verschiedenen Lagerungen erfolgen: Entweder in Rückenlage mit parallel liegenden Beinen ohne Lageveränderungen, oder in leichter Abduktion und Außenrotation des Beines. Der 3–4 cm lange Hautschnitt wird in die Inguinalfalte oder 1 cm darüber gelegt, medial des Pulses der A. femoralis. Größere Inzisionen können je nach Grad der Adipositas gewählt werden. Hierzu muß bemerkt werden, daß gerade in der Inguinalregion das kosmetische Ergebnis auch unabhängig von der Größe der Inzision erfahrungsgemäß sehr gut ist [10].

Scharfe Durchtrennung von Dermis und dem Ausläufer der Scarpafaszie, danach stumpfe Präparation und Auffinden der V. saphena magna mit dem Finger. Durch vorsichtiges, aber ausreichend energisches Vorschieben des palpierenden Fingers entlang des Bettes der V. saphena magna kann diese nach kaudal dargestellt werden. Nach Umsetzen der Haken nach Vorlieben des Operateurs, zeigen sich jetzt bereits die spezifischen Eigenheiten der TLA: Die Präparation gelingt müheloser durch den Hydrodissektionseffekt der TLA-Lösung, dafür muß das Operationsgebiet wesentlich häufiger und am besten mit größeren Tupfern von Flüssigkeit befreit werden. Das umgebende Fettgewebe erscheint sehr hell und aufgequollen („tumescere" bedeutet „anschwellen"), so daß der scherzhafte Begriff von der Krossektomie "wie an einer Wasserleiche" geprägt wurde. Haben sich Operateur und Assistent an das „nasse" Operationsfeld gewöhnt, so fällt die Präparation und die Darstellung der wichtigen anatomischen Strukturen unter der Voraussetzung des frequenten Tupfens wegen der lokalen Blutarmut leichter als während einer Allgemeinnarkose.

Die V. saphena magna kann nun ca. 5 cm distal der Einmündung mit einem nicht resorbierbaren Faden angeschlungen werden. Die Verifizierung der Vene kann durch Perkussion auf die markierten Abschnitte am Oberschenkel bei gleichzeitiger Palpation und Erfühlen der Pulswelle oder durch Zug an der Vene selbst erfolgen; der Verlauf ergibt sich dann durch eine strangförmige Anspannung der Haut parallel zur Markierung [6]. Dieses Vorgehen kann allerdings bei der Tumeszenz-Technik wegen des erhöhten Gewebeturgors und besonders bei adipösen Patienten erschwert bis unmöglich sein.

Wir bevorzugen folgendes Vorgehen: Durchtrennung der V. saphena magna zwischen einer Unterbindung mit z.B. Ethibond 3-0 (Fa. Ethicon, Hamburg. s. Anhang C: Bezugsquellen) nach distal und einer Overholt-Klemme nach proximal. So kann das distale Ende, das durch den Faden markiert ist, wieder in den Venenkanal zurückgleiten, das proximale Ende wird mit der Overholt-Klemme hochgehoben. Die sich zeigenden Seitenäste können nun bequem nacheinander mit nur einem Faden ligiert werden, ein anderer Overholt wird im Sinne einer „Klettertechnik" jeweils proximal des zu unterbindenden Seitenast gesetzt. Mit dieser Technik kann Zeit und jeweils eine sonst übliche zweite Unterbindung der Seitenäste gespart werden, zudem erleichtert sie die Übersicht. Voraussetzung ist eine bedachte Führung der Overholt-Klemme in der Hand des Operateurs, da mit diesem Instrument bei falschem Zug eine sehr große Hebelkraft ausgeübt werden kann.

Ist die Krossenmündung und der Hiatusbogen dargestellt, wird der Venenstumpf noch einmal sorgfältig inspiziert, da oft noch kleinste Seitenäste auch tief in der Krosse zu finden sind, die ebenfalls noch vorsichtig ligiert werden sollten. Danach doppelte Ligatur der V. saphena magna im Niveau der Einmündung. Eine Durchstichligatur durch den Saphenastumpf soll ein Lockern der Primärligaturen verhindern [16].

Stripping

Nach der Krossektomie schließt sich die Exhairese der Vena saphena magna bei entsprechender Indikation an. Die V. saphena magna wird nur im klappeninsuffizienten Abschnitt gestrippt [7].
Die TLA ermöglicht alle Arten des Strippings: Klassischer Stripper mit aufgesetztem Stripperkopf, invaginiertes Stripping, PIN-Stripping (Perforations-Invaginations-Stripping) nach Oesch [14, 15] und auch Kryostripping.
Wir bevorzugen neben dem invaginierten Stripping den PIN-Stripper v. a. bei Teilexhairesen der Vene. Bei dem in der neusten Publikation von A. Oesch [15] beschriebenen PIN-Stripper entfällt eine Präparation der Saphena am distalen Endpunkt wegen der abgewinkelten und angeschliffenen Spitze, mit der die Haut von der Vene aus perforiert wird. Ein starres Instrument zeichnet sich auch gut im durch die Tumeszenz prallen Gewebe ab, ähnlich der Olive beim klassischen Stripping.
Beim Kryostripping ist eine bessere Temperaturkonvektion aufgrund der großen Flüssigkeitsmenge im Gewebe, in der sowohl die Vene als auch die begleitenden nervalen Strukturen „schwimmen", zu erwarten. Dies könnte bekannte Nebenwirkungen zu vermeiden helfen; allerdings fehlt hierzu zur Zeit noch die Literatur.
Um den spezifischen Vorteil der frühen Mobilisation nach Eingriffen in TLA nutzen zu können, sollte der postoperative Kompressionsverband gut sitzen. Dabei hat sich das Anlegen eines speziell dafür vorgesehenen Strumpfes mit einem von distal nach proximal festgelegten Druckgradienten in unserem Hause bewährt (Struva 35, Fa. medi Bayreuth, s. Anhang C: Bezugsquellen). Der Strumpfverband kann nach erfolgtem Stripping noch intraoperativ mit einer sterilisierbaren Anziehilfe angelegt werden. Wir verwenden zusätzlich noch eine Schaumstoffpolsterung entlang des Stripperkanals, die Hämatome zu vermeiden hilft. Danach kann die Krosse verschlossen und der Strumpf bis in die Leiste gezogen werden. Der weiche Abschluß des Strumpfs ermöglicht auch eine Positionierung über der Operationswunde. Der Strumpf verbleibt 2-3 Tage am operierten Bein und bietet folgende Vorteile:
- Ein Verrutschen wie bei einem Wickelverband ist praktisch nicht möglich
- Hohe Tragesicherheit führt zu besserer Mobilisierung
- Der Patient kann den postoperativen Strumpf solange tragen, bis er den endgültigen, angemessenen Kompressionsstrumpf erhält

12.17.1.2 Spezifische Vorteile

Komplette Anästhesie auch großer Areale und an beiden Extremitäten. Bedingt durch die starke Verdünnung und die Möglichkeit zur sicheren Applikation hoher Dosen von TLA können große Körperareale anästhesiert werden. Die

Liposuktion ist ein Eingriff, der im Vergleich zu den anderen Verfahren der operativen Dermatologie den höchsten Bedarf an TLA-Lösung hat; hierbei wurden von J. Klein und in eigenen Studien 35 mg Lokalanästhetikum/kg KG als ausreichend sichere Höchstdosis gefunden [11, 18]. Das heißt, daß bei einem KG von 75 kg fast sechs Liter der TLA-Lösung benutzt werden können. Der Bedarf für eine Krossektomie und ein komplettes Stripping der V. saphena magna liegt dagegen je nach Patient zwischen ca. 400 und 850 ml TLA-Lösung. Diese Menge an TLA-Lösung kann daher als unbedenklich gelten. Eine Ausnahme bilden Patienten mit einem Glucose-6-Phosphat-Dehydrogenase-Mangel; dieses Enzym reduziert angefallenes Methämoglobin in Erythrozyten wieder zu Hämoglobin. Daher kann es hier, bei höheren Dosierungen von Prilocain, zu einer Methämoglobinämie führen.

Weniger Blutung = weniger Hämatome

Aus dem hohen Gewebedruck nach der Infiltration und dem Zusatz von Vasokonstringentien resultiert eine verminderte Durchblutung des zu operierenden Gebiets. Dies verhindert die Entstehung von größeren Hämatomen.

Bessere Hämatomresorption = weniger postoperative Schmerzen

Der Verdünnungseffekt der TLA verhindert eine zu rasche Koagulation von extravasalem Blut, so daß entstehende Hämatome besser resorbiert werden können. Kleine, harte Hämatome werden so weitgehend vermieden.

Protrahierte Wirkung der LA = weniger postoperative Schmerzen

Die langsame Infiltration und die ausgeprägte Lipophilie der LA führen zusammen mit der Wirkung der zugesetzten Vasokonstringentien zu einer protrahierten Wirkung der TLA [22]. Eine postoperative Schmerzmedikation ist somit oft verzichtbar.

Antibakterielle Wirkung der TLA

Das Lokalanästhetikum Prilocain besitzt per se eine bakterizide Wirkung [23], die durch Zusatz von Natriumbikarbonat noch verstärkt wird [20].

Antibakterielle Wirkung durch Auswascheffekt der TLA

Nach einem Eingriff in TLA tritt wegen des großen Gewebsturgors ein gewisser Teil der TLA-Lösung aus den Stichinzisionen bzw. aus den Wunden wieder aus und verhindert so zusätzlich das Eindringen von Keimen.

Antithrombotische Wirkung der TLA

Das Lokalanästhetikum Prilocain besitzt wie alle Lokalanästhetika vom Amid-Typ auch antithrombotische Eigenschaften [22].

Vorpräparationseffekt

Beim Einbringen von größeren Mengen an Flüssigkeit in das subkutane Fettgewebe mit einem gewissen Druck wie bei der TLA ergibt sich zwangsläufig eine Vorpräparation des Gewebes. Wegen der Bindegewebeverhältnisse im paravasalen Raum werden besonders meandrierende Varizen gut stabilisiert, was die Operation deutlich erleichtert.

Ausgleich intraoperativer Flüssigkeitsverluste

Durch die Resorption von Flüssigkeit aus dem subkutanen Raum und den verminderten Blutverlust erübrigt sich der Ausgleich intraoperativer Flüssigkeitsverluste durch zusätzliche i.v.-Gabe.

Geringe Komplikationsrate

Die außergewöhnlich große Sicherheit der Methode konnte anhand einer eindrucksvollen Fragebogenaktion der US-amerikanischen Gesellschaft für operative Dermatologie (American Society for Dermatologic Surgery) gezeigt werden: Daten von 15336 Patienten, bei denen eine den Richtlinien entsprechende Liposuktion in TLA durchgeführt wurde, wurden dabei ausgewertet [8]. Komplikationen traten dabei äußerst selten auf.

Vorteile der TLA bei Krossektomie und Stripping der V. saphena magna

- Komplette Anästhesie großer Areale
- Weniger Blutung = weniger Hämatome
- Bessere Hämatomresorption = weniger postoperative Schmerzen
- Protrahierte Wirkung der LA = weniger postoperative Schmerzen
- Sicheres Verfahren im Vergleich zu anderen LA und zur ITN
- Antibakterielle Wirkung der TLA
- Antibakterielle Wirkung durch Auswascheffekt der TLA
- Antithrombotische Wirkung der TLA
- Vorpräparationseffekt durch paravasale Verteilung der TLA
- „Schienung" von Seitenästen durch paravasale Verteilung der TLA
- Ausgleich intraoperativer Flüssigkeitsverluste
- Geringe Komplikationsrate

Vorteile beim Vergleich TLA-Intubationsnarkose

- Weniger präoperative Diagnostik nötig
- Auch Patienten mit erhöhtem Risiko bei ITN können operiert werden
- Anästhesist nur in Bereitschaft nötig
- Große intraoperative Sicherheit
- Weniger Hämatome
- Langanhaltende Schmerzfreiheit
- Problemlose selbständige Umlagerung des Patienten intraoperativ
- Perfekte postoperative Mobilisation
- Kürzerer stationärer Aufenthalt bzw. ambulanter Eingriff
- Kostensparend

12.17.1.3 Spezifische Nachteile

„Nasses Operationsfeld"

Die große Flüssigkeitsmenge führt v. a. bei den Krossenoperationen zu einem gewöhnungsbedürftigen „tropfnassen" Operationsgebiet. Die Gefäße erscheinen wegen der Kompression durch den hohen Gewebedruck kleinlumiger als die präoperative Diagnostik erwarten ließe [9].

Zeitaufwand für Infiltration

Die Infiltration größerer Gebiete nimmt je nach Eingriff unterschiedlich viel Zeit in Anspruch. Je nach Zielareal und geplantem Eingriff sind dafür ca. 10-20 min für eine ausreichende Anästhesie zur Duchführung von Krossektomie und Stripping an einem Bein zu veranschlagen. Die Infiltration kann allerdings auch in einem anderen Raum vorgenommen werden, so daß der Operationssaal während dieser Zeit weiterhin zur Verfügung steht.

Nicht alle Patienten geeignet

Die meisten Eingriffe in TLA erfolgen ohne zusätzliche Sedierung. Wie bei allen Eingriffen in LA können Operateur, Assistent und OP-Schwester nur eingeschränkt kommunizieren, um den wachen Patienten nicht zu sehr zu beunruhigen. Eine unplanmäßig verlängerte Operationsdauer kann ebenfalls zu starker psychischer und auch physischer Belastung durch langes unbequemes Liegen führen.

Wacher Patient, Patientenführung

Mehrstündige größere Operationen erfordern vom Operateur wegen gleichzeitiger Konzentration auf Operation und Verfassung des Patienten doppelte Aufmerksamkeit. Hier hat sich die Beruhigung der Patienten durch Entspannungsmusik in angenehmer Lautstärke und festgelegter Metronomfrequenz sehr bewährt.

Gefahr der intravasalen Applikation von TLA-Lösung

Theoretisch besteht die Gefahr einer intravasalen Applikation der TLA-Lösung bei nicht sachgemäßer Anwendung. Dieses gegebene Risiko ist durch die Kompression der Gefäße aufgrund des erhöhten Gewebedrucks – ein Effekt, der durch die vasokonstriktorische Wirkung des Adrenalinzusatzes noch verstärkt wird – recht gering. Kommt es dennoch zu einer intravasalen Injektion, beträgt die maximal injizierte Menge bei Benutzung der Pump-Saug-Spritze 2 ml. Die darin enthaltene Menge an Prilocain ist durch die starke Verdünnung sehr gering und die systemisch-toxische Wirkung zu vernachlässigen.

Nicht alle phlebochirurgischen Eingriffe möglich

Wenn eine endoskopische Perforansvenendiszision indiziert ist, wird in der Regel eine Allgemeinnarkose erfolgen, besonders wegen der Schmerzen, die mit der Anlage der Blutleeren-Manschette verbunden wären. Bei der TLA wird lediglich entlang der zu behandelnden Venen anästhesiert; dies ist zur Anlage einer Blutleere nicht ausreichend. Prinzipiell ist aber auch eine EDPV in TLA möglich, s. Kapitel Endoskopische Diszision von Perforansvenen.

Nachteile der TLA bei Krossektomie und Stripping der V. saphena magna

- „Nasses Operationsfeld"
- Zeitaufwand für Infiltration
- Nicht alle Patienten geeignet
- Wacher Patient, Patientenführung
- Gefahr der intravasalen Applikation von TLA-Lösung
- Nicht alle phlebochirurgischen Eingriffe möglich

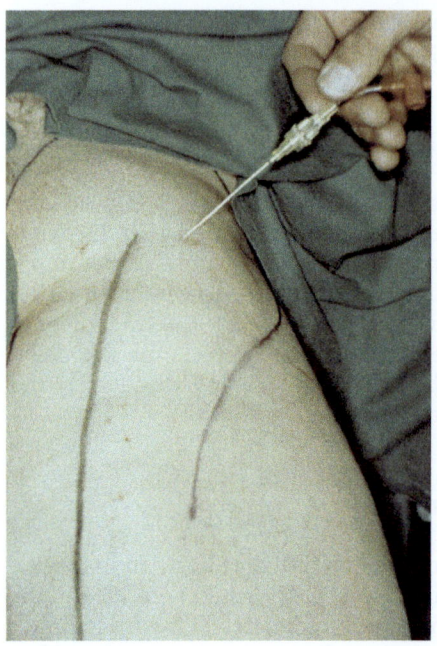

Abb. 1. Infiltration des V. saphena-magna-Lagers mit der elektrischen Roll-pumpe und einer 20-gg.-Kanüle

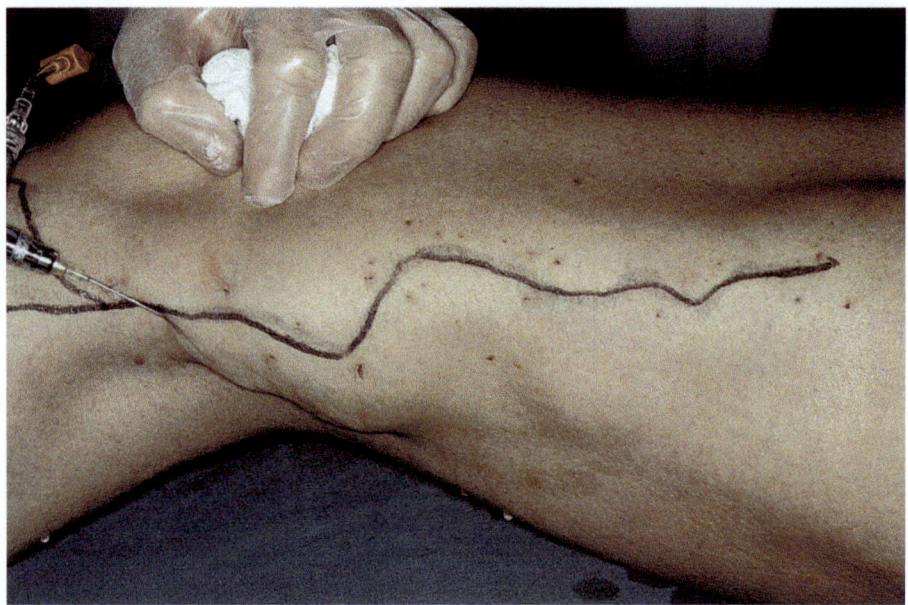

Abb. 2. Infiltration der empfindlicheren Bereiche, hier mediales Knie, mit der 2-ml-Pump-Saug-Spritze (s. Kap. Technik der Infiltration)

Krossektomie und Stripping der Vena saphena magna

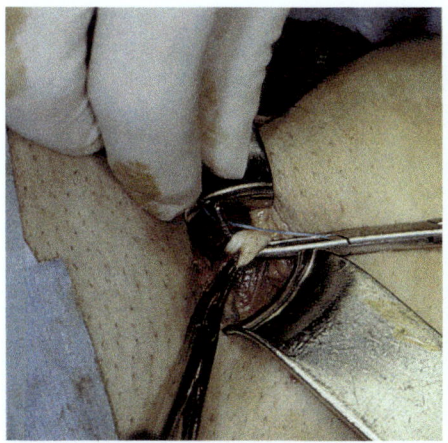

Abb. 3. Anschlingen der V. saphena magna mit einem nicht resorbierbaren Faden

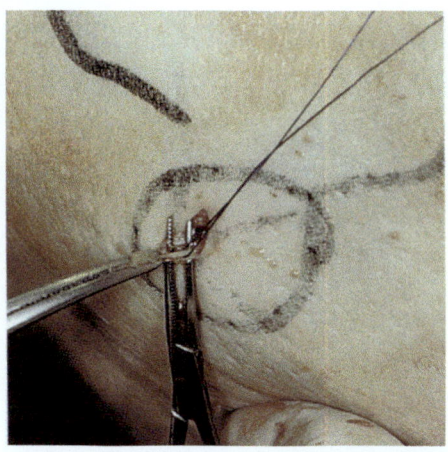

Abb. 4. Präparieren der Magnakrosse mit Hilfe von 2 Overholt-Klemmen, die in Kletter-Technik gesetzt sind

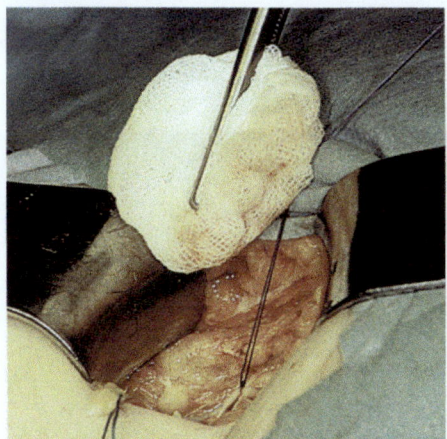

Abb. 5. Zum Aufsaugen der Tumeszenzlösung werden größere Stieltupfer benötigt. Die rosa Farbe der vom Tupfer aufgenommenen Flüssigkeit, weist auf die geringe Menge und auf die zusätzliche Verdünnung der intraoperativen Blutung hin

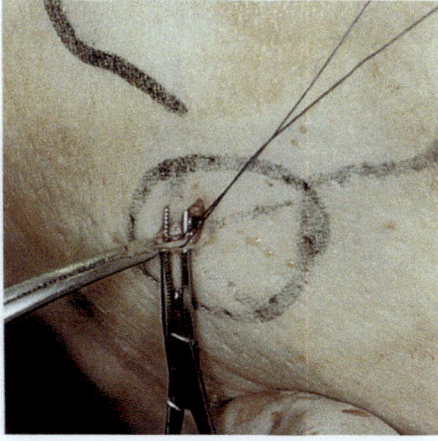

Abb. 6. Exhairese und Unterbindung von Seitenästen mit Hilfe von Mosquito-Klemmen

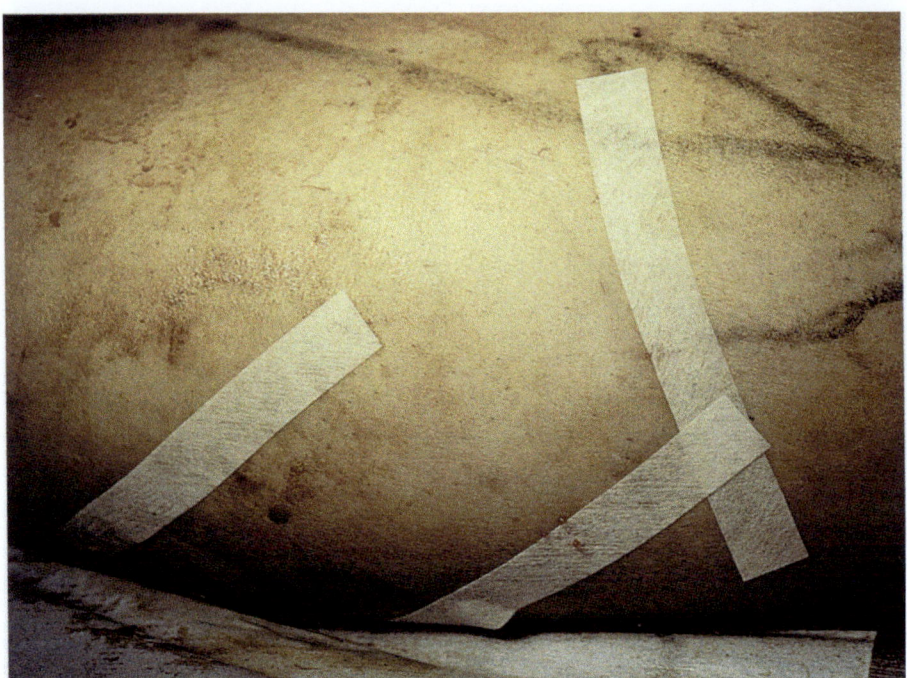

Abb. 7. Verschluß der Exhairesestichinzisionen mit Steri-Strips

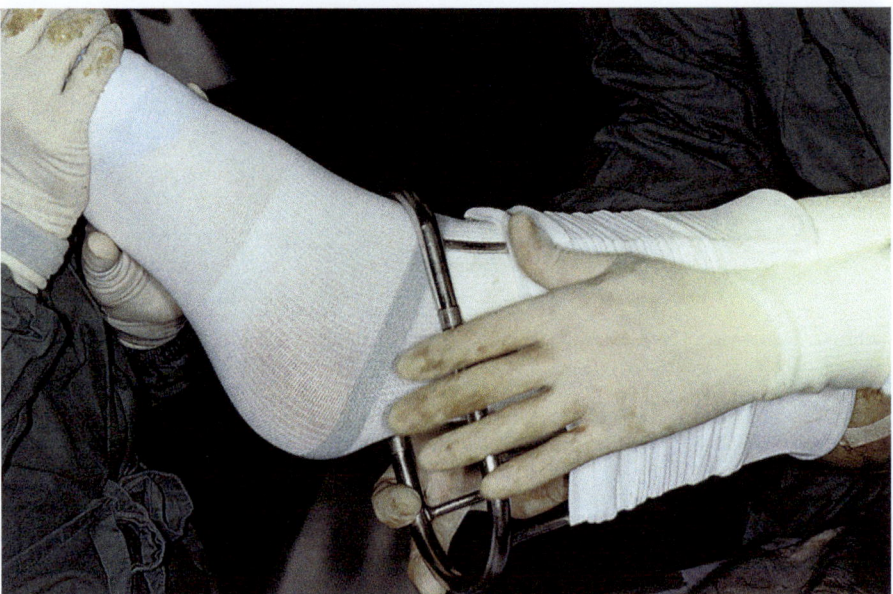

Abb. 8. Intraoperativ steriles Anlegen des vorläufigen Kompressionsoberschenkelstrumpfs mit Hilfe einer sterilisierbaren Anziehhilfe noch vor dem Verschluß der Krosseninzision

Literatur

1. Babcock WW (1907) A new operation for the exstirpation of varicose veins of the leg. N Y med J 86:153
2. Barrow DW (1948) The clinicalmManagement of varicose veins. Hoeber, New York
3. Bosanquet N, Franks P (1996) Venous disease: The new international challenge. Phlebology 11:6-9
4. Creton D (1991) Résultat des strippings saphène interne sous anesthésie locale en ambulatoire (700 cal). Phlébologie 44:303-312
5. Dinkel R (1997) Venenerkrankungen, ein kostenintensives Krankheitsgeschehen. Phlebol 26:164-168
6. Groth W (1989) Krossektomie der Vena saphena magna - Anatomische und kosmetische Gesichtspunkte. In: Breuninger H, Rassner G (Hrsg) Operationsplanung und Erfolgskontrolle. Springer Berlin Heidelberg New York Tokyo S 180-185
7. Hach W (1981) Die Erhaltung eines transplantationswürdigen Venensegmentes bei der partiellen Saphenaresektion als Operationsmethode der Stammvarikose. Phlebologie und Proktologie 10:171-173
8. Hanke WC, Bullock BS, Bernstein G (1996) Current status of tumescent liposuction in the United States, national survey results. Dermatol Surg 22: 595-598
9. Jokisch R, Sattler G, Hagedorn M (1998) Vena saphena parva-Resektion in Tumeszenzlokalanästhesie. Z Hautkr 7: im Druck
10. Kaufmann R, Landes E (1992) Operative Eingriffe im Rahmen der Phlebologie. In: Kaufmann, R, Landes E (Hrsg) Dermatologische Operationen. 2. Aufl., Thieme, Stuttgart New York, S 174-194
11. Klein JA (1990) Tumescent technique for regional anesthesia permits lidocaine doses of 35 mg/kg for liposuction surgery. J Dermatol Surg Oncol 16: 248-263
12. Krusche PP, Lauven PM, Frings N (1995) Infiltrationsanästhesie bei Varizenstripping. Phlebol 24:24-51
13. Langer C, Fischer T, Fratila A et al. (1997) Leitlinien zur operativen Behandlung von Venenkrankheiten. Phlebol 26:66-71
14. Oesch A (1993) Pin-Stripping: A novel method of atraumatic stripping. Phlebology 1993:171-173
15. Oesch A (1996) PIN-Stripping. Phlebol 25:177-182
16. Petres J, Rompel R (1996) Operative Therapie der primären Varikosis. In: Petres J, Rompel R (Hrsg) Operative Dermatologie. Springer, Berlin Heidelberg New York Tokyo S 107-119
17. Sattler G, Mössler K, Hagedorn M (1995) Entwicklungen in der operativen Phlebologie. In: Tilgen W, Petzoldt D (Hrsg) Operative und konservative Dermato-Onkologie. Springer, Berlin Heidelberg New York Tokyo S 341-346
18. Sattler G, Rapprich S, Hagedorn M (1997) Tumeszenz-Lokalanästhesie. Untersuchungen zur Pharmakokinetik von Prilocain. Z Hautkr 7: 522-525
19. Stritecky-Kähler T (1994) Chirurgie der Krampfadern. Thieme, Stuttgart New York
20. Thompson KD, Welykyi S, Massa MC (1993) Antibacterial activity of lidocaine in combination with a bicarbonate buffer. J Dermatol Surg Oncol 19: 216-220
21. Trendelenburg J (1891) Über die Unterbindung der Vena saphena magna bei Unterschenkelvarizen. Beitr klin Chir 7:195
22. Tryba M (1989) Pharmakologie und Toxikologie der Lokalanästhetika- klinische Bedeutung. Sonderdruck aus: Tryba M, Zenz M (Hrsg.) Regionalanästhesie. 3. Aufl., Fischer Stuttgart New York
23. Tryba M (1993) Lokalanästhetika. In: Zenz M, Jurna I (Hrsg.) Lehrbuch der Schmerztherapie. Wissenschaftliche Verlagsgesellschaft mbH Stuttgart S167-178
24. Vidal-Michel JP, Arditti J, Bourbon JH, Bonerande JJ (1990) L´anesthésie locale au cours de la phlébectomie ambulatoire selon de la méthode de R. Muller. Appréciation du risque par dosage de la lidocainémie. Phlébologie 43:305-315

12.17.2 Krossektomie und Stripping der Vena saphena parva

R. Jokisch

Die Resektion der V. saphena parva (VSP) erfolgt üblicherweise nicht mehr in Regionalanästhesie oder Intubationsnarkose, sondern in LA. Nach Infiltration einer meist 1%igen Lösung eines LA läßt sich die isolierte Krossektomie der VSP problemlos vornehmen. Hingegen kann die VSP-Krossektomie mit anschließender Resektion von Stamm und Seitenästen so große Mengen an Lokalanästhetikum erfordern, daß schwerwiegende Herzrhythmusstörungen möglich sind.

Bei der TLA dagegen wird ein um den Faktor 20 verdünntes Lokalanästhetikum (z.B. Prilocain 0,05%) in Mengen bis zu 6 l infiltriert [3, 4]. Auf diese Weise lassen sich auch ausgedehnte Varizenbefunde komplett operieren.

12.17.2.1 Technik

Präoperativ werden die Patienten phlebografiert und/oder duplexsonografisch untersucht [6]. Die Einmündungshöhe wird unter sonografischer Kontrolle und exakt markiert [2] und der Verlauf von VSP-Stamm und kommunizierenden Seitenästen nach Doppler- und Tastbefund mit permanentem Marker eingezeichnet.

Nach Prämedikation mit 2-5mg Diazepam i.v. und Vorbereitung des Patienten im Operationssaal (Bauchlage, Desinfektion) wird die TLA-Lösung mit Hilfe einer speziellen Pumpspritze (s. Kap. Technik der Infiltration) in das subkutane Fettgewebe infiltriert. Vom proximalen Insuffizienzpunkt aus wird zu beiden Seiten des VSP-Stammes und entlang der Seitenäste die Infiltration nach distal fortgesetzt. In aller Regel genügen 250-500ml TLA-Lösung, die innerhalb von 10 min injiziert sind, aus. Gut sichtbar grenzt sich das anästhesierte Areal wegen seiner Abblassung gegen die normal vaskularisierte Haut ab (Abb. 1).

Jetzt kann mit der Krossektomie und Resektion der VSP begonnen werden. Das operative Vorgehen und der Umfang der Operation entsprechen jenen in Intubationsnarkose. Wir verwenden häufig den Pin-Stripper nach Oesch zur Resektion in invaginierender Technik. Die Seitenastexhairese erfolgt mikrochirurgisch über Stichinzisionen, die nicht vernäht werden müssen.

Nach dem endgültigen Wundverschluß dreht sich der Patient selbständig auf den Rücken und kann nach Anlage des Kompressionsverbandes ohne fremde Hilfe gehend den Operationssaal verlassen.

Krossektomie und Stripping der Vena saphena parva

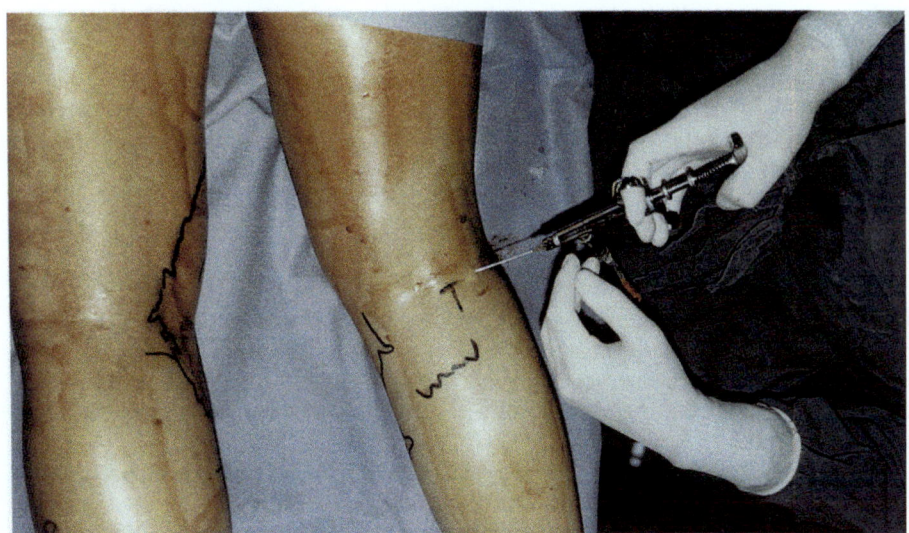

Abb. 1. Demarkierung des anästhesierten Areals

12.17.2.2 Spezifische Vorteile

Vorteile der TLA bei Krossektomie und Stripping der V. saphena parva

- Unabhängigkeit von Anästhesisten
- Schmerzausschaltung am Operationsort
- anhaltende postoperative Analgesie
- aktive Umlagerung durch den Patienten selbst
- minimaler Blutverlust
- Verteilung entstehender Hämatome
- keine systemisch – pharmakologischen Wirkungen
- problemlose Anästhesie ausgedehnter Hautareale
- minimale Sedierung erforderlich
- Patient kann gehend den Operationssaal verlassen
- Entlastung des nichtärztlichen Personals

Postoperative Komplikationen werden durch das Herauswaschen der Hämatome und die antiinflammatorische Wirkung von Prilocain [5] minimiert. Die Krossektomie und Resektion der VSP in TLA eignet sich gerade auch bei alten Patienten mit kardiopulmonalen Vorerkrankungen, die in der Mobilität primär schon behindert sind.

Unser Eindruck war, daß gerade diese Patienten unmittelbar postoperativ in ihrer Mobilität nur unwesentlich behindert wurden, und daß, im weiteren Verlauf die in TLA Operierten ihre ursprüngliche Mobilität gegenüber den früher in Intubationsnarkose (ITN) operierten Patienten viel rascher zurückgewannen.

So konnten gerade die Patienten mit kardiopulmonalen Kontraindikationen für eine ITN problemlos einer VSP-Resektion in TLA zugeführt werden.

Die Parvachirurgie in TLA kann problemlos ambulant erfolgen. Bei gleicher Operationszeit wird die Belegungsdauer des Operationssaales trotz notwendiger TLA-Infiltration durch den Verzicht auf den Anästhesisten verkürzt und bei verbesserter Operationsqualität erheblich Kosten eingespart.

12.17.2.3 Spezifische Nachteile

Intraoperativ ist der wegen des erhöhten Gewebedrucks schlanke, blutleere VSP-Stamm schwerer zu identifizieren, und die in das Operationsfeld fließende TLA-Lösung stört das Präparieren. Die Varizenchirurgie in TLA stellt damit erhöhte chirurgische Anforderungen und sollte deshalb von erfahrenen Operateuren ausgeübt werden.

Die psychische Belastung des Patienten durch die Operation ist im Vergleich zur Allgemeinnarkose etwas größer, kann aber mit Hilfe der Benzodiazepine Diazepam oder Midazolam wirksam reduziert werden.

Literatur

1. Cohn M S et al. (1995) Ambulatory phlebectomy using the tumescent technique for local anesthesia. Dermatol Surg; 21(4): 315-8
2. Engel A F et al. (1991) Preoperative localisation of the saphenopopliteal junction with duplex scanning. Eur J Vasc Surg; 5(5): 507-9
3. Klein J A (1992) Tumescent technique for local anesthesia improves safety in large volume liposuction. 8th annual scientific meeting of the American Academy of Cosmetic Surgery in Los Angeles, CA, February 14
4. Klein J A (1988) Anesthesia for liposuction in dermatologic surgery. J Dermatol Surg Oncol 1988; 14: 1124-32.
5. Sattler G et al. (1997)Tumeszenz-Lokalanästhesie - Untersuchung zur Pharmakokinetik von Prilocain H&G; 7(72): 522-525
6. Wallois P (1988) La petite saphéne: donnees de l`examen clinique. Phlebologie; 41(4): 719-21
7. Jokisch R, Sattler G, Hagedorn M (1998) Vena-saphena-parva-Resektion in Tumeszenz-Lokalanästhesie Phlebol 27: 48-50

12.17.3 Seitenastexhairese

A. FRATILA

Als alternative Behandlungsmethode zur Sklerotherapie wurde die „ambulante Phlebektomie" erstmals von dem Schweizer Dermatologen Robert Muller beschrieben [9,10]. Unter dem Namen minichirurgische Phlebektomie hat sich die operative Entfernung insuffizienter Seitenäste in den letzten 40 Jahren zu einer Operationstechnik entwickelt, die hohe funktionelle und ästhetische Anforderungen an den Operateur stellt [1, 2, 6]. Die minichirurgische Phlebektomie ermöglicht die permanente Exhairese der Seitenastvarizen, sowohl vom extra- als auch transfaszialen Typ, einschließlich der insuffizienten zuführenden Perforansvenen in einer Sitzung. Sie kann ergänzend während der Krossektomie- und Stripping-Operation der Stammvarikosen erfolgen oder, wenn ein ausgeprägter Befund vorliegt, als selbständige Operation zu einem späteren Zeitpunkt [3]. Die Seitenastexhairese zeitversetzt nach Krossektomie und Stripping der Stammvenen gewährleistet durch die Reduzierung der Operationszeit und die örtliche Betäubung, daß das Thromboembolierisiko auf ein Minimum reduziert wird. Um die operative Entfernung von Seitenastvarizen bei ausgedehnten Befunden in einer Sitzung komplett durchzuführen, müßte die Operation in Vollnarkose erfolgen, oder aber es bedürfte einer großen Menge an Lokalanästhetika. Eine ein- bis zweistündige Vollnarkose für einen operativen Eingriff der höchste kosmetische Anforderungen stellt, um möglichst alle insuffizienten Seitenäste durch 1-2 mm große Stichinzisionen zu entfernen, kann durch die risikoarme TLA ersetzt werden [4, 13]. Darüber hinaus hat sich die minichirurgische Phlebektomie in Vollnarkose als wesentlich schwieriger und manchmal sogar als nicht durchführbar erwiesen. Die fehlende „Hydrodissektion" eines Lokalanästhetikums macht die Seitenastexhairese in Problemlokalisationen aufgrund der vorhandenen Adhärenzen mit dem Bindegewebe fast unmöglich, so zum Beispiel prätibial oder präpatellar oder aber in einem dermatosklerotischen Gebiet. Die Abbildung 1a und b zeigen eine Patientin, die unter Vollnarkose operiert wurde und multiple bis 1 cm lange oder sogar längere Inzisionen entlang eines zu operierenden Seitenastes aufweist. Der variköse Seitenast ist aber nach wie vor klinisch und dopplersonographisch darstellbar.

Die Patienten werden präoperativ eingehend darüber aufgeklärt, daß v. a. bei erhöhtem Thromboembolierisiko und zeitaufwendiger Krossektomie und Stripping der Stammvenen, die Seitenäste besser zu einem späteren Zeitpunkt in TLA operiert werden sollten. Wünscht der Patient dennoch die komplette Sanierung der Varicosis in einer Sitzung mit Krossektomie und Stripping in Vollnarkose, wird entlang der Vene entweder isotonische Kochsalzlösung oder aber die 0,05%ige Klein TLA-Lösung infiltriert, um die Seitenastvarizen besser und

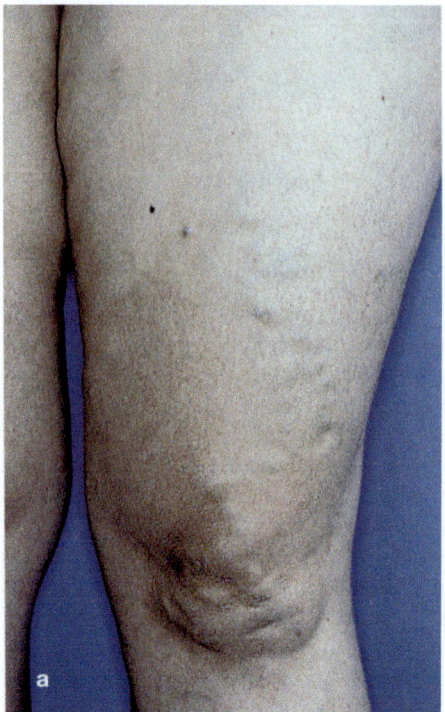

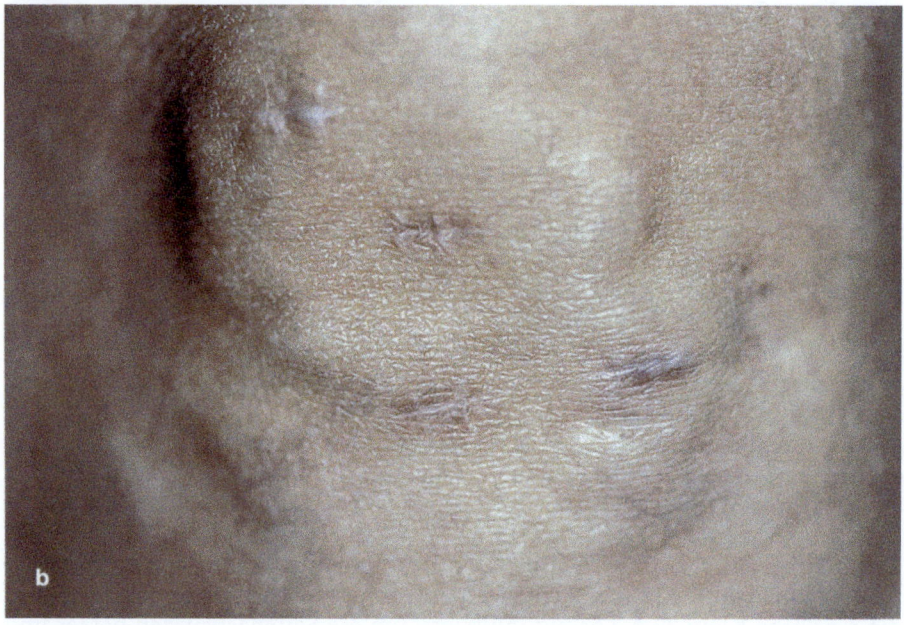

Abb. 1 a, b. Insuffizienter Seitenast mit multiplen senkrecht dazu verlaufenden 1–2 cm langen Narben. Die Operation wurde vor 2 Monaten in Vollnarkose ohne zusätzliche lokale Infiltration (fehlende Hydrodissektion) durchgeführt
a. Fernaufnahme
b. Nahaufnahme

leichter entfernen zu können. Für die V.-saphena-magna-Stripping-Operation bevorzuge ich die Vollnarkose, nicht zuletzt wegen der Schmerzen, die beim Anlegen der Löfquvist Manschette zur Erzeugung der Blutleere entstehen.

Die Gewißheit, daß eine sichere und ausreichende Anästhesie bei Anwendung einer großen Menge von Anästhetikalösung gewährleistet ist, wurde bei der Durchführung von Liposuktionsoperationen gewonnen. Dies hatte mich dazu bewegt, diese Art der Anästhesie auch bei der minichirurgischen Phlebektomie anzuwenden [4]. Anfangs versuchte ich die gleiche Konzentration des Anästhetikums wie in der Originalzubereitung von Klein, d. h. 0,05%ige Lidocain Lösung zu verwenden [7, 8], erkannte aber sehr schnell, daß diese Konzentration, die eine ausreichende Analgesie für die Liposuktion bot, für die Phlebektomie zu gering war, da die Patienten während der Operation Schmerzen angaben. Die Konzentration wurde dann progredient erhöht, jedoch ohne die von Klein empfohlene Gesamtmenge von 35 mg/kg Körpergewicht zu übersteigen. Bei den meisten Patienten liegt eine ausreichende Analgesie für eine schmerzfreie Durchführung der Operation bei einer Konzentration von 0,2–0,4%iger Lidocain-Lösung. Bei einer schlanken Patientin, die ca. 60 kg wiegt, bedeutet dies eine Gesamtmenge von ca. 500 ml 0,4%iger Lidocain Lösung, die ohne erhöhtes Risiko verabreicht werden kann. Gleichzeitig sind 500 ml TLA-Lösung mehr als ausreichend, um auch eine ausgedehnte Seitenastvarikose beidseits zu operieren.

12.17.3.1 Technik

Zuerst werden die insuffizienten Seitenäste im Stehen mit schwarzem Stift (Edding 3000 permanent marker) diskontinuierlich (kleine Pünktchen bzw. größere Linien, je nach Größe der zu operierenden Seitenäste) markiert. Im Liegen wird anschließend geprüft, ob sich die Venenlage wesentlich verändert hat.

Die Zusammensetzung der von mir angewandten TLA-Lösung ist aus Tabelle 1 zu entnehmen [7, 8]. Andere Operateure, z. B. Sattler, verwenden eine andere TLA-Lösung [11, 13]. Hervorzuheben ist, daß der Zusatz von Adrenalin aus zweierlei Gründen empfohlen wird: Um die postoperativen Hämatome auf ein Minimum zu reduzieren, und um die Absorption der Lidocain Lösung zu verlangsamen und damit die Konzentration derselben im Blut zu reduzieren, bzw. auf einen längeren Zeitraum zu verteilen. Die Bedenken mancher Chirurgen bezüglich der Zugabe von Adrenalin wegen Gefahr der intraarteriellen Applikation sind aufgrund von Beobachtungen während der Liposuktionsoperationen für unbegründet zu erklären [5]. Für die Applikation der Anästhesielösung wurden zuerst die

Tabelle 12.17.3.1 Zusammensetzung der TLA-Lösung

Wirkstoff	Menge
Lidocain	2000 mg (100 ml 2% Xylocain)
Epinephrin	0,5 mg (0,5 ml 1:1000 Suprarenin)
NaH2CO3	12,5 meq (7 ml der Natriumhydrogencarbonat 8,4% Braun 20 ml Amp.)
NaCl	400 ml NaCl 0,9%

Die resultierende Lösung enthält: Lidocain 0,4%

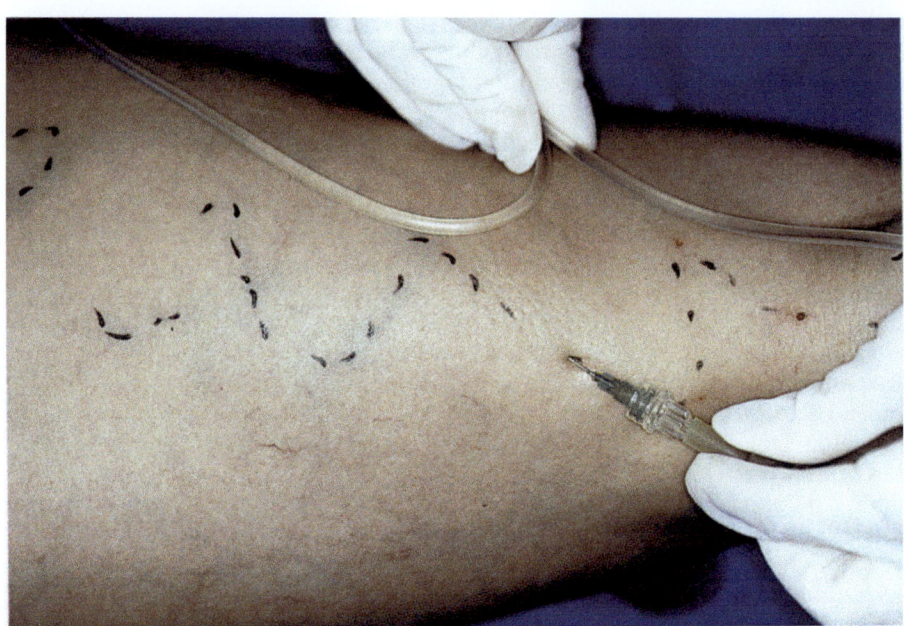

Abb. 2. Die Infiltrationstechnik der TLA-Lösung mit der Transfusionsmanschette

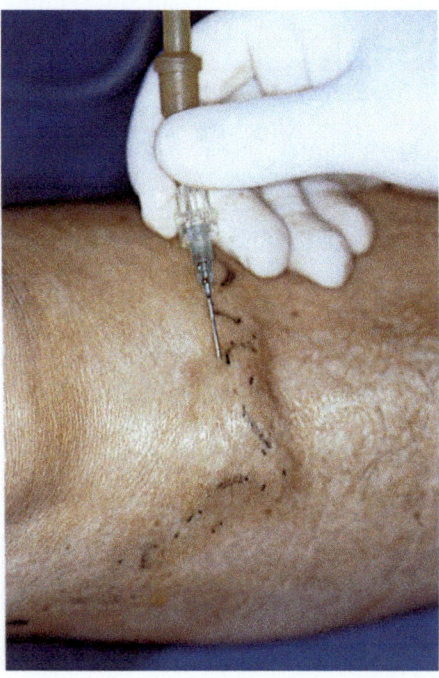

Abb. 3. Prall-elastischer Hautturgor sofort nach der Infiltration der TLA-Lösung

2 ml Kolbenhubspritzen verwendet. Wegen der erhöhten Anfälligkeit dieses Systems, stieg ich jedoch auf das bei der Liposuktion genutzte System um, d. h. es werden Druckinfusionsmanschetten benutzt. Mit Einmalkanülen der Größe 2 (21 gg., 0,80 x 40 mm) werden kleine Depots TLA gesetzt. Die Infiltration der TLA-Lösung perivasal erfolgt mit einer Infiltrationsgeschwindigkeit zwischen 25 und 50 ml/min. Kleine TLA Depots werden sowohl in den subkutanen Raum supravasal (zwischen Haut und Vene), als auch seitlich und unter die Vene gelegt. Wenn bei der präoperativen Dopplerultraschalluntersuchung Arterien diagnostiziert werden, die unmittelbar unter der Vene oder parallel dazu verlaufen, sind diese mit rotem Stift zu markieren, um sie von den schwarz markierten Venen zu unterscheiden. In diesem Fall wird die TLA-Lösung nur zwischen Haut und Vene infiltriert. Die Kanüle, die sich in einer Hand befindet, wird permanent bewegt, um die Gefahr einer intravenösen oder intraarteriellen Applikation auf ein Minimum zu reduzieren. Mit der anderen Hand wird intermittierend der Infusionsschlauch komprimiert, um zu vermeiden, daß während des Wechsels des Injektionsortes TLA-Lösung austritt (Abb. 2). Um eine schmerzfreie Injektion kontinuierlich zu ermöglichen, sollte der neue Injektionsort ein zuvor gut infiltriertes Areal sein. Das gesamte anästhesierte Gebiet grenzt sich durch seinen prall-elastischen Hautturgor und den „Blanching-Effekt", bedingt durch die vasokonstriktorische Adrenalinwirkung, von der Umgebung deutlich ab (Abb. 3). Dabei verschwinden die Venen meistens und werden durch den erhöhten Gewebedruck in tiefere Lagen versetzt, was manchmal die Suche mit dem Phlebektomie-häkchen etwas erschwert. Es empfiehlt sich 10–20 min abzuwarten, um eine gute Analgesie zu ermöglichen und durch die Diffusion der TLA-Lösung perivasal eine „Präparation" der Vene in situ zu erreichen (Hydrodissektion)[2, 12]. Nach ca. 20 min hat der Hautturgor etwas nachgelassen, was eine bessere Präparation der Vene ermöglicht.

12.17.3.2 Spezifische Vorteile

Im Folgenden möchte ich auf die spezifischen Vorteile der TLA in der Phlebochirurgie eingehen (s. Aufzählung). Die allgemeinen Vorteile der TLA wurden bereits an anderer Stelle in diesem Buch behandelt und sollen hier, wenn überhaupt, nur kurz erwähnt werden.

Vorteile der TLA bei der Seitenastexhairese

- Gute Analgesie auch bei ausgedehnter Seitenastvarikose
- Die Hydrodissektion durch perivasale Verteilung der TLA-Lösung erleichtert die Operation
- Operation quasi in „Blutleere"
- Verhärtete Hämatome und Hyperpigmentierungen treten selten auf
- Kooperativer Patient, was Zeit und Arbeitskraft erspart
- Langanhaltende postoperative Analgesie
- Operationstechnik auch in Problemlokalisationen einfacher

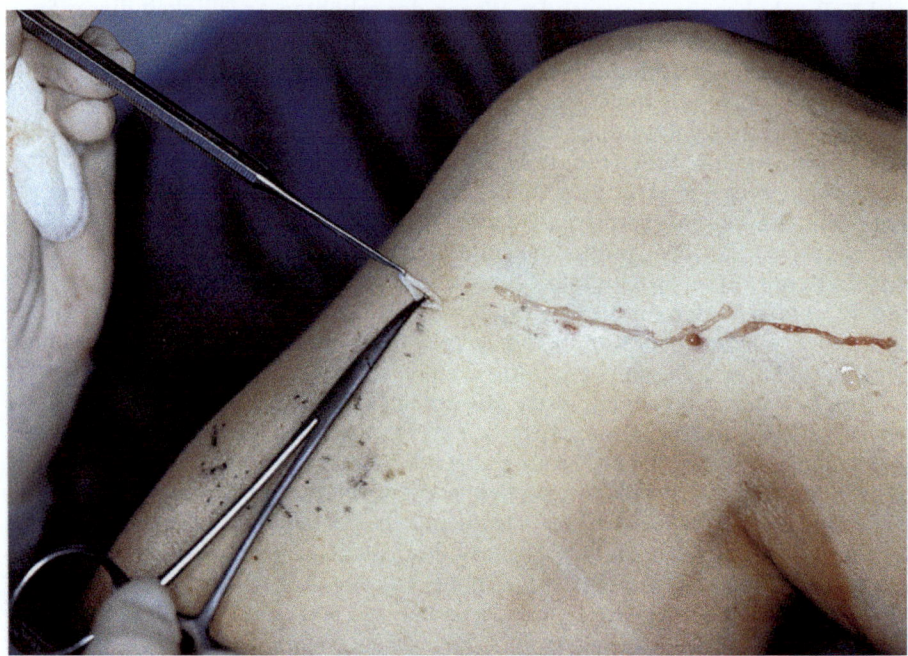

Abb. 4. Minichirurgische Phlebektomie in TLA. Das Operationsfeld ist kaum mit Blut verschmutzt, die TLA-Lösung tritt auch aus den 1–2 mm langen Inzisionen aus

- Nervenverletzungen extrem selten
- Sofortige postoperative Mobilisation
- Niedriges Thromboembolierisiko

Ausgeprägte Varikosen mit multiplen insuffizienten Seitenästen können während der Operation dank der TLA sogar an beiden Beinen gleichzeitig saniert werden.

Die TLA-Lösung gewährleistet eine Hydrodissektion, die eine minichirurgische Phlebektomie erleichtert. Die Vene läßt sich leichter herausluxieren und herausdrehen (Abb. 4).

Die vasokonstriktorische Wirkung von Adrenalin und der erhöhte Gewebedruck durch die TLA ermöglichen eine Operation quasi in „Blutleere". Eine bessere Sicht, sowie eine geringere intraoperative Blutung erleichtern die Operation. Gleichzeitig werden dadurch die postoperativen Hämatome deutlich geringer.

Das mit der TLA-Lösung verdünnte Blut läßt sich durch Lymphdrainagen leicht und vollständig beseitigen. Unmittelbar postoperativ fließt diese verdünnte Lösung samt Blut durch die offen gelassenen, winzig kleinen Inzisionen ab. Postoperativ werden die Stichinzisionen am besten mit Suture Strips verklebt, die das Austreten der TLA-Lösung weiter ermöglichen (Abb. 5). Lymphdrainagen können post-

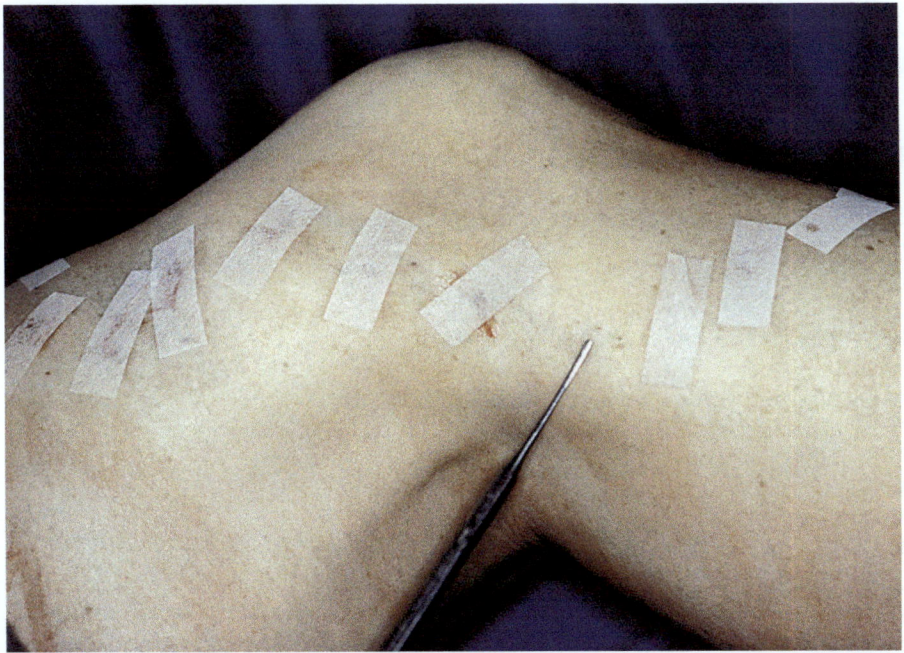

Abb. 5. Die winzig kleinen Inzisionen werden am besten mit dem elastischen und gleichzeitig flüssigkeitsdurchlässigen Suture-Strips Klebestreifen verschlossen

operativ entweder mit dem Lymphomat über dem festsitzenden Kompressionsverband bereits am 2. postoperativen Tag erfolgen, oder aber manuell nach ca. 4 Tagen. Die sonst üblichen verhärteten Hämatome oder langanhaltenden Hyperpigmentierungen im Verlauf der operierten Vene fehlen weitgehend.

Ein Patient, bei dem multiple Varizen rund um das Bein operiert werden müssen, kann sich alleine umdrehen, was Zeit und Arbeitskraft erspart.

Die TLA gewährleistet eine langanhaltende postoperative Analgesie, so daß die Patienten keine postoperativen Schmerzen haben.

Die Hydrodissektion der TLA-Lösung ermöglicht, daß variköse Venen am Fußrücken, in der Knöchelregion, prätibial und nicht zuletzt auch präpatellar, die sehr fest im Bindegewebe verankert sind, oder aber Varizen, die ein dermatosklerotisches Areal durchqueren, vorpräpariert werden und so leichter extrahiert werden können.

Wird versehentlich ein Nervenast herausgehäkelt, verspüren fast alle Patienten einen akuten elektrisierenden Schmerz; ein Signal für den Operateur, die herausluxierte Gewebestruktur nicht mit der Moskitoklemme anzufassen und herauszudrehen, sondern sie wieder zurückzuverlegen.

Weil der Patient den Operationssaal zu Fuß verläßt, ist eine sofortige postoperative Mobilisation gewährleistet. Bei kurzen Operationszeiten und niedrigem Thromboembolierisiko, kann auf die Thromboseprophylaxe verzichtet werden.

12.17.3.3 Spezifische Nachteile

Die Nachteile dieses Anästhesieverfahrens sind geringfügig (s. nachfolgende Aufzählung).

Nachteile der TLA bei der Seitenastexhairese

- Die Varizen werden verdrängt und komprimiert
- Für unerfahrene Operateure anfangs erschwerte Operationstechnik
- Feuchtes Operationsfeld
- Relativ erhöhter Zeitaufwand
- Cave bei Patienten mit kardialer Anamnese
- Gefahr der intravasalen Applikation

Wie bereits erwähnt, werden die Venen durch die TLA-Lösung in tiefere Lagen versetzt und gleichzeitig komprimiert, was für unerfahrene Operateure das Auffinden der Vene und die minichirurgische Phlebektomie etwas erschwert.

Das Operationsfeld ist durch Austreten der TLA-Lösung etwas feuchter als gewöhnlich, so daß der Operationstisch ähnlich wie bei der Liposuktion vorbereitet werden sollte. Eine wasserfeste Papierrolle und zusätzlich dicke, flauschige Handtücher haben sich genauso bewährt, wie spezielle sehr saugfähige, sterile Riesenkompressen.

Der auf den ersten Blick erhöhte Zeitaufwand für die Infiltration der TLA-Lösung wird zum einen durch reduzierte Operationszeit wegen der einfachen Venenexhairese kompensiert, zum anderen kann ein erfahrener Assistent die Infiltration in einem zweiten Operationsraum oder aber in dem Einleitungsraum ausführen. Hat die Infiltration der TLA-Lösung z. B. am Fußrücken begonnen und ca. 20 min für das gesamte Bein gedauert, kann der Operateur bereits am Fußrücken mit der Operation anfangen, während der Assistent mit der Anästhesie des anderen Beines beginnt.

Risikopatienten mit kardialer Insuffizienz, die eine große Menge an TLA-Lösung bekommen sollen, werden besser mit i.v.-Standby von einem Anästhesisten überwacht. Dabei ist zu beachten, daß eine zusätzliche i.v.-Gabe von Flüssigkeit ein eventuelles Lungenödem induzieren kann und daher in großen Mengen nicht zu empfehlen ist.

Die intravasale Applikation der TLA-Lösung ist nicht nur theoretisch zu jedem Zeitpunkt möglich. Sie hat jedoch keine negativen Auswirkungen, da die permanent wechselnde Lage der Kanüle nur die Applikation von sehr geringen Mengen TLA-Lösung intravasal zuläßt. Sowohl der arterielle Schenkel (durch die Adrenalinwirkung), als auch der venöse Schenkel (durch das tumeszierte Gewebe) sind stark verengt und komprimiert, so daß die applizierten intravasalen Mengen sehr gering sind und mit einer minimalen Geschwindigkeit abtransportiert werden.

Zusammenfassend ist festzustellen, daß die TLA in der Seitenastexhairese die Operationstechnik auch in Problemlokalisationen erleichtert, die intraoperative Blutung und die postoperativen Hämatome auf ein Minimum reduziert. Die Gefahr von Nervenverletzungen wird drastisch gesenkt, die rasche postoperative Mobilisierung ermöglicht eine Verringerung des Thromboembolierisikos und die Compliance der Patienten bei weitgehend fehlenden postoperativen Schmerzen wird extrem erhöht.

Literatur

1. Fratila A (1990) Outpatient microsurgical varicectomy. Phlebol Digest 3:1-4
2. Fratila A, Rabe E, Biltz H (1990) Stellenwert der perkutanen mikrochirurgischen Phlebextraktion nach Varady in der Varizenchirurgie. Z Hautkr 65:487-491
3. Fratila A, Rabe E, Kreysel HW (1993) Percutaneous minisurgical phlebectomy. Semin Dermatol 12:117
4. Fratila AAM (1998) Surgical treatment of primary varicosis. In: Ratz JL (Hrsg) Textbook in dermatologic surgery. Lippincott-Raven, Philadelphia New York, pp 593-620
5. Hanke WC, Bullock BS, Bernstein G (1996) Status of Tumescent Liposuction in the United States, National Survey Results. Dermatol Surg 22:595-598
6. Kaufmann R, Landes E (1983) Die Phlebektomie - eine Alternative zur Varizensklerosierung? Phlebol u Proktol 12:101-104
7. Klein JA (1987) The tumescent technique for liposuction surgery. Am J Cosmetic Surg 4:263-267
8. Klein JA (1990) Tumescent technique for regional anesthesia permits lidocaine doses of 35 mg/kg for liposuction. J Dermatol Surg Oncol 16:248-63
9. Muller R (1970) Traitement des varices par la phlébectomie ambulatoire. Médicine et hygiene 932:1424-1428
10. Muller R (1978) La phlébectomie ambulatoire. Phlebol 31:273-278
11. Sattler G, Rapprich S, Hagedorn M (1997) Tumeszenz-Lokalanästhesie. Untersuchungen zur Pharmakokinetik von Prilocain. Z Hautkr 7:522-525
12. Smith SR, Goldman MP (1998) Tumescent Anesthesia in Ambulatory Phlebectomy. Dermatol Surg 24:453-456
13. Sommer B, Sattler G (1998) Tumeszenz-Lokalanästhesie. Weiterentwicklung der Lokalanästhesie-Verfahren für die operative Dermatologie. Hautarzt 49:351-360

12.17.4 Endoskopische Diszision von Perforansvenen

G. SATTLER, B. SOMMER

Die subfasziale Endoskopie der Vv. perforantes erlaubt die Diagnostik und Therapie der insuffizienten Perforansvenen in einem einzigen Arbeitsgang. Das im anglo-amerikanischen Sprachraum als „subfascial endoscopic perforator surgery (SEPS)" bezeichnete Verfahren zur endoskopischen Diszision von insuffizienten Perforansvenen, stellt die Ergänzung eines Behandlungskonzepts der Varikosis dar, welches den antegraden krampfaderbedingten Reflux unterbinden soll. Die Methode kann als eigenständiger Eingriff oder auch in Kombination mit einer Krossektomie- und Stripping-Operation durchgeführt werden.

Die für die Behandlung der Varikosis hämodynamisch relevanten Perforansvenen finden sich topographisch im Verlaufsbereich der V. saphena magna und V. saphena parva am Unterschenkel.

Indikationen

- Multiple insuffiziente Perforansvenen im Zusammenhang mit einer Stammvarikosis
- Multiple insuffiziente Perforansvenen im Rahmen eines postthrombotischen Syndroms
- Multiple insuffiziente Perforansvenen im Rahmen einer Dermatoliposklerose oder venöser Ulcera crurum
- Singuläre lokalisierte, posttraumatisch induzierte, insuffiziente Perforansvene

Komplikationen des Eingriffs

Peri- und postoperative Komplikationen bestehen in der unzureichenden Anästhesie bei sehr schweren Fällen der fortgeschritten chronisch-venösen Insuffizienz mit ausgeprägter Dermatolipofasziosklerose oder z.B. bei Gamaschenulzera.

Subfasziale Hämatome treten nur sehr selten auf. Sofern die subfasziale Exploration nicht distal des medialen Malleolus erfolgt, sind Nervenschädigungen sowie arterielle Gefäßverletzungen nicht zu befürchten.

12.17.4.1 Technik

Für die subfasziale endoskopische Exploration und Diszision der Perforansvenen genügt eine Inzision am medialen Unterschenkel von ca. 2 cm Länge. Dieser

Endoskopische Diszision von Perforansvenen

transkutane Zugang wird etwa eine Handbreit distal des Kniegelenkspalts und etwa 2-3 Querfinger hinter der medialen Tibiakante gelegt. Von hier aus ist der gesamte mediale und mediodorsale Bereich des Unterschenkels mit dem Endoskopieschaft erreichbar.

Bei Infiltration der TLA-Lösung ist darauf zu achten, daß der gesamte mediale und medio-dorsale Aspekt des Unterschenkels gleichmäßig betäubt werden. Dafür werden je nach Patient zwischen 400 ml und 1500 ml benötigt. Die für einen oder auch beide Unterschenkel verwendete Menge an Tumeszenzlösung kann in der Regel als toxikologisch unbedenklich gelten (s. Kapitel Pharmakologie und Kap. Toxikologie).

Das Vorgehen bei der Infiltration unterscheidet sich nicht von dem für andere Indikationen (s. Kap. Technik der Infiltration). Damit die Tumeszenzlösung auch

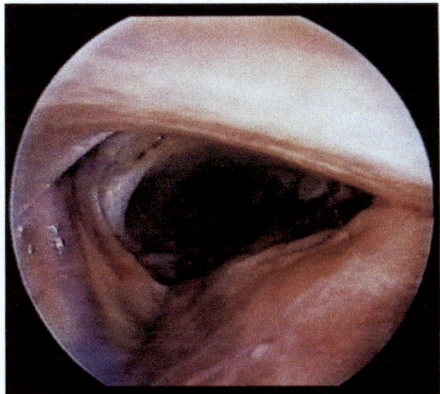

Abb. 1. Ansicht des Subfaszialraumes am medialen Unterschenkel mit einer noch nicht freipräparierten Perforansvene auf der linken Seite

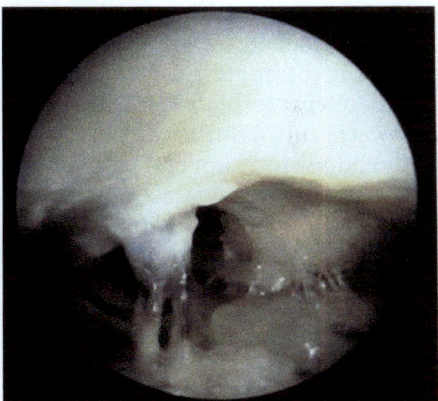

Abb. 2. Perforansvene vor der Unterbindung

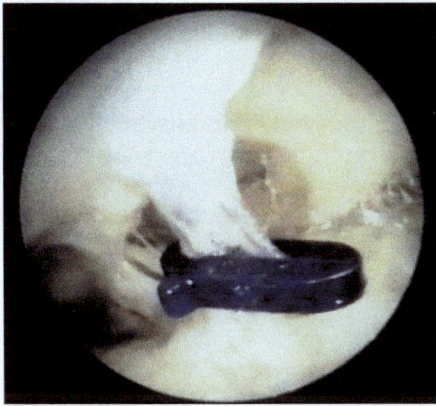

Abb. 3. Perforansvene nach Anlage eines resorbierbaren Clips (Fa. Ethicon, siehe Anhang: Bezugsquellen)

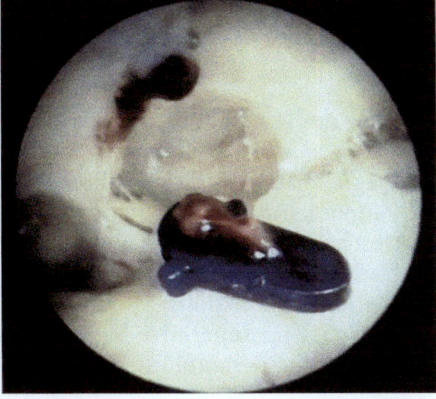

Abb. 4. Perforansvene nach Scherendurchtrennung oberhalb des resorbierbaren Clips

nach subfaszial diffundieren kann, soll auf eine ausreichende Tumeszenz geachtet werden. Nach Erzielung der erwünschten prallen Konsistenz zeigt sich häufig eine hypoxämisch-blaue Verfärbung der Füße, die aber ungefährlich ist und rasch vorübergeht.

Nach einer Einwirkzeit von etwa einer halben Stunde wird das Endoskop in den Subfaszialraum eingebracht und dieser mittels vorsichtiger Pendelbewegungen mobilisiert und weiter aufgedehnt (s. Abb. 1).

Um eine möglichst gute Übersicht zu erhalten, sollte die Haut über der Endoskopieoptik mit einer ausreichend starken Nadel hochgehoben werden. Eine zusätzliche Absaugung der im Subfaszialraum befindlichen Flüssigkeit erlaubt dann ohne Blutsperre die endoskopische Exploration, Beurteilung und Diszision der dort durchziehenden Perforansvenen (s. Abb. 2). Aufgrund der Lipophilität der Tumeszenzlösung bleibt die Anästhesie im Subfaszialraum trotz der erfolgenden Suktion von Überständen der Lösung erhalten, da das Lokalanästhetikum sich an nervale Strukturen, Binde- und Fettgewebe gebunden hat.

Die Durchtrennung der Perforansvenen kann nun mittels Elektrokoagulation, Metall- oder resorbierbarer Clips erfolgen. In TLA sollen die Perforansvenen vorzugsweise mit resorbierbaren Clips zur tiefen Leitvene und anschließender Scherendiszision zum epifaszialen Venensystem, versorgt werden (s. Abb. 3 und 4). Damit werden subfasziale Hämatome vermieden; zur Sicherheit erfolgt jedoch immer die Einlage einer Redondrainage nach Beendigung der Operation. Zum Schluß Anlegen eines Kompressionsverbands oder eines speziell dafür konstruierten Kompressionsstrumpfes.

Der Patient ist postoperativ sofort mobilisierbar.

12.17.4.2 Spezifische Vorteile

Auch bei der endoskopischen Diszision von Perforansvenen kommen die meisten schon genannten Vorteile der TLA zum Tragen, wie die erhaltene Motorik auch während der Operation, perfekte postoperative Mobilisierung und sehr gute Blutstillung durch den Zusatz von Adrenalin zur TLA-Lösung.

Vorteile der TLA bei der endoskopischen Diszision von Perforansvenen

- Wegfallen des Narkoserisikos
- Patient kann das zu behandelnde Bein selbst bewegen und z.B. zur Desinfektion hochhalten
- Dadurch Einsparung von Personal
- Keine Blutleere nötig
- Sofortige postoperative Mobilisierung
- Ambulante Behandlung möglich

12.17.4.3 Spezifische Nachteile

Trotz aller Vorteile der TLA werden die meisten endoskopischen Eingriffe an unserem Hause noch in Allgemeinnarkose durchgeführt. Das liegt hauptsächlich an der besseren Einsehbarkeit des Subfaszialraumes wegen der kompletten Relaxation im Rahmen der Narkose. Zudem fällt der durch die Tumeszenz herbeigeführte harte Turgor der Subkutis weg und es muß kein Absaugen der ständig nachlaufenden Tumeszenzlösung erfolgen. Wegen der guten Gefäßkompression muß bei der Durchführung der Operation in TLA keine Blutleere angelegt werden; dafür ermöglicht die Blutleere während einer Vollnarkose den differentialtherapeutischen Einsatz von wahlweise Clips oder bipolarer Koagulation.

Nachteile der TLA bei der endoskopischen Diszision von Perforansvenen

- Komplette Anästhesie nur bei korrekter Infiltration der TLA
- Ständiges Absaugen des Subfaszialraumes erforderlich
- Verminderte Einsehbarkeit durch fehlende Relaxation
- Harter Turgor der Subkutis
- Diszision nur mit Clips möglich

Literatur

Bergan JJ, Muray J, Greason K (1996) Subfascial endoscopic perforator vein surgery: a preliminary report. Ann Vasc Surg 10(3): 211-9
Cockett F (1981) Techniques of Operations on the Perforating Veins. Urban & Schwarzenberg München, Wien, Baltimore, pp 203-207
Conrad P (1994) Endoscopic exploration of the subfascial space of the lower leg with perforator vein interruption using laparoscopic Equipment: a preliminary report. Phlebol 9:154-157
Fischer R (1992) Erfahrungen mit der endoskopischen Perforantensanierung. Phlebol 21:224-9
Fischer R, Sattler G (1994) Die Indikation zur subfaszialen Endoskopie der Cockettschen Venae perforantes. Phlebol 23:174-9
Fischer R, Schwahn-Schreiber C, Sattler G (1997) Conclusions of a consensus conference on subfascial endoscopy of perforating veins in the medial lower leg. Vasuclar Surgery 32, 4: 339-347
Fischer R, Schwahn-Schreiber C, Sattler G (1997) Ergebnisse der Konsensuskonferenz über die subfasziale Endoskopie der Vv. Perforantes des medialen Unterschenkels. Phlebol 26:60.5
Gloviczky P (1996) Endoscopic perforator vein surgery: does it work? Vascular Surgery 32, 4: 303-305
Gloviczki P (1997) Safety, feasibility, and early efficacy of subfascial endoscopic perforator surgery: a preliminary report from the North American registry. J Vasc Surg 25(1): 94-105
Iafrati MD, Welch HJ, O'Donell TF Jr (1997) Subfascial endoscopic perforator ligation: an analysis of early clinical outcomes and cost. J Vasc Surg 25(6): 995-1000
Ruckley CV (1984) Surgery for Varicose Veins, de Gruyter Berlin, New York
Sattler G, Mössler K, Hagedorn M (1994) Prophylaxe und Therapie des Ulcus cruris: endoskopische Perforansvenendiszision und antegrade paratibiale Fasziotomie. Fortschritte der operativen und onkologischen Dermatologie, Band 8, Wundheilung - Wundverschluß. Mahrle G, Schulze HJ, Krieg T (Hrsg.) Springer-Verlag Berlin, Heidelberg, pp. 225-229
Sattler G, Mössler K, Hagedorn M (1992) Endoscopic perforating vein dissection and paratibial fasciotomy for the treatment of the venous ulcer. Phlebol 23:1089-1091
Sparks SR, Ballard JL, Bergan JJ, Killeen JD (1997) Early benefits of subfascial endoscopic perforator surgery (SEPS) in healing venous ulcers. Ann Vasc Surg 11(4): 367-73

Stuart WP, Adam DJ, Bradbury AW, Ruckley CV (1997) Subfascial enddoscopic perforator surgery is associated with significantly less morbidity and shorter hospital stay than open operation (Linton's procedure). Br J Surg 84(10): 1364-5

Whitely MS, Smith JJ, Galland RB (1998) Subfascial endoscopic perforator vein surgery (SEPS): current practice among British surgeons. Ann R, Coll Surg Engl 80(2): 104-7

12.17.5 Fasziotomie nach Hach

G. Sattler

Die Fasziotomie nach Hach zählt zu den Methoden der kruralen Faszienchirurgie und dient zur Eröffnung von Anteilen der Fascia cruris. Mit diesem Eingriff soll eine Dekompression der oberflächlichen und tiefen Faszienloge erreicht werden [3,7], um in der Folge die Mikrozirkulation und den transkutanen Sauerstoffpartialdruck positiv zu beeinflussen [2]. Dieses wird dann zur Rückbildung von trophischen Störungen führen und kann auch die Abheilung von Ulzerationen einleiten.

Heute ist im allgemeinen die Kombination mit der endoskopischen Diszision von Perforansvenen vorzuziehen, weil in dem gleichen Arbeitsgang auch die Faszie unter Sicht gespalten werden kann. Die Fasziotomie allein kann aber bei ausgewählten Indikationen durchaus noch sinnvoll sein. In diesen Fällen wird es sich aber immer um ein spezielles Krankengut, häufig bei gleichzeitig bestehender Multimorbidität handeln, so daß es wichtig ist, über ein Narkoseverfahren zu verfügen, das frei von den Nebenwirkungen der Vollnarkose ist.

Komplikationen

Zu den Komplikationen der blind durchgeführten Fasziotomie nach Hach gehören
- Intraoperativ [1,4,5]: Blutung, Gefäßverletzung der A.- und V. femoralis und poplitea, Nervenläsionen des N. peroneus, N. tibialis, N, saphenus und N. suralis, Traumatisierung der Lymphwege
- Postoperativ [5,6]: Nachblutung und Hämatom, Lymphfistel, Lymphzyste, Lymphödem, Wundheilungsstörung, Nekrose, Infektion, Kompartmentsyndrom durch strangulierende Verbände, thrombembolische Komplikationen, Thrombophlebitis, pathologische Narbenbildung, Pigmentierungsstörungen.

12.17.5.1 Technik

Siehe auch Beschreibung der Infiltrationstechnik bei der endoskopischen Diszision von Perforansvenen (Kap. Endoskopische Diszision von Perforansvenen) und im allgemeinen Teil (Kap. 9 Technik der Infiltration). Das Vorgehen bei der Infiltration unterscheidet sich im Prinzip nicht von dem für andere Indikationen, mit dem Unterschied, daß hier bei Therapienotwendigkeit immer auch eine mehr oder weniger ausgeprägte Dermatolipofasziosklerose vorliegt, die das Einbringen der TLA-Lösung erschwert. Wegen der dadurch eingeschränkten Ausdehnbarkeit des subkutanen Raums sollte eine sehr geringe Infiltrationsgeschwindigkeit gewählt werden. Damit die Tumeszenzlösung auch nach subfaszial diffundieren kann, wird auf eine ausreichende Tumeszenz geachtet. Unter bestimmten Umständen empfiehlt es sich, zunächst nur relativ wenig Tumeszenzlösung einzubringen und die Infiltration nach einer Einwirkzeit von ca. 15 min noch 1 oder 2 zu wiederholen.

Nach Erzielung der erwünschten prallen Konsistenz zeigt sich häufig eine hypoxämisch-blaue Verfärbung der Füße, die aber ungefährlich ist und rasch vorübergeht.

Der operative Eingriff kann nach einer entsprechenden Einwirkzeit genau in der von Hach beschriebenen Weise erfolgen [2]:

Anbringen einer ca. 4 cm langen Inzision am medialen Unterschenkel, Eröffnung der Faszie und Spaltung derselben mit dem speziellen von Hach entwikkelten Instrumentarium (Fa. Martin, Tuttlingen). Danach Abfahren des subfaszialen Raums mit dem Dissektionsspatel, um die Vv. perforantes zu unterbrechen. Nach Abschluß der Operation erfolgt die Anlage eines Kompressionsverbandes.

12.17.5.2 Spezifische Vorteile

Wegen der guten hämostatischen Wirkung der TLA entfällt die Notwendigkeit einer Blutleere. Wie bei allen Eingriffen in TLA kann der Patient direkt postoperativ mobilisiert werden. Der weitere postoperative Verlauf ist durch eine länger anhaltende Analgesie und geringere Ausprägung von Hämatomen gekennzeichnet.

12.17.5.3 Spezifische Nachteile

Eine Blutleere kann, selbst wenn sie in bestimmten Fällen erforderlich wäre, nicht angelegt werden. Bei intraoperativ auftretenden Komplikationen kann in Allgemeinnarkose der Eingriff erweitert werden, wogegen bei der TLA stets nur das vorher anästhesierte Gebiet zu behandeln ist.

Literatur

1. Fischer R (1992) Erfahrungen mit der endoskopischen Perforantensanierung. Phlebol 21:224-229
2. Hach W, Hach-Wunderle V (1994) Die Rezirkulationskreise der primären Varikose - pathophysiologische Grundlagen zur operativen Therapie. Springer, Berlin Heidelberg New York Tokyo, S. 61-65
3. Hach W, Vanderpuye R (1985) Operationstechnik der paratibialen Fasziotomie. Med Welt 36:1616-1618
4. Hagmüller GW (1992) Komplikationen bei der Chirurgie der Varikose. Langenbecks Arch Suppl Kongressbd 470:4
5. Helmig L, Stelzer G, Ehresmann U, Salzmann P (1983) Verletzungen der tiefen Venen bei Krampfaderoperationen. Chirurg 54:118-123
6. Horsch S (1988) Operative Fehler und Komplikationen (Venenchirurgie). Langenbecks Arch Chir, Suppl II (Kongressbericht):153-156
7. Langer C, Fischer R, Fratila A, et al. (1997) Leitlinien zur operativen Behandlung von Venenkrankheiten. Phlebol 26:66-71

12.17.6 Ulcus-Débridement

M. AUGUSTIN, W. VANSCHEIDT

Die Therapie chronischer Wunden stellt auch heute noch eine besondere Herausforderung für jeden Therapeuten dar. Zu den häufigsten chronischen Wunden zählen Ulcera crurum, Dekubitalulzera sowie sonstige, durch vaskuläre Prozesse entstandere Ulzera.

Es besteht inzwischen ein internationaler Konsens darüber, daß eine der wichtigsten Maßnahmen der Ulcusbehandlung das frühzeitige und wiederholte Débridement darstellt. Trotz zahlreicher Neuerungen im Bereich des enzymatischen Debridements hat das chirurgische Wunddébridement bei praktisch allen ulzerierenden Wunden nach wie vor eine vorrangige Bedeutung.

Da die chronischen Ulzera oft sehr ausgedehnt und sehr schmerzhaft sind, kommt eine chirurgische Wundbehandlung in LA häufig nicht in Frage. Auch die Applikation von lokalanästhetischen Salben (z.B. Emla-Creme, enthält je 2,5% Lidocain und Prilocain) reicht meist nicht aus. Nicht selten mußten Patienten mit zu debridierenden Wunden daher in Regional- oder Allgemeinanästhesie operiert werden. Aufgrund der häufig polymorbiden Gesamtsituation vieler Patienten sind diese Formen der Anästhesie sehr aufwendig und vergleichsweise riskant, zumal die Débridements meist im Abstand von einigen Tagen wiederholt werden müssen.

In dieser Situation stellte sich die Frage, inwieweit die Anwendung der TLA hier eine Lücke schließen und beim chirurgischen Wunddebridement die Anästhesie vereinfachen kann.

In der Literatur zur TLA wurde die Indikation von Débridements bislang nicht systematisch untersucht (Stand Juni 1998). Erwähnt wird diese Indikation in der Übersichtsarbeit von Sommer und Sattler [1]. Viele auch der neueren Arbeiten zum Débridement chronischer Wunden erwähnen diese Anästhesietechnik hingegen noch nicht.

Im nachfolgenden Bericht sind die bisherigen Erfahrungen aus der Freiburger Wundambulanz und dem Funktionsbereich operative Dermatologie mit der TLA bei chronischen Wunden zusammengefaßt.

12.17.6.1 Technik

Die TLA-Lösung wurde in Anlehnung an Sommer und Sattler [2] hergestellt. Auf 1 l physiologische Kochsalzlösung wurden 50 ml Prilocain 1%, 6 ml Natriumdicarbonat und 1 ml Suprenin 1:1000 dazugefügt. Die Tumeszenzlösung wurde mittels einer 20 ml-Infusionsspritze und 3-Wege-Hahn oder mittels einer Injektionsspritze mit Rückschlagventil manuell injiziert. Die Injektionen erfolgten vom gesunden Rand des Ulcus aus in das subkutane Gewebe und unterminierten in der Regel das Ulcus. Angestrebt wurde eine pralle Füllung von Haut und Unterhaut. Die applizierte Menge lag zwischen 200 und 800 ml am Unterschenkel sowie 500–1200 ml an Oberschenkel und Rumpf.

Nach Applikation der Tumeszenzlösung wurde zwischen 40–60 min gewartet, bevor die chirurgischen Débridements begannen.

12.17.6.2 Spezifische Vorteile

Insgesamt erweist sich die TLA-Technik als praktisch gut durchführbar, vom Aufwand her einfacher als eine Regional- oder Allgemeinanästhesie und für die Patienten schonend.

Ernsthafte Nebenwirkungen traten bei uns nicht auf, die Analgesie hielt nach den Eingriffen meist für mehrere Stunden an.

12.17.6.3 Spezifische Nachteile

Bei starker Dermatoliposklerose oder Gamaschenulzera kann nicht immer eine befriedigende Anästhesie erreicht werden.

12.17.6.4 Klinische Studie

Patienten und Behandlung

In der Freiburger Wundambulanz werden jährlich ca. 600 Patienten mit chronischen Wunden aller Art behandelt. Ein Schwerpunkt stellt die Therapie des Ulcus cruris dar. Alle Patienten werden konsekutiv basisdokumentiert und seit 1996 bei entsprechender Indikationsstellung auch in TLA débridiert.

Im Untersuchungszeitraum wurden 26 Patienten insgesamt 41 mal mit TLA débridiert. Die Patienten verteilten sich auf folgende Diagnosen: Ulcus cruris venosum (n=9), Ulcus cruris mixtum (n=4), Decubitalulcera (n=6), vaskulitische Ulcera (n=2), Ulcera nach arterieller Embolie der kutanen Gefäße (n=3), paraneoplastische Ulcera (n=2).

Ergebnisse

In der deskriptiven Auswertung zeigte sich, daß bei der Mehrzahl der ulzerierten Wunden mit der TLA eine gute Anästhesie bei vergleichsweise geringer Belastung der Patienten erreicht werden konnte. Oberschenkel, Waden und Rumpf waren für die Applikation der TLA-Lösung besser geeignet als die medialen und lateralen Unterschenkel. Besonders schwierig war die Applikation der Lösung bei Gamaschenulzera oder starker Dermatoliposklerose. In mehreren dieser Fälle konnte keine komplette Anästhesie erreicht werden.

Der Erfolg des TLA-Verfahrens hängt somit weniger von der Art der Wunde als von der Beschaffenheit der Wundumgebung und der Lokalisation ab.

Ebenfalls nicht befriedigend war der Versuch, proximal von dermatosklerotisch veränderten Ulcera crurum im noch gesunden Hautbereich ein manschettenartiges Depot der TLA-Lösung zu applizieren. Eine komplette Leitungsanästhetische Wirkung wurde dabei nicht erreicht.

Bei allen Dekubitalulzera im Rückenbereich konnte auch bei größerer Ausdehnung mittels der TLA-Technik eine gute Schmerzfreiheit für das Debridement erreicht werden. Dies galt auch für alle sonstigen Wunden, sofern diese ausreichend von subkutanem Fettgewebe unterlagert waren.

Bei den arteriell mitbedingten Ulcera der unteren Extremität kam es während des Einwirkens der Tumeszenzlösung zeitweise zu stärkeren Schmerzen, die wahrscheinlich auf die Vasokonstriktion durch das Epinephrin zurückzuführen sind. Im Laufe der Anästhesie ließen die Schmerzen jedoch nach.

Diskussion

In einer ersten offenen Beobachtung wurden Patienten mit Ulzera unterschiedlicher Genese unter TLA débridiert. Sofern ein ausreichendes Volumen der TLA-Lösung in den subkutanen Raum gespritzt werden konnte, wurde mit dieser Technik eine sehr gute anästhetische Wirkung erreicht, unter der das Débridement problemlos durchgeführt werden konnte. Bei diesen Patienten hat sich die TLA als echte Alternative zur Regional- und Allgemeinanästhesie erwiesen. Neben der geringeren Belastung für die Patienten war die geringe Blutungstendenz beim Débridement mit Skalpell, scharfem Löffel oder Schere ein weiterer Vorteil.

Da ein beträchtlicher Anteil der Patienten mit Ulcus cruris ausgeprägte dermatoliposklerotische Veränderungen an den Unterschenkeln aufweist, kann die TLA-Technik dennoch nicht generell zum Ulcus-Débridement empfohlen werden. Vielmehr ist die Indikation im Einzelfall zu prüfen und ggf. doch auf andere Anästhesierungstechniken zurückzugreifen. In Fällen einer nur teilweisen Wirkung der TLA kann jedoch in Kombination mit einer zusätzlichen LA, z.B. mit entsprechender lokalanästhetischer Creme, eine additive Wirkung erzielt werden.

Zusammengefaßt stellt die TLA-Technik beim chirurgischen Wunddébridement eine Hilfe dar. Angesichts der Wichtigkeit eines chirurgischen Débridements bei den chronischen Wunden und der Notwendigkeit von zumeist mehrfachen Anwendungen bei jedem Patienten, erweist sich die Einführung der TLA-Technik als ein qualitativ bedeutsamer, auch ökonomisch wahrscheinlich relevanter Faktor. Zukünftig untersucht werden sollte die Frage, inwieweit sich die TLA, insbesondere der Zusatz von Epinephrin, nachhaltig negativ auf die Wundheilung auswirkt. Denkbar wäre dies über die Vasokonstriktion in Folge des Epinephrins oder durch die depolarisierende Wirkung des Lokalanästhetikums. Klinisch konnten diese Effekte allerdings bisher nicht beobachtet werden.

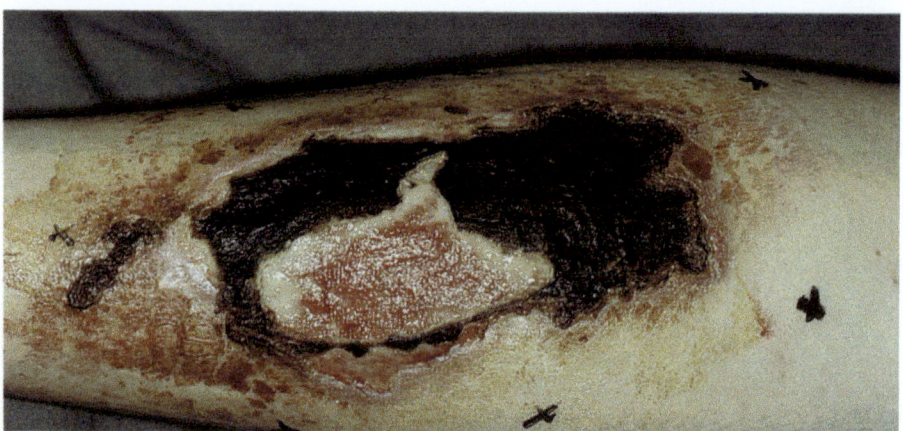

Abb. 1. Nekrotisches Ulcus vor Débridement

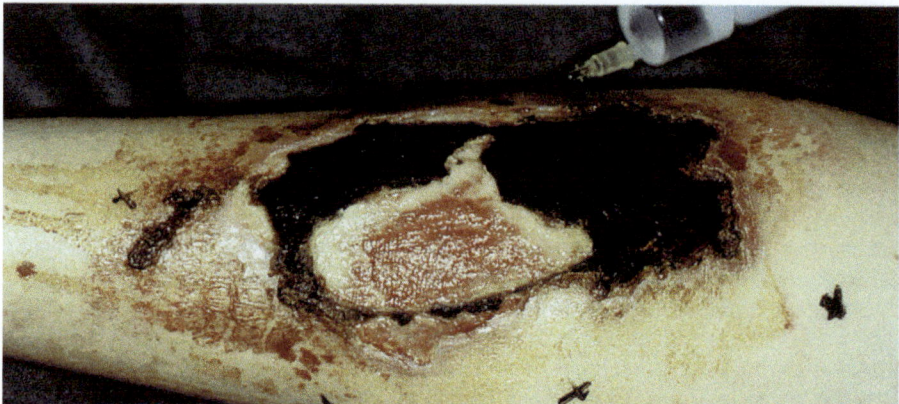

Abb. 2. Applikation der TLA

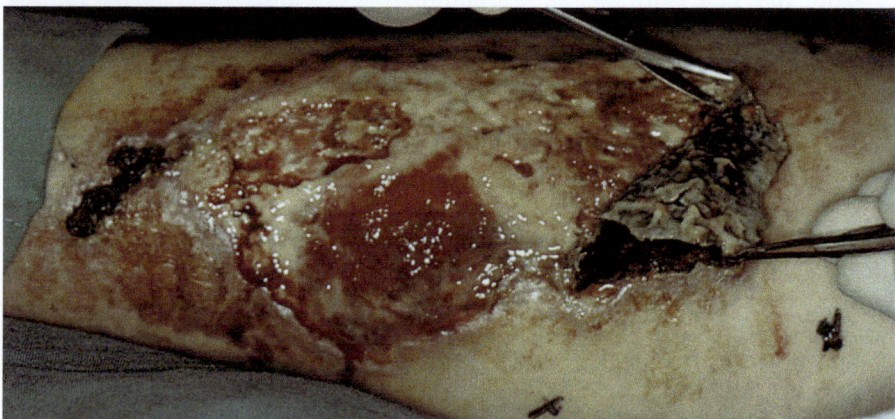

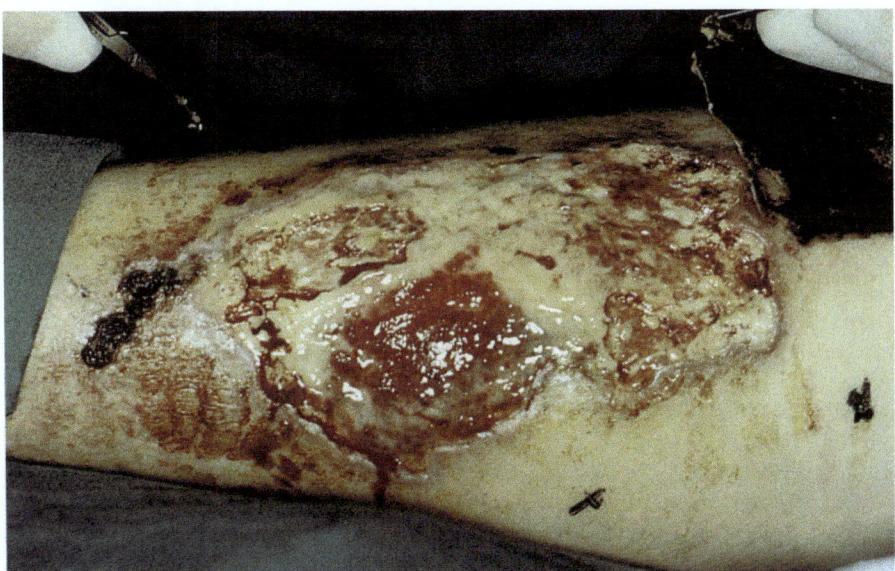

Abb. 4. Befund nach Débridement: Nekrosen und Beläge weitgehend abgetragen

Literatur

1. Sommer B, Sattler G (1998) Tumeszenzlokalanästhesie. Weiterentwicklung der Lokalanästhesieverfahren für die operative Dermatologie. Hautarzt 49:351-360

12.17.7 Shave-Therapie bei Ulcus cruris

W. Schmeller

Ulcera crurum bei epifaszialer und transfaszialer Veneninsuffizienz können durch weitgehend standardisierte Operationstechniken kausal und effektiv behandelt werden [6]. Demgegenüber sind Ulzera bei subfaszialer Veneninsuffizienz ein großes therapeutisches Problem. Da sowohl die Dilatation bei primärer Leitveneninsuffizienz als auch die irreversible Schädigung des tiefen Venensystems beim postthrombotischen Syndrom operativ nicht kausal behandelt werden können, gilt die Kompression weltweit als Therapie der Wahl. Damit können etwa 80% aller venösen Ulzera zur Abheilung gebracht werden [11].

Bei den operativen Verfahren kann durch die Deckung sauber granulierender Ulzera mit Spalthaut die Heilungsdauer verkürzt werden [7, 21]. Weitere etablierte invasive Maßnahmen sind die – u.U. endoskopisch durchgeführte – paratibiale Fasziotomie mit Perforansdissektion bei medial gelegenen Ulzera [5, 6, 23] und die Ulkus-Narben-Faszienexzision [9] bzw. die krurale Fasziektomie [6, 20].

Als Alternative zu den beiden letztgenannten Verfahren hat sich die flächenhafte Abtragung der Ulzera zusammen mit der umgebenden Dermatoliposklerose ohne Eröffnung bzw. Entfernung der Faszie bewährt [4]. Diese Methode hat unter der Bezeichnung Shave-Therapie [18] in den letzten Jahren viele Anhänger gefunden.

Indikationen zur Shave-Therapie

Die Shave-Therapie ist primär indiziert bei therapieresistenten oder chronisch rezidivierenden Ulzera als Folge einer tiefen Veneninsuffizienz. „Therapieresistent" bedeutet, daß unter optimaler Therapie innerhalb von 3 Monaten keine Besserung bzw. innerhalb von 12 Monaten keine Abheilung zu erzielen ist [3]. Das Verfahren eignet sich ferner bei Rezidiven nach paratibialer Fasziotomie und/ oder Perforansdissektion und bei den die gesamte Unterschenkelzirkumferenz einnehmenden Gamaschenulzera.

Gute Ergebnisse zeigten sich ebenfalls bei venös-arteriell gemischten Ulzera und – in Einzelfällen – bei rein arteriell bedingten Ulzera nach konservativ „ausbehandelter" bzw. inoperabler peripherer arterieller Verschlußkrankheit. Ob die Shave-Therapie auch für tropho-neurotische Ulzera und für Ulzera im Rahmen einer Livedo-Vaskulitis [2] geeignet ist, kann aufgrund der wenigen bisher vorliegenden Einzelbeobachtungen noch nicht endgültig beurteilt werden.

Kontraindikationen

Dazu zählen – wie bei allen operativen Eingriffen – akute entzündliche Veränderungen. Das Ulkus sollte nicht oder nur wenig belegt bzw. kontaminiert sein. Eine bakterielle (Erysipel, Follikulitis) oder abakterielle Entzündung (Hypodermitis, Kontaktekzem, Vasculitis allergica) der Umgebung sollte abgeheilt sein.

Operationsvorbereitung

Präoperativ wird das Ulkus von fibrinösen oder nekrotischen Belägen gereinigt und ein Abstrich vom Ulkusgrund zur Keim- und Resistenzbestimmung durchgeführt. Einen Tag vor der Operation kann lokal Polyvidon-Jod (Betaisodona-Salbe bzw. Lösung) o.ä. angewandt werden. Eine völlige Keimfreiheit ist nicht notwendig und wohl auch kaum erzielbar. Da eine postoperative Wundinfektion ausgesprochen selten auftritt (im eigenen Patientengut nur in ca. 2% der Fälle), wird keine peri- oder postoperative Antibiotikaprophylaxe durchgeführt.

Nachbetreuung

Nach der Operation wird ein Kompressionsverband mit Kurzzugbinden beidseits bis zum Oberschenkel angelegt; bei bestehender peripherer arterieller Verschlußkrankheit erfolgt lediglich ein lockerer Verband. Postoperativ empfehlen wir ein Aufstehverbot von 2–3 Tagen; dabei können sich die Patienten jedoch im Bett bewegen und – im Rahmen der physikalischen Thromboseprophylaxe – Bewegungsübungen durchführen; eine komplette Ruhigstellung der meist älteren Patienten bzw. eine Fixierung der operierten Extremität(en) wird bewußt vermieden. Die ersten Verbandswechsel erfolgen am 3. und am 5. postoperativen Tag. Medikamentös wird low-dose Heparin subkutan gegeben.

Kombination mit anderen Operationsverfahren

Zeigt sich in der Photoplethysmographie bzw. der Phlebodynamometrie eine besserbare Veneninsuffizienz, können zusätzlich zur Shave-Therapie insuffiziente epifasziale oder transfasziale Venen entfernt bzw. unterbunden werden.

Mögliche Probleme und Komplikationen

Die Abtragung von Ulzera infra- und retromalleolär ist aufgrund der Vertiefungen im Bereich der Bisgaard-Kulisse meist etwas schwieriger als supramalleolär. Zwar ist bei der Mehrzahl der chronisch Venenkranken durch die Unterschenkelschwellung diese Region verstrichen; trotzdem kann dort die Ulkusabtragung und die „Modellierung" des Wundgrundes mit dem großen Dermatom diffiziler sein;

hier kann u.U. das kleine Handdermatom mit der nur 3,5 cm langen (Rasier-) Klinge eine Erleichterung schaffen.

Bei Entfernung der Sklerose bis in die unteren Subkutisanteile werden sensible Nerven durchtrennt, was zu Empfindungsstörungen im transplantierten Bereich führen kann. Bei unseren Patienten wurden sie erst bei genauem Nachfragen angegeben und übereinstimmend als „nicht störend" bezeichnet. Sie fanden sich bei 38% der Operierten. Ähnliche Sensibilitätsstörungen am Unterschenkel sind von Patienten nach Melanomexzision bis zur Faszie und anschließender Spalthautdeckung bekannt.

Bei zu tiefer Abtragung mit dem Dermatom kann die Sehne des M. tibialis anterior oder die Achillessehne freigelegt werden. Letzteres ist insbesondere bei Gamaschenulzera möglich.

Ergebnisse der Shave-Therapie bei Ulcus cruris an der Universitäts-Hautklinik Lübeck

Mit der von uns als Shave-Therapie bezeichneten Methode wurden von Januar 1994–Oktober 1998 insgesamt 124 Patienten mit subfaszialer Veneninsuffizenz behandelt. Sie wiesen 162 „therapieresistente" Ulzera an 109 Extremitäten auf. Die Abbildungen 3-6 zeigen einige Verläufe.

Untersuchungen der Kurzzeitergebnisse ergaben, daß 3 Monate postoperativ bei 79% der Operierten die Ulzera bzw. die Defekte vollständig geschlossen waren [19].

Im April 1998 wurden Nachkontrollen zur Erfassung der Langzeitergebnisse bei den ersten 41 Patienten aus den Jahren 1994–1996 durchgeführt. Sie hatten ein Durchschnittsalter von 70 (52–87) Jahren und eine durchschnittliche Ulkusdauer von 20 (0,5–65) Jahren.

Es handelte sich um insgesamt 75 Ulzera an 51 Extremitäten. Die durchschnittliche Nachbeobachtungszeit betrug 2 Jahre und 5 Monate (1 Jahr und 3 Monate – 4 Jahre und 3 Monate). Bei 67% der Patienten waren die Ulzera vollständig geschlossen. Die Heilungsrate betrug bei den Patienten mit primärer Leitveneninsuffizienz 76 %, bei den Patienten mit postthrombotischem Syndrom 58%. Ein Teil der Venenkranken mit Rezidiven hatte keine dauerhafte Kompression mehr durchgeführt. Die Größe der noch bestehenden bzw. erneut aufgetretenen Ulzera betrug 10-20 Prozent des Ausgangsbefunds. Unter Berücksichtigung der Tatsache, daß es sich um ein „Problemkollektiv" mit „nicht heilbaren" Ulzera handelte, können die Spätergebnisse als ausgesprochen gut bezeichnet werden. Alle Patienten schätzten – unter Berücksichtigung der vorher bestehenden langen Ulkusdauer, der z.T. enormen Ulkusgröße und der oft multiplen frustranen vorherigen Therapiemaßnahmen – das Operationsergebnis als „sehr gut" oder „gut" ein.

Für gemischt arteriell-venöse Ulzera (Abb. 6) liegen bisher Nachbeobachtungen von bis zu 2 1/2 Jahren, für rein arteriell bedingte Ulzera (Abb. 7) von bis zu einem Jahr vor; bei letzteren handelt es sich bisher nur um wenige Einzelbeobachtungen.

Pathophysiologische Grundlagen der Shave-Therapie bei venösen Ulzera

Die Dermato- bzw. Dermatoliposklerose im Bereich der distalen Unterschenkelhälfte ist ein pathognomonischer Befund bei Patienten im Stadium II und III der chronischen Veneninsuffizienz. Wir wissen heute, daß die knochenartige Konsistenz des sklerotischen Gewebes Folge von Veränderungen der Kollagenquervernetzungen ist [1]. Ausmaß und Ausprägungsgrad dieser Induration von Haut und Subkutis nehmen mit zunehmendem Schweregrad der chronischen Veneninsuffizienz zu. Untersuchungen mittels Computertomographie und Magnetresonanztomographie zeigten, daß sich venöse Ulzera nur auf dem Boden einer Dermatoliposklerose entwickeln [15, 16, 20]. Mittels 20 MHz-Sonographie konnte demonstriert werden, daß die Sklerose in der oberen Dermis beginnt und anschließend auf die tiefe Dermis übergreift; später werden auch die obere und schließlich die tiefe Subkutis und die Faszie (Dermatolipofasziosklerose) in den Sklerosierungsprozeß einbezogen [24]. Dies dauert beim postthrombotischen Syndrom u.U. nur wenige Jahre [8].

Histologisch und elektronenmikroskopisch sieht man in der indurierten Dermis und Subkutis glomerulumartige Deformationen der Gefäße mit Wandverdickungen und Endothelzellschwellungen, Kapillarrarefizierungen, Mikrothromben und -infarkte, perikapillär gelegene Gefäßumscheidungen (u.a. durch Fibrin, Perizyten, Fibroblasten) und eine Vermehrung homogenisierter Kollagenfasern, häufig in Kombination mit lymphohistiozytären Infiltraten [10, 22, 24].

Diese makro- und mikromorphologischen Auffälligkeiten gehen mit funktionellen Veränderungen einher, welche sich u.a. in einer Erhöhung des Laser-Doppler-Flux und in einer Erniedrigung des kutanen Sauerstoffpartialdrucks im Bereich der Dermatoliposklerose, insbesondere der Ulkusumgebung, zeigen [13, 14, 17]. Die trophischen Störungen in dem sklerotischen Gewebe sind pathophysiologisch entscheidend für die Entstehung und für die Persistenz venöser Ulzera [12].

Mittels Shave-Therapie werden diese Gewebeanteile (weitgehend) beseitigt. Die Wundheilung wird dadurch von einem oberflächlichen Areal mit „schlechter" Mikrozirkulation in einen tiefer gelegenen Bereich mit „besserer" Mikrozirkulation verlagert. Bei Verlaufskontrollen – präoperativ im Ulkusrandbereich und 3 Monate postoperativ an identischer Lokalisation auf dem angeheilten Spalthauttransplantat – wiesen sowohl der Laser-Doppler-Flux als auch der transkutane und der intrakutane Sauerstoffpartialdruck postoperativ eine Verbesserung mit signifikanten Unterschieden zum Ausgangsbefund auf [18].

Die Shave-Therapie unterscheidet sich somit grundlegend von der Spalthautdeckung nach konservativer Wundreinigung und Granulation ohne Entfernung der umgebenden Sklerose [7]. Dieses letztgenannte Verfahren wurde zwar als „Zeitraffer der Ulkusheilung" bezeichnet, weist jedoch schlechte Früh- und Spätergebnisse auf [21].

Die Verbesserung der Mikrozirkulation darf jedoch nicht darüber hinwegtäuschen, daß die gestörte venöse Makrozirkulation durch die Shave-Therapie nicht beeinflußt wird. Sie ist eine rein symptomatische Maßnahme, die – falls möglich – mit einer Unterbindung bzw. Dissektion transfaszialer Venen kombiniert werden kann. Um die Entwicklung einer erneuten Dermatoliposklerose und eines Ulkusrezidivs zu verhindern, ist in allen Fällen eine weitere konsequente Kompressionstherapie notwendig.

12.17.7.1 Technik

Die überwiegende Mehrzahl der in Lübeck seit 1994 versorgten Patienten wurde in Intubationsnarkose oder in rückenmarksnaher Anästhesie operiert. In den letzten Monaten wurde zunehmend die LA – sowohl in der üblichen Form als auch in der Tumeszenztechnik nach Sattler – eingesetzt.

Bei der üblichen Form der LA wird ein relativ kleines Volumen einer relativ hochprozentigen Lösung an multiplen Stellen unmittelbar in den indurierten Bezirk und unter das Ulkus injiziert. Trotz großer Kraftaufwendung ist dies in dem verhärteten Gewebe oft schwierig und für Arzt und Patient unangenehm.

Infiltrationstechnik

Da bei der Tumeszenztechnik ein relativ großes Volumen einer niedrig konzentrierten Lösung zur Verfügung steht, kann die Injektion proximal des indurierten Bezirks an einer einzigen Stelle durchgeführt werden; die Betäubung des gesamten Operationsbereichs entsteht durch die schmerzlose Diffusion der Lösung. Diese kann durch eine sitzende Position mit herunterhängendem Unterschenkel beschleunigt werden. Dieses Vorgehen wurde auch bei älteren Patienten angewandt, bei denen aufgrund kardialer oder pulmonaler Probleme eine Intubationsnarkose von Seiten der Anästhesie abgelehnt wurde.

Operationstechnik

Bei der Shave-Therapie werden sowohl die Ulzera als auch die umgebende Dermatoliposklerose mit dem Handdermatom von Schink (Klingenlänge 10 cm) oder mit einem Elektrodermatom entfernt. Dabei soll möglichst das gesamte indurierte und trophisch gestörte Gewebe neben und unter dem Ulkus von außen nach innen horizontal in dünnen Schichten abgetragen werden (Abb. 1b). Das Handdermatom wird auf die größte Schnittdicke eingestellt; die aktuelle Shave-Tiefe kann durch den Andruck und den Aufsetz- bzw. Schnittwinkel des Dermatoms nach Gefühl und entsprechend den Bedingungen am Wundgrund reguliert werden. Es wird so tief abgetragen, bis besser durchblutetes Gewebe sichtbar und deutlich weniger induriertes Gewebe tastbar ist.

Da auch die umgebende Sklerose entfernt wird („Fibrosektomie"), ist die Shave-Fläche immer wesentlich größer als das Ulkus (Abb. 1c); bei den Gamaschenulzera (Abb. 3) wird die gesamte Zirkumferenz des Unterschenkels abgetragen. Die Shave-Tiefe ist abhängig von der Ausdehnung der Induration und reicht maximal bis zur Unterschenkelfaszie; diese ist intraoperativ in dem oft massiv indurierten und miteinander „verbackenen" Gewebe (Dermatolipofaszioklerose) nicht immer deutlich von der Umgebung zu differenzieren. Apparativ läßt sich die Shave-Tiefe mittels Computertomographie oder Magnetresonanztomographie (Abb. 2) objektivieren.

Ausgeprägtere flächenhafte Blutungen sind selten; sie können intraoperativ durch Hochlagerung des Beines und kurzfristige Kompression mit feuchten Kompressen behoben werden; durchtrennte größere epifasziale Venen werden ligiert, Perforansvenen werden umstochen. Eine Operation in Blutleere ist zwar möglich, erschwert aber die Beurteilung des Wundgrundes (gleichmäßiges Muster punktförmiger Blutungen) während der Shave-Therapie. Bei der TLA ist die Beurteilung dagegen nicht beeinträchtigt.

Die entstandenen Defekte werden in derselben Sitzung mit Spalthaut (1:3 gemesht) gedeckt (Abb. 1d); je enger die Maschen belassen werden, umso schneller ist die Heilung und umso schmerzloser sind die ersten Verbandswechsel. Die Spalthaut wird vom Oberschenkel der betroffenen Beine ventral, lateral und/oder medial mittels Elektrodermatom mit einer Stärke von 0,4 bis 0,7 mm entnommen. Ihre Fixierung erfolgt mittels Acrylatkleber am Wundrand.

12.17.7.2 Spezifische Vorteile

- Anwendung auch bei älteren Patienten mit kardialen oder pulmonalen Problemen, bei denen eine Vollnarkose nicht möglich ist
- Relativ einfache Anwendung durch den Operateur selbst
- Bessere Beurteilbarkeit des Wundgrundes durch verminderte Blutung im Operationsfeld

12.17.7.3 Spezifische Nachteile

- Infiltration der TLA kann schmerzhaft sein
- Wartezeit bis zum Einsetzen der Anästhesie

Schlußbemerkung

Die Shave-Therapie ist eine relativ einfache, schnelle und ausgesprochen wirksame Operationstechnik bei persistierenden Ulzera im Rahmen einer subfaszialen Veneninsuffizienz. Im Gegensatz zur – nur bei medialen Ulzera wirksamen – paratibialen Fasziotomie kann sie bei Ulzerationen an allen Lokalisationen angewandt werden. Eine begleitende periphere arterielle Verschlußkrankheit ist aufgrund der eigenen Erfahrungen keine Kontraindikation. Eine peri- oder postoperative Antibiose ist nicht notwendig. Da durch die Shave-Technik das Auftreten auffallender Niveauunterschiede am Bein vermieden wird, ist die Stufenbildung zwischen operiertem und angrenzendem Areal nicht so ausgeprägt wie bei der Ulkusexzision und der Fasziektomie.

Damit steht allen operativ tätigen Dermatologen und Phlebologen eine Methode zur Verfügung, die bei ansonsten therapierefraktären Fällen beeindruckende Kurz- und Langzeitergebnisse aufweist. Es wäre wünschenswert, wenn die Shave-Therapie – die bei vielen Patienten mit venösen Ulzera in Tumeszenz-Anästhesie durchgeführt werden kann – eine weite Verbreitung finden würde.

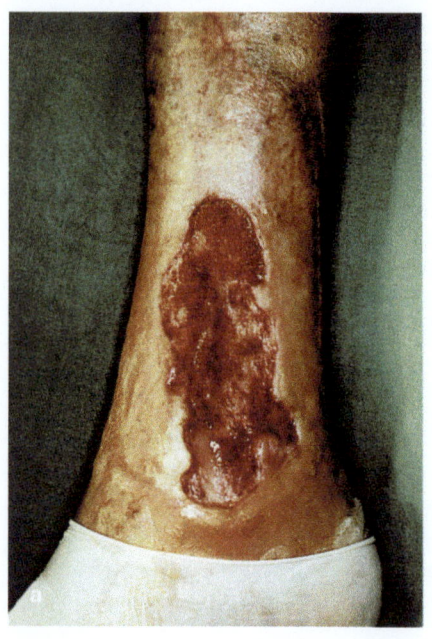
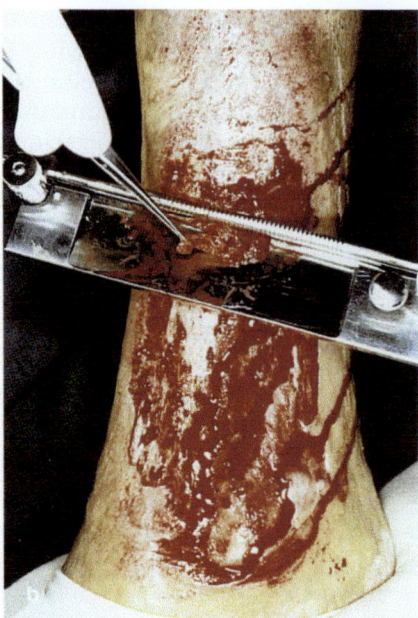
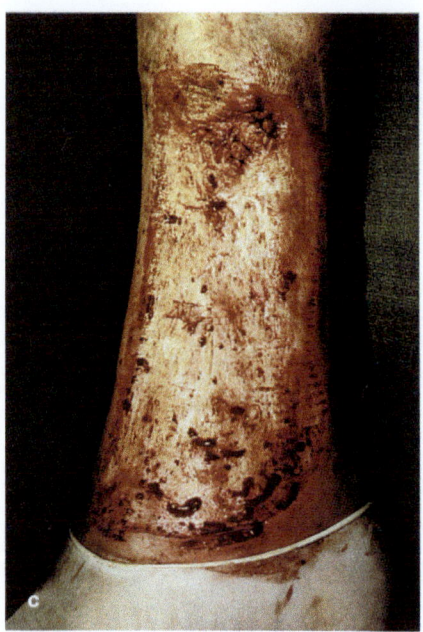
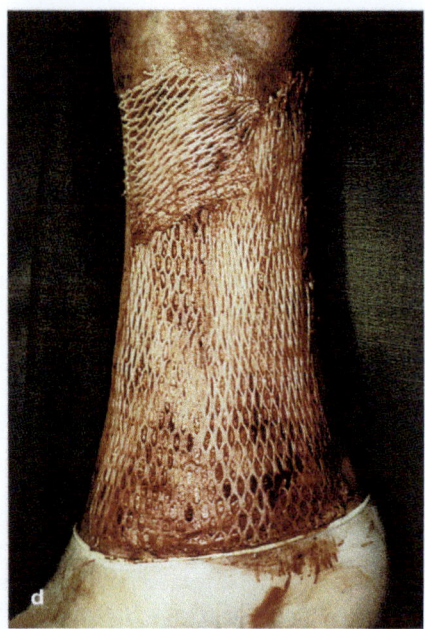

Abb. 1a–d. Technik der Shave-Therapie. *a* Ausgangsbefund; *b* flächenhaftes, horizontales Abtragen von Ulkus und Dermatoliposklerose mit dem Handdermatom; *c* Befund nach Shave-Therapie; *d* Spalthauttransplantat am Operationsende.

Shave-Therapie bei Ulcus cruris

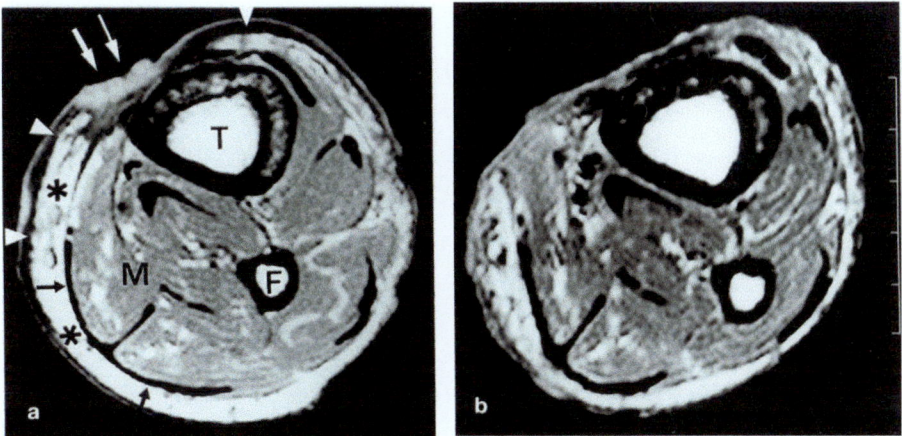

Abb. 2a, b. Magnetresonanztomogramm des Unterschenkels (T1 Wichtung). *a* Ulkus medial (große Pfeile), Dermatoliposklerose (Dreiecke), subkutanes Fettgewebe (Sterne), Faszie (kleine Pfeile), Tibia (T), Fibula (F), Muskulatur (M); *b* 2 Wochen nach horizontaler Abtragung von Ulkus und umgebender Sklerose und Spalthautdeckung.

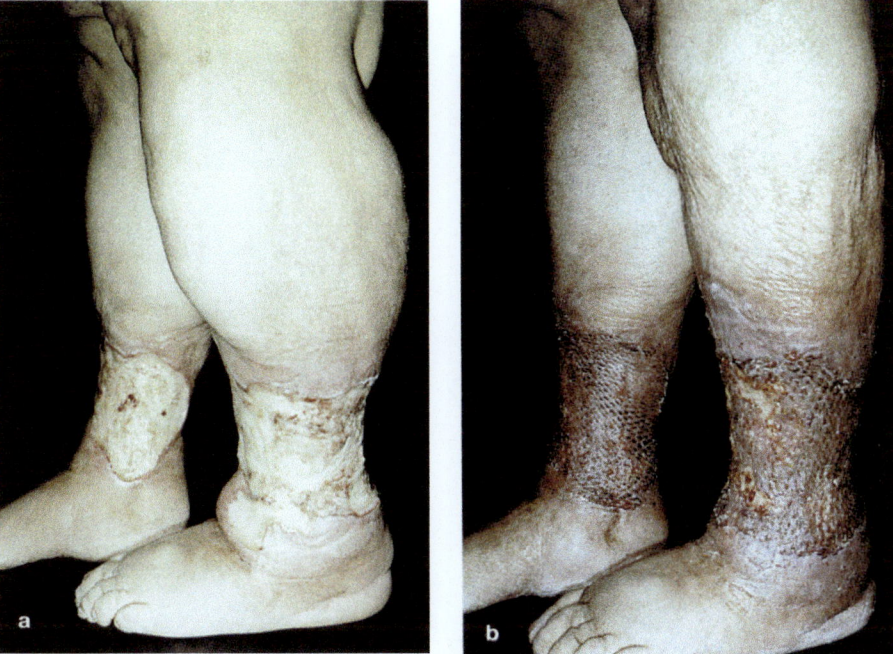

Abb. 3a, b. 57jährige Patientin mit seit 20 Jahren bestehenden Gamaschenulzera beidseits bei postthrombotischem Syndrom. *a* Präoperativ; *b* 2 Wochen postoperativ.

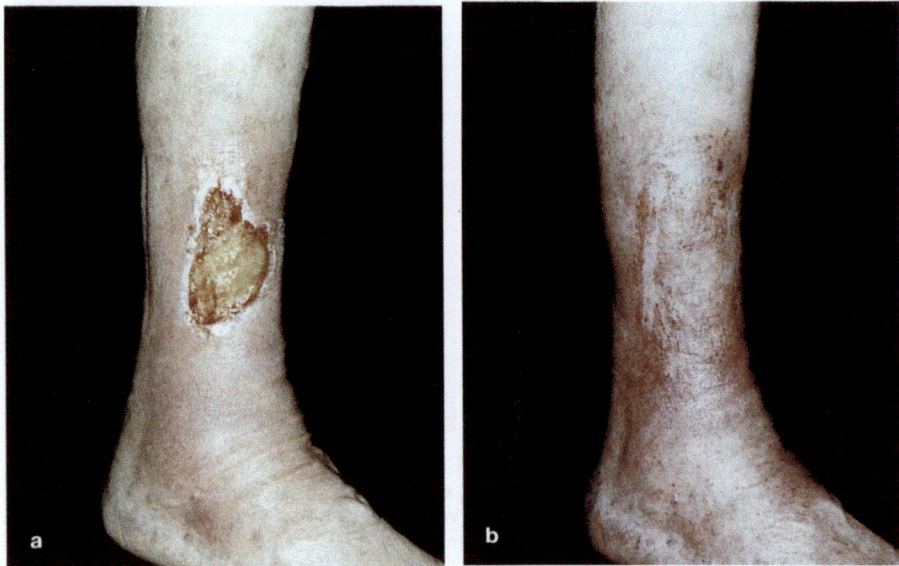

Abb. 4a, b. 85jährige Patientin mit seit 2 Jahren bestehendem Ulkus rechts bei primärer Leitveneninsuffizienz: ausgeprägte Verkalkung der A. femoralis und der A. poplitea ohne Hinweis auf Gefäßverschluß. *a* Präoperativ; *b* 5 Monate postoperativ.

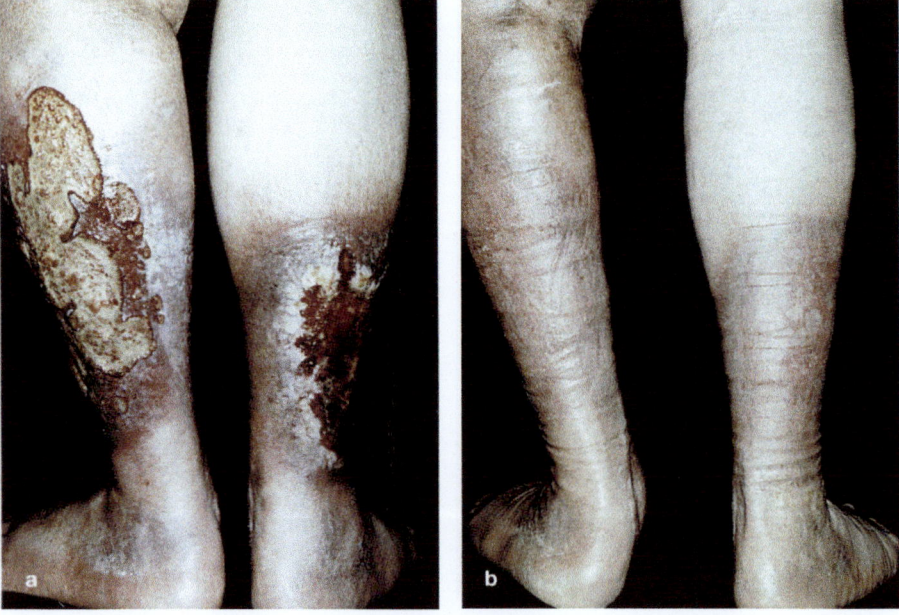

Abb. 5a, b. 58jähriger Patient mit seit 25 Jahren bestehenden Ulzera bei postthrombotischem Syndrom beidseits. *a* Präoperativ; *b* 1 1/2 Jahre postoperativ.

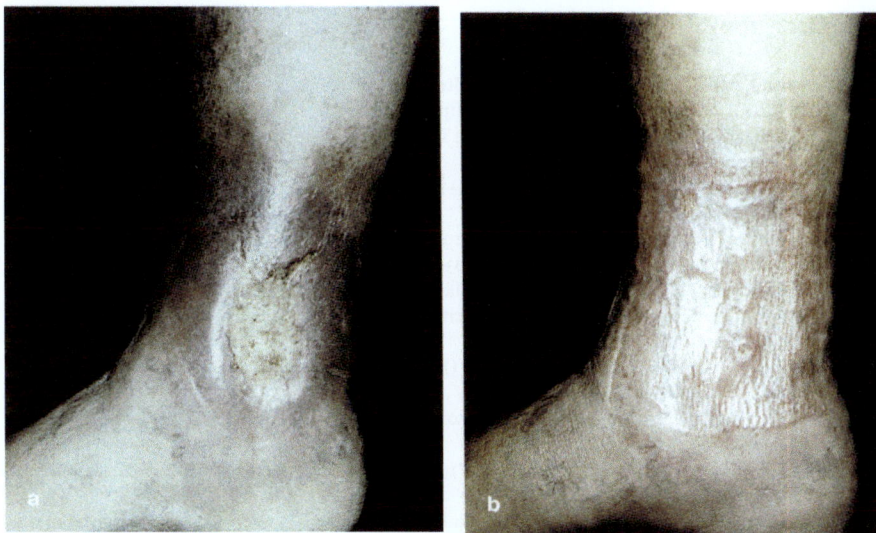

Abb. 6a, b. 59jähriger Patient mit postthrombotischem Syndrom und arterieller Verschlußkrankheit vom Unterschenkeltyp. Angiographie: Abgangsstenose der A. tibialis posterior über mehrere cm mit langstreckigem Verschluß im gesamten distalen Unterschenkelbereich, Verschluß der A. tibialis anterior im Unterschenkel distal über 8 cm, 1 cm lange hochgradige Stenose der A. fibularis in Unterschenkelmitte mit Hypoplasie distal. Druckwerte: A. dorsalis ped.: 130 mmHg, A. tibialis posterior: 120 mmHg, A. brachialis: 120/90 mmHg. *a* Ausgangsbefund; *b* 3 Monate postoperativ

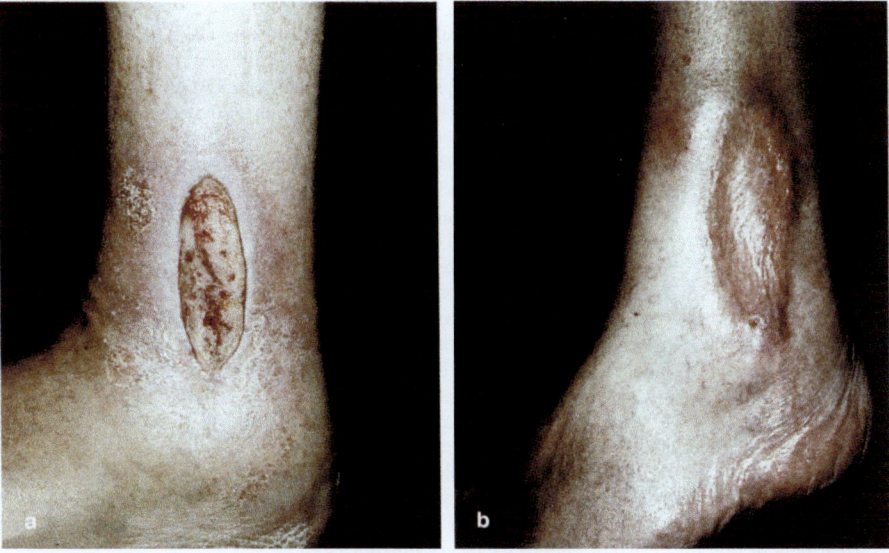

Abb. 7a, b. 76jähriger Patient mit seit 5 Jahren bestehendem Ulkus bei peripherer arterieller Verschlußkrankheit vom Oberschenkeltyp. Druckwerte: A. dorsalis pedis:110 mmHg, monophasisch, A. tibialis posterior: 100 mmHg, monophasisch, A. brachialis: 180/90 mmHg. *a* Ausgangsbefund; *b* 8 Monate postoperativ.

Literatur

1. Brinckmann J, Acil Y, Tronnier M et al. (1997) Altered x-ray diffraction pattern is accompanied by a change in the mode of cross-link formation in lipodermatosclerosis. J Invest Dermatol 107:589-592
2. Gaber Y, Schmeller W (1997) Adjuvante operative Therapie bei rezidivierender idiopathischer Livedo-Vaskulitis. Phlebol 26:95-99
3. Gallenkemper G, Bulling BJ, Kahle B et al.(1996) Leitlinien zur Diagnostik und Therapie des Ulcus cruris venosum. Phlebol 25:254-258
4. Galli KH, Wolf H, Paul E (1992) Therapie des Ulcus cruris venosum unter Berücksichtigung neuerer pathogenetischer Gesichtspunkte. Phlebol 21:183-187
5. Hach W, Vanderpuye R (1985) Operationstechnik der paratibialen Fasziotomie zur Behandlung des chronisch-venösen Stauungssyndroms bei schwerer primärer Varikose und beim postthrombotischen Syndrom. medwelt 36:1616-1618
6. Hach W (1994) Operative Therapie. In: Rabe E (Hrsg) Grundlagen der Phlebologie. Kagerer Kommunikation, Bonn, S 193-219
7. Kaufmann R, Vranes M, Landes E (1986) Dermatochirurgische Behandlungsmöglichkeiten des Ulcus cruris. Z Hautkr 61:923-939
8. Kirsner RS, Pardes JB, Eaglstein WH, Falanga V (1993) The clinical spectrum of lipodermatosclerosis. J Am Acad Dermatol 28: 623-627
9. Lehnert W, Winter H, Bellmann KP (1993) Radikale Ulkus-Narben-Faszienexzision bei schweren und schwersten Formen der chronischen Bein-Beckenveneninsuffizienz. Tagungsbericht der Deutschen Dermatologischen Gesellschaft. Zbl Haut Geschl Kr 162 (Suppl):204
10. Leu HJ (1991) Morphology of chronic venous insufficiency - Light and electron microscopic examinations. VASA 20:330-342
11. Mayer W, Jochmann W, Partsch H (1994) Ulcus cruris: Abheilung unter konservativer Therapie. Eine prospektive Studie. Wien med Wschr 144:250-252
12. Pflug JJ (1995) Operative Behandlung des supramalleolären medialen Konstriktionssyndroms bei nicht oder schlecht heilenden Ulcera cruris venosa. Phlebol 24:36-43
13. Roszinski S, Köser T, Wilhelm KP, Schmeller W (1993)Untersuchungen der Oxygenierung von Dermis und Subkutis bei Dermatoliposklerose. Vasa 22 (4):297-305
14. Roszinski S, Schmeller W (1995) Invasive (intrakutane) und nichtinvasive (transkutane) Messung des Sauerstoffpartialdrucks bei Patienten mit chronischer Veneninsuffizienz. Phlebol 24:1-8
15. Schmeller W, Rosenthal N, Gmelin E, Tichy P, Busch D (1989) Computertomographische Untersuchungen der Unterschenkel bei Patienten mit chronischer Veneninsuffizienz und arthrogenem Stauungssyndrom. Hautarzt 40: 281-289
16. Schmeller W, Gmelin E, Rosenthal N (1989) Veränderungen des Retromalleolarraums bei chronisch venösem und arthrogenem Stauungssyndrom. Phlebol Proktol 18:175-181
17. Schmeller W, Maack A (1990) Multilokuläre Sauerstoffpartialdruckmessung („oxygen mapping") an der unteren Extremität Venengesunder und Venenkranker. Akt Dermatol 16:181-186
18. Schmeller W, Roszinski S (1996) „Shave"-Therapie zur operativen Behandlung persistierender venöser Ulzera mit großflächiger Dermatoliposklerose. Hautarzt 47:676-681
19. Schmeller W, Gaber Y, Gehl HB (1998) Shave therapy is a simple, effective treatment for persistent venous leg ulcers. J Am Acad Dermatol 39:232-238
20. Schwahn-Schreiber Ch, Kirschner P, Hach W (1997) Die stadiengerechte operative Therapie des chronisch venösen Stauungssyndroms. vasomed 9:134-142.
21. Sebastian G (1994) Die Rolle der Hauttransplantation im Behandlungsplan venöser (postthrombotischer) Ulcera cruris. Wien med Wschr 144:269-272
22. Tronnier M, Schmeller W, Wolff HH (1994) Morphological changes in lipodermatosclerosis and venous ulcers: light microscopy, immunohistochemistry and electron microscopy. Phlebology 9:48-54
23. Vanscheidt W, Peschen M, Kreitlinger J, Schöpf E (1994) Paratibial fasciotomy. A new approach for treatment of therapy-resistant venous leg ulcers. Phlebol 23:45-48
24. Welzel J, Schmeller W, Plettenberg A (1994) Dermatoliposklerose in der 20 MHz-Sonographie. Hautarzt 45:630-634

12.18 Kinderlokalanästhesie

H. BREUNINGER

Die Anwendung der LA bei Kindern war bisher sehr begrenzt möglich, einerseits wegen der durch die Kinder nicht tolerierten Schmerzhaftigkeit bei der Injektion des Lokalanästhetikums und andererseits durch die Begrenzung des Volumens wegen der durch das geringe Körpergewicht rasch erreichten Höchstdosis.

Letzterer Mangel ist durch die im Rahmen der Tumeszenz-Lokalanästhesie zur Anwendung kommenden hoch verdünnten Lösungen nicht mehr einschränkend. Ersterer Mangel ist durch die Anwendung der SIA zu umgehen, da die langsame Infusion nicht schmerzhaft ist und die Distanz des Arztes, möglich durch die Selbsttätigkeit der Infusion, auf die Kinder sehr beruhigend wirkt. In der Regel bleiben kleine Kinder auf dem Schoß der Mutter oder des Vaters (Abb. 1-3), größeren Kindern wird während der Infusion ein Buch vorgelesen. Unser Aufwachraum, in dem länger dauerde SIA durchgeführt werden, ist mit einem Videogerät ausgestattet, so daß die Kinder auch ein entsprechendes Video zur Ablenkung sehen können. In den meisten Fällen kann man auf die Anwendung von Emla-Creme verzichten, wenn 30 gg.- Nadeln zur ersten Oberflächenanästhesie verwendet werden. Allerdings spricht nichts gegen die Anwendung der Emla-Creme, da damit sogar noch der geringe Einstichschmerz vermieden wird.

Diese schmerzlose Anästhesiemethode überzeugt die Kinder in der Regel dermaßen, so z.B. wenn sie den weiteren Einstich bei bereits teilweise infundiertem Bezirk nicht mehr spüren (Abb. 4), daß sie auch die nachfolgende Operation voll Vertrauen durchführen lassen. Sehr entscheidend ist eine großzügige SIA mit ausreichend langer Wartezeit (Mindestens 30 min).

Prämedikation

In einigen Fällen ist eine Sedierung mit oral verabreichten Diazepamanaloga z.B. Flunitrazepam (Rohypnol) je nach kg dosiert hilfreich (Abb. 5). Rohypnol ist bei dermatologischen Eingriffen wegen der längeren Wirkungsdauer besser als Midazolam (Dormicum). Bei Kindern empfiehlt sich eine orale Dosis von 0,03 mg / kg KG (die zur iv.- oder im.-Injektion verwendete Lösung wird oral gegeben).

Prilocaindosis

Die Höchstmenge des zu infundierenden Volumens richtet sich natürlich nach dem Körpergewicht. In Kombination mit Adrenalin, welches bei einer SIA unverzichtbar ist, können Dosen von 7 mg/kg KG als völlig ungefährlich betrachtet werden, wenn das Kind mindestens ein halbes Jahr alt ist. Das bedeutet, dass von einer 0,1%igen Lösung 6 ml/kg KG infundiert werden können, also bei einem 5 kg schweren Kind bereits 30 ml. Der begrenzende Faktor ist somit meist nicht das Volumen der LA, sondern manchmal die Belastung eines größeren Eingriffs selbst. Bei Kindern unter einem halben Jahr ist die SIA ebenfalls möglich mit einer etwas verringerten Höchstdosis wegen des noch unreifen Atemzentrums. Insbesondere die potentielle Gefahr einer Methämoglobinbildung ist zu beachten. Bei sehr kleinen Eingriffen und bei älteren Kindern kann die 0,2%ige Lösung mit ihrem schnelleren Wirkungseintritt Verwendung finden.

Die SIA bei Kindern kann also oftmals den Aufwand einer Narkose vermeiden. Es entfällt eine Nahrungskarenz und die bei einer Narkose notwendige lange Nachbeobachtungszeit, was die Eltern sehr entlastet. Außerdem hält die Anästhesie viel länger an als bei einer Allgemeinanästhesie. Lediglich bei Eingriffen nahe der Höchstdosis muß wegen der Möglichkeit einer Methämoglobinbildung für 2-3 h nachbeobachtet werden, jedoch auch ohne Nahrungskarenz. Unsere Erfahrungen bei nun über 80 Kindern ist sehr positiv. Wir haben auch 34 Kinder mit Serienexzisionen von größeren kongenitalen Nävi behandelt. Nur eines dieser Kinder (6 Monate alt beim ersten Eingriff) zeigte vor der 3. Operation eine negative Konditionierung in Form von zunehmender Angst und Aversion gegen die folgenden Maßnahmen, so daß die weiteren Eingriffe in Narkose durchgeführt wurden. Alle anderen Kinder hatten problemlos mitgemacht (Abb. 6), einige äußerten sogar, daß sie zum nächsten Eingriff gerne wiederkommen würden.

Der erfolgreiche Einsatz der SIA bei Kindern erfordert, wie auch bei Erwachsenen, einige Erfahrung, darüberhinaus jedoch auch ein Fingerspitzengefühl und Einfühlungsvermögen ins Kind mit seinen prizipiellen Ängsten vor dem Unbekannten, die es nicht so unter Kontrolle halten kann wie ein Erwachsener. Nicht alle Kinder sind für dieses Verfahren geeignet.

Kinderlokalanästhesie

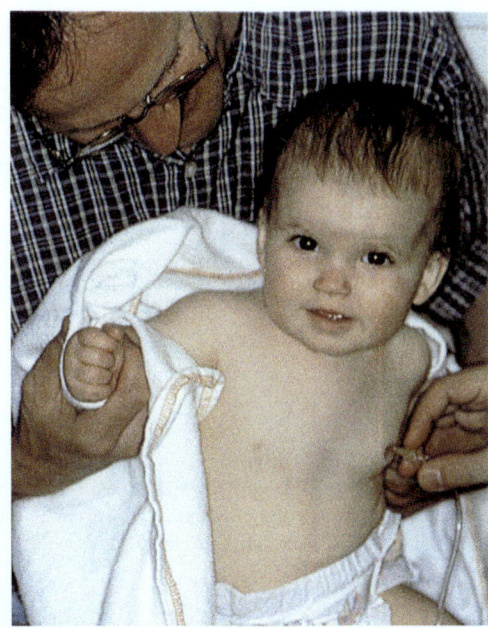

Abb. 1. 6 Monate alter Säugling, dem ein kongenitaler NZN an der linken Mamille mit Laser abladiert werden soll. Die dazu notwendige LA wird in Form der SIA ohne Probleme toleriert

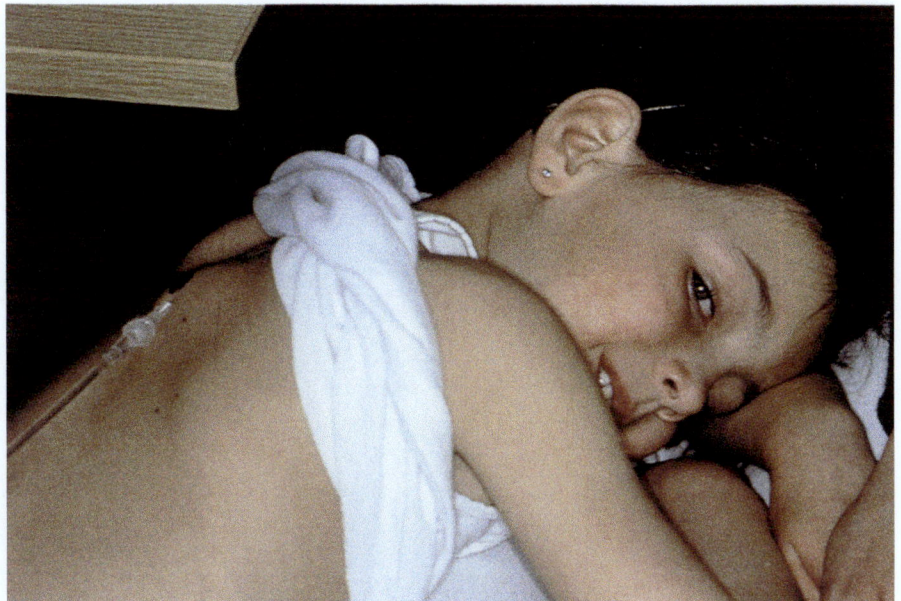

Abb. 2. Dieses Mädchen lehnt während der automatischen Infusion gemütlich auf den Knien der Mutter

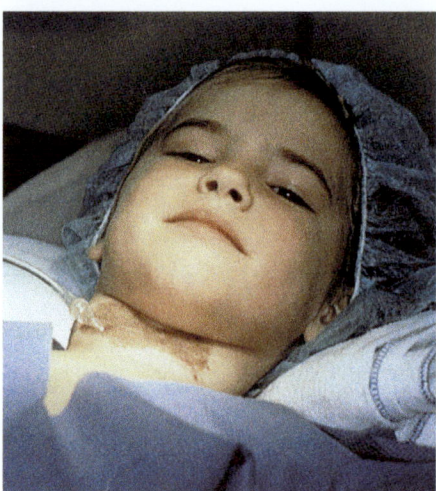

Abb. 3. Dieser Junge darf während der Infusion eine Geschichte hören

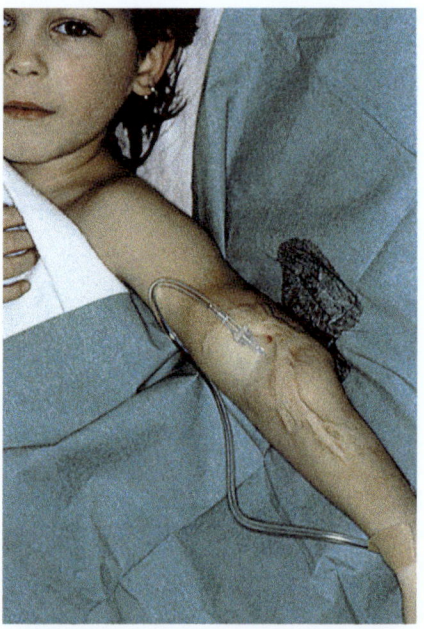

Abb 4. Nach dem schmerzlosen 2 distalen Einstich der 27 gg.– Nadel blickt dieser Junge nun furchtlos und vertrauensvoll zum entfernt stehenden Arzt

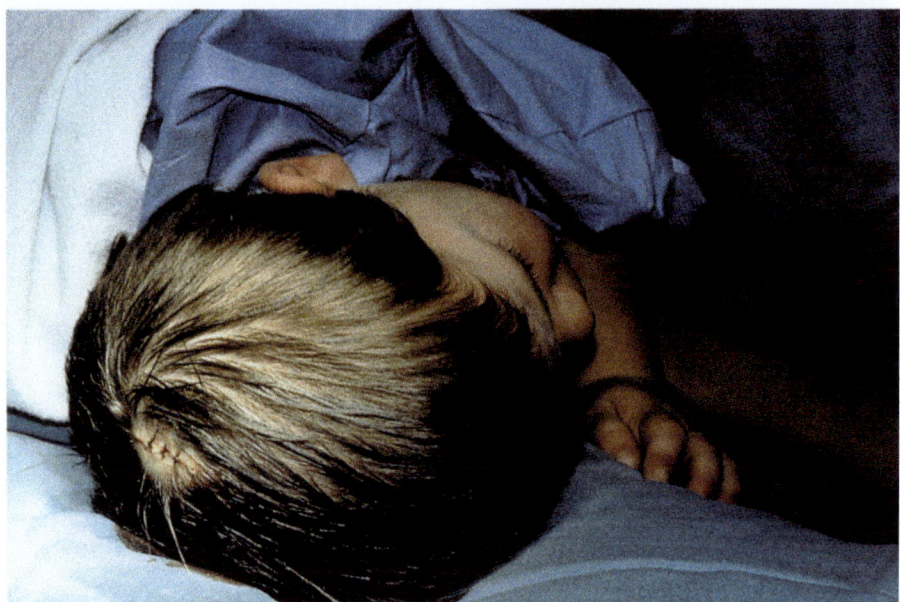

Abb 5. Bei manchen Kindern und bei psychologisch unangenehmen Lokalisationen ist der Einsatz von Diazepamanaloga (Dormicum, Rohypnol) sehr nützlich

Kinderlokalanästhesie

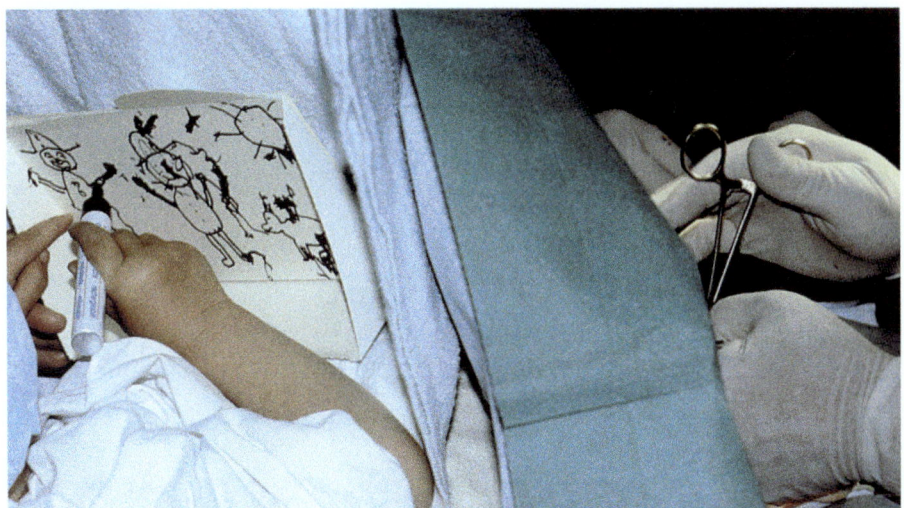

Abb. 6. Die Ablenkung und psychologische Führung des Kindes während der Operation ist sehr wichtig

Literatur

1. Arthur DS, Mcnicol LR (1986) Local anaesthetic techniques in paediatric surgery. Br J Anaesth 58:760-78.
2. Arzneitelegramm 6/90, S. 52-53.
3. Jöhr M (1993) Kinderanästhesie Fischer, Stuttgart New York Verlag
4. Lund, PC., Cwick, IC: (1966) Korelation zwischen unterschiedlicher Penetration und allgemeiner Toxizität von Xylocain, Scandicain und Dylonest beim Menschen. Acta anaesth. Scand. Suppl. 23 475-479

Teil C

Anhang

Anhang

A: Toxizität von Lidocain in Abhängigkeit vom Plasmaspiegel

Plasmaspiegel	Toxische Symptome
3-6 µg/ml	Subjektive Toxizität: Parästhesien perioral und an Händen, Unruhe, Euphorie
5-9 µg/ml	Objektive Toxizität: Übelkeit und Erbrechen, Tremor, Verwirrung, muskuläre Faszikulationen
8-12 µg/ml	Krampfanfälle, Kreislaufdekompensation
über 12 µg/ml	koma, Atem- und Kreislaufstillstand

B: Mögliche toxische Nebenwirkungen der TLA und ihre Therapie

Neben-wirkung	Klinische Symptome und Warnzeichen	Prophylaxe	Therapie
Methämo-globinämie von über 20%	– Zyanotische Verfärbung – Kopfschmerzen – Unruhe – Atemnot	• Methylenblau (Tetramethylthionin) 1-3 ml/kg KG (oder ca. 10 ml Methylenblau 2%) i.v. • Vitamin C 2 mg/kg KG postoperativ • Thionin 0,2% (Katalysin) 10 ml i.v. • O2-Gabe über Maske	– Kein Prilocain bei Risikogruppen: Südländische Patienten mit Glucose-6-Phosphat-Dehydrogenase-Mangel in der Anamnese
ZNS-Erregung	– Schwindel, – Muskelzuckungen – Ohrensausen – Angst – Übelkeit Erbrechen – Verwirrtheit – Krampfanfälle	– O2-Gabe über Maske – 2,5-10 mg Diazepam (Valium) i.v.	– Langsame Infiltration der LA – Während der Infiltration mit Patient sprechen
Kardiovas-kuläre Reaktionen:	– Bradykardie – Blutdruckabfall – Schwächegefühl – Schwitzen – ggf. Arrhythmien – Blockbilder	– Schocklagerung – evtl. Volumen (je nach Menge der schon verwendeten TLA) – 5 mg Diazepam (Valium) i.v. oder 2,5 mg Midazolam (Dormicum) i.v.	– Pulsoxymeter – RR-Kontrolle – ggf. EKG-Kontrolle

Bezugsquellen

3M Medical
St. Paul, Minnesota
USA
und 3M Laboratories
Gelsenkirchener Str. 11
46325 Borken
- Verbandsmaterial, z.B. Coban

Astra GmbH
22876 Wedel
- Lokalanästhetika, EMLA-Creme

Byron Medical
3280 East Hemisphere Loop, Suite 100
Tucson, Arizona 35704.
- Pump-Saug-Spritzen, Ultraschallgeräte
im Zusammenhang mit der Liposuktion

Intra GmbH
Postfach 8008, 66777 Rehlingen-Siersburg.
- Infusionsbestecke

Medi Bayreuth
Waldsteinring 6, 95448 Bayreuth
medi@medi-Bayreuth.de
- Kompressionsstrümpfe
in Standardgrößen
und nach Maß, z.B. Struva 35

E. Nehmad Intl.
Petah Tikva, Israel
- 2 ml-Pump-Saug-Spritze,
Multi-purpose 2-cc MK 10

Novamedical Vertriebsgesellschaft mbH
Am Seestern 8
40547 Düsseldorf
- Wundpflaster, z.B. Suture Strip

Physician´s Choice
Arizona, USA
- Pflegepräparate, z.B. facial wash

Rofil Medro
Medizinische Produkte GmbH
Waagenstr. 32, 40229 Düsseldorf.
Tel: 0211-221866. Fax: 0211-221867
- Instrumentarium zur TLA-Infiltration,
zur Liposuktion und
Kompressionsmieder.

Wells Johnson Company
8000 South Kolb Road. Tucson,
Arizona 85731-8230, USA
Internet: www.wellsgrp.com
- TLA-Infiltrationssysteme und
Instrumentarium zur Liposuktion

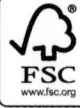

MIX
Papier aus verantwortungsvollen Quellen
Paper from responsible sources
FSC® C105338

If you have any concerns about our products,
you can contact us on
ProductSafety@springernature.com

In case Publisher is established outside the EU,
the EU authorized representative is:
**Springer Nature Customer Service Center GmbH
Europaplatz 3, 69115 Heidelberg, Germany**

Printed by Libri Plureos GmbH
in Hamburg, Germany